MANUEL

DE PROTHÈSE

OU

MÉCANIQUE DENTAIRE

CORBEIL. — Typ. et stér. de CRÉTÉ FILS.

MANUEL
DE PROTHÈSE

OU

MÉCANIQUE · DENTAIRE

(PLAQUES D'OR, D'ALUMINIUM, DE PORCELAINE, DE CAOUTCHOUC
BASE CELLULOÏDE, ETC., ETC. — PALAIS ARTIFICIELS)

PAR

OAKLEY COLES

Licencié en chirurgie dentaire du Collége royal des chirurgiens d'Angleterre,
Chirurgien dentiste à l'hôpital spécial de Londres pour les maladies
de la gorge.

TRADUIT DE L'ANGLAIS ET ANNOTÉ

Par le Dr G. DARIN

Avec 150 figures

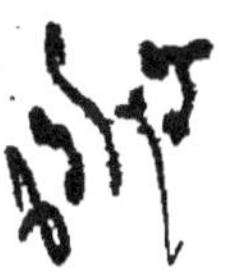

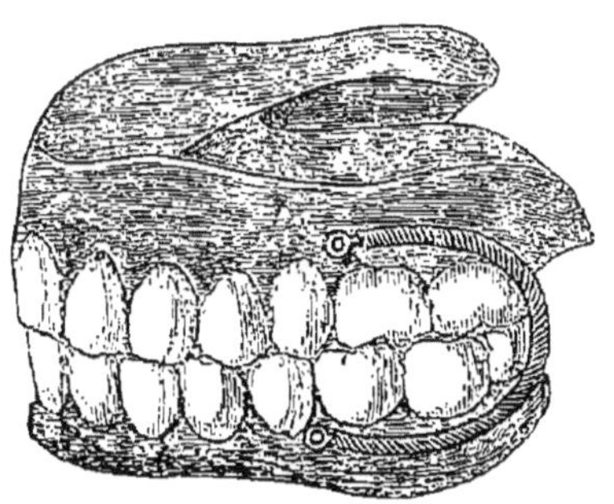

PARIS

ADRIEN DELAHAYE, LIBRAIRE-ÉDITEUR

PLACE DE L'ÉCOLE-DE-MÉDECINE

1874

PRÉFACE DE L'AUTEUR

Le présent ouvrage n'a aucune prétention à l'originalité et il s'adresse plutôt à l'étudiant qu'au praticien.

Dans les limites d'un manuel, nous nous sommes efforcé de donner des instructions de nature purement pratique sur toutes les matières relatives à l'*Art dentaire* en repoussant, autant que possible, tous les détails de valeur douteuse ou n'ayant qu'un intérêt purement théorique. Nos tentatives pour rester bref et concis ont été portées à un degré extrême, mais c'est une faute que, en face de la rage actuelle pour les « gros volumes », l'on pardonnera, nous en avons confiance, à un ouvrage qui en raison même de son titre de « *Manuel* » ne saurait dépasser des bornes modérées (1).

Aux questions de plus grand intérêt nous avons consacré le plus d'espace, tandis que nous n'avons fait qu'effleurer maints détails, que la pratique seule du laboratoire dentaire peut permettre d'acquérir d'une manière satisfaisante.

Nous nous sommes adressé pour nos renseignements à de nombreuses sources différentes, nous attachant à reproduire autant que possible les connaissances obtenues de la sorte dans les termes mêmes de l'auteur original,

(1) L'auteur avait peut-être poussé un peu trop loin son amour pour la concision ; les critiques lui en ont fait un reproche et c'est ce qui nous a décidé à emprunter aux auteurs les plus autorisés, et en particulier à la dernière édition de Harris, augmentée par le professeur Austen, des extraits destinés à combler les lacunes les plus évidentes. Ces additions ont augmenté le volume d'au moins un quart. On verra facilement ce qui nous appartient par la précaution qui a été prise d'intercaler entre deux crochets [ ] les passages en question. (*Note du traducteur.*)

de façon que chacun pût en rapporter l'honneur à qui de droit. Nous avons de très-grandes obligations à nos confrères d'Amérique pour leurs investigations précieuses et pour les nouveaux faits que leur doivent la science et l'art dentaires.

Nos meilleurs remercîments à MM. S. S. White de Philadelphie, à MM. Ash, Rutterford, de Londres, et à M. Fletcher, de Warrington, pour la bienveillance avec laquelle ils ont consenti à nous prêter un grand nombre des gravures qui illustrent ce volume.

M. G. H. Makins, par l'empressement qu'il a mis à nous procurer non-seulement les clichés relatifs aux « Essais » des matières d'or et d'argent, mais encore les additions qu'il se proposait de faire à la seconde édition de son ouvrage sur la « Métallurgie » (alors sous presse), a droit à notre reconnaissance particulière (1).

Qu'il nous soit permis, en terminant, de dire que ce volume est le fruit des rares moments de loisir que laisse un lourd labeur professionnel, et de demander à nos critiques et à nos lecteurs de vouloir bien tenir un certain compte de cette considération pour le juger avec indulgence ; en même temps nous osons croire qu'il ne sera pas sans utilité pour les personnes auxquelles il s'adresse particulièrement.

O. C.

81, Wimpole Street, Cavendish Square
25 mars 1873.

(1) Le traducteur, honoré des mêmes faveurs, se croit obligé de remercier aussi publiquement et personnellement MM. Makins, Fletcher et Ash de leur courtoisie à son égard. Il est heureux de profiter de cette occasion pour annoncer au lecteur qu'il peut se procurer les instruments décrits dans cet ouvrage et dans celui de Tomes, publié antérieurement, aux dépôts de MM. Ash et fils, à *Paris*, rue Richelieu, 100; à *Berlin*, A. Carlstrasse, 18; à *Hambourg*, Bleichenbrucke, 6; à *Vienne*, Wollzeile, 27.

TABLE DES MATIÈRES

SECTION I

TRAITEMENT DE LA BOUCHE PRÉPARATOIRE A L'APPLICATION DE DENTS ARTIFICIELLES.

SECTION II

MANIÈRE DE PRENDRE LES EMPREINTES.

SECTION III

DES DIVERS MODES D'APPLIQUER LA CHALEUR EXIGÉE POUR LES BESOINS DU LABORATOIRE DENTAIRE.

SECTION IV

MOULAGES EN PLATRE ET EN MÉTAL.

SECTION V

DES MÉTAUX PRÉCIEUX EMPLOYÉS DANS L'ART DENTAIRE.

SECTION VI

CONSTRUCTION DES PLAQUES D'OR POUR RATELIERS PARTIELS ET COMPLETS. — ESTAMPAGE. — ARTICULATION.

SECTION VII

SUBSTANCES EMPLOYÉES POUR REMPLACER LES DENTS PERDUES; DENTS NATURELLES (HUMAINES ET AUTRES); IVOIRE ET DENTS DE PORCELAINE.

SECTION VIII

DENTS A PIVOT.

SECTION IX

CHOIX ET AJUSTEMENT DES DENTS MINÉRALES.

SECTION X

TRAVAIL PLASTIQUE. — VULCANITE.

SECTION XI

BASE CELLULOIDE.

SECTION XII

TRAITEMENT DES DIFFORMITÉS DE LA BOUCHE.

APPENDICE

FIN DE LA TABLE DES MATIÈRES.

AVANT-PROPOS

MÉCANIQUE OU PROTHÈSE DENTAIRE.

[Cette partie de l'art dentaire a pour objet de remplacer par une préparation artificielle tel ou tel des organes buccaux (dents, mâchoires, voûte palatine, voile du palais) qui a disparu en partie ou en totalité, ou de masquer une difformité de ces divers organes.

A part la chimie, il n'est peut-être point de science ni d'art qui aient fait des progrès comparables à ceux de la prothèse dentaire, durant ces vingt dernières années.

Les ouvrages de Fauchard, Bourdet, Angermann, Maury, Delabarre, Kœcker, Lefoulon, Brown et quelques autres avaient beaucoup vieilli ; grâce aux écrits du professeur Austen, de Baltimore, la dernière édition de l'ouvrage de Harris s'était singulièrement enrichie ; on verra par le contenu du volume dont nous offrons aujourd'hui la traduction au public que l'art dentaire a encore marché depuis trois ans qu'a paru la 10e édition de Harris.

Ce volume était appelé comme une suite indispensable

à la « Chirurgie dentaire » de Tomes, que nous avons publiée il y a quelques mois.

La part que prennent les dents à la beauté et à l'expression de la physionomie, leur nécessité pour la perfection de l'articulation et leur importance, par la facilité qu'elles apportent à l'acte de la mastication, pour la santé de tout l'organisme, expliquent facilement comment la perte de ces précieux organes peut être considérée comme une sérieuse affliction, et comment l'art a été appelé à intervenir pour leur substituer des pièces artificielles. Telle est la disposition des dents humaines à se détériorer, telle est la négligence qu'on apporte à les conserver par les moyens hygiéniques qu'il est aujourd'hui bien peu de personnes qui arrivent même à l'âge adulte sans perdre un plus ou moins grand nombre de ces parties. Heureusement pour l'humanité souffrante, l'art est arrivé à une assez grande perfection pour les remplacer par des applications artificielles qui ressemblent, à s'y méprendre, aux organes naturels et qui peuvent tromper l'œil de l'observateur même le plus expérimenté. Les pièces de prothèse, sans égaler complétement les œuvres de la nature, suffisent, au moins dans une mesure considérable, à remplir les fonctions des organes naturels. Quand elles sont ajustées convenablement, elles se portent avec si peu de gêne, qu'au bout de quelques semaines de séjour dans la bouche, le sujet n'a pour ainsi dire plus conscience de leur présence.

La construction des dents artificielles, bien qu'on en

reconnaisse généralement l'importance, est une œuvre qui malheureusement èst encore assez mal comprise par la majorité des praticiens. Souvent leur mauvaise application cause à la bouche des dommages irréparables. Une dent artificielle mal adaptée peut amener la destruction des deux organes naturels adjacents, ou celle des dents qui donnent attache à la pièce de prothèse ; et l'on a vu parfois toutes les dents de la mâchoire supérieure se perdre par suite de la négligence de ces premiers désordres.

La pratique de la prothèse dentaire exige des connaissances en anatomie, en physiologie et en pathologie non moins étendues que celles nécessaires au chirurgien dentiste. Il faut y ajouter l'habileté d'exécution et la parfaite adaptation des pièces.

Il est des difficultés d'exécution dont nul autre que le spécialiste expérimenté ne saurait se faire quelque idée. Ainsi les pièces doivent être construites et appliquées de telle sorte que le patient puisse les enlever et les replacer avec facilité, tout en étant assujetties dans la bouche d'une manière sûre et sans endommager les parties, avec lesquelles elles se trouvent en rapport.

Mais la perfection du mécanisme n'est pas le seul élément de succès, souvent même elle n'est pas le plus essentiel. Savoir quand il convient de laisser une racine ou une dent ; juger de l'à-propos des crochets ou de la simple adaptation comme moyens de rétention de la pièce ; déterminer si le cas réclame l'emploi de l'or ou de quelque autre substance ; enfin, régler le moment de l'application et le genre de pièces qui réussira, ainsi que les causes qui le feront échouer, tels sont quelques-uns des problèmes de la mécanique dentaire qui demandent pour leur solution une étendue de connaissances qui ne se rencontre pas toujours et, malheureusement, peut-être parce que la nécessité n'en est pas reconnue comme elle devrait l'être.

Parmi les causes d'insuccès des pièces de prothèse, l'une des plus fréquentes est la négligence de la préparation de la bouche. Ce sera le sujet de la première section.]

MÉCANIQUE DENTAIRE

SECTION I

TRAITEMENT DE LA BOUCHE PRÉPARATOIRE A L'APPLICATION
DE DENTS ARTIFICIELLES.

Préparation de la bouche. — C'est un point de pratique dont dépend très-souvent le succès ou l'échec des pièces de prothèse, qui s'introduisent dans la bouche, soit dans l'intérêt de la mastication, soit dans celui de la physionomie.

Il est de la plus grande importance de veiller à ce que la bouche soit en bon état et parfaitement saine. Les gencives sont-elles dépourvues de dents, il faut qu'elles soient fermes et insensibles à la plus légère irritation ; et, point capital, les glandes muqueuses et salivaires doivent être dans une condition normale.

Lorsqu'il reste encore des dents, il faudra les examiner avec attention pour en détacher soigneusement tout le tartre qui pourrait y adhérer et obturer d'une manière convenable les cavités produites par la carie.

Toute dent qu'il serait impossible de ramener à un bon état et de guérir radicalement doit être extraite ; on devra également enlever les dents qui, par suite de la résorption de leurs racines ou la mort du périoste, sont devenues vacillantes, lors même qu'elles ne seraient pas atteintes de carie.

Les chicots bien implantés, qu'une percussion vive ne rend point douloureux, et qui n'ont provoqué aucune inflamma-

2

tion dans la gencive environnante, peuvent être laissés en place, après avoir été coupés au niveau des parties molles. Toutefois il est préférable d'ouvrir les cavités pulpaires et de les obturer avec de l'or ou avec telle ou telle autre substance suivant les indications.

Par contre, a-t-on affaire à une racine vacillante ou à un chicot qui, tout en ayant de la solidité, est nécrosé ou carié, il faut l'extraire ; on pratiquera également l'avulsion des débris dentaires dont l'implantation est solide, qui ne sont pas douloureux au toucher, mais chez lesquels une percussion vive éveille une légère souffrance et qui sont environnés d'un liséré gingival de teinte rouge ou pourprée. En l'absence de signes locaux permettant de soupçonner la lésion d'une dent, on devra encore l'enlever si l'on découvre dans son voisinage un abcès ou une perte de substance de la gencive.

Sur tous ces points l'opérateur doit se garder de laisser influencer son opinion et sa conviction personnelle d'après l'insistance et la manière de voir du patient. La fermeté de volonté est alors bien précieuse, car, en condescendant aux désirs du malade, non-seulement on lui réserverait bien des ennuis ultérieurs, mais on ne ferait encore que reculer ce qu'il considère comme une grande épreuve ; tôt ou tard la conséquence de la temporisation amènerait la nécessité de rajuster totalement les pièces de prothèse que l'on aurait adaptées en laissant les racines et les dents intactes.

Combien faut-il laisser écouler de temps entre l'extraction et l'application des dents artificielles ? C'est une question qui rend singulièrement perplexes ceux que ne guide point l'expérience pratique. *A priori* on pourrait croire que ce temps doit être considérable : pratiquement, d'après mon expérience personnelle, 24 heures suffisent ; ainsi, il m'est arrivé maintes et maintes fois d'appliquer une série complète de dents artificielles après avoir enlevé la veille plus de 10 dents ; et ce sont les cas où il s'était écoulé le temps le plus court entre l'extraction et le remplacement des dents qui m'ont montré

le moins de résorption, surtout chez les sujets comparativement jeunes.

Outre l'avantage de la promptitude de traitement qu'offre
cette manière de faire, elle a encore le mérite plus grand de
mieux conserver le contour de la face. Selon bon nombre de
praticiens les pièces dites provisoires peuvent s'adapter au
bout de quinze jours à 3 semaines, et il faudrait attendre de
12 à 18 mois pour appliquer le sséries permanentes. Quant à
moi, je puis dire que les cas que j'ai adaptés immédiatement
après la préparation de la bouche ont assez bien rempli toutes
les exigences des pièces définitives pour ne nécessiter plus
tard aucune modification.

Comme collutoire après l'extraction du tartre ou l'avulsion des dents on se trouvera très-bien de la préparation suivante :

$\mathrm{2\!\!\!\!/}$ Teinture de Kramer.............   15 grammes.
    Eau de Cologne..   30   —
    Eau de rose...   240   —

(On peut substituer à la première substance le chlorate de
potasse, suivant l'état du malade.)

On emploiera ce collutoire toutes les deux heures le premier jour, et trois fois dans les vingt-quatre heures les jours
suivants, pendant une semaine.

[Nous ne pouvons que renvoyer le lecteur à notre traduction de l'ouvrage de Tomes pour le traitement des maladies de
la bouche ; toutefois nous emprunterons quelques conseils à
la dixième édition de Harris indiquant quelles sont les dents
ou racines qu'il faut extraire et celles qui peuvent rester dans
la préparation de la bouche pour une plaque dentaire.

On enlèvera 1° toutes les racines ou dents impossibles à
guérir ; 2° toutes les racines de molaires appartenant à l'une ou
l'autre mâchoire ; et 3° toutes les racines sans exception du
maxillaire inférieur. On peut parfois conserver les racines
saines et bien implantées des bicuspides, la plaque venant au

bord interne de semblables racines sur lesquelles repose la couronne artificielle. Il est à propos de conserver les débris des incisives supérieures ou des canines, sauf les cas où une dent adjacente aurait perdu sa racine ou serait malade d'une façon incurable. Ces cas de rétention des racines présupposent la présence d'autres dents, car, lorsqu'il ne reste que des chicots dans la mâchoire, il faut les enlever. Enfin on doit encore les extraire quand, tout en étant sains, ils sont une source d'irritation pour la membrane muqueuse, ou lorsqu'ils n'en sont recouverts qu'en partie.

Des dents très-ébranlées, sans être cariées, doivent être extraites, celles dont la maladie pourrait se guérir d'une manière permanente doivent être traitées comme des organes sains. Toutes les dents saines seront conservées s'il en existe plus de quatre à l'une ou l'autre mâchoire, à moins que des circonstances particulières n'en justifient l'extraction. Les cas de ce genre sont si variés qu'il est impossible de poser à leur égard des règles fixes; toutefois nous pouvons indiquer par quelques exemples les principes qui doivent guider le praticien.

Deux, trois ou quatre molaires isolées dans la mâchoire doivent être conservées surtout lorsqu'elles ont leurs dents antagonistes. Elles ne compliquent pas la construction de la pièce, et ne sauraient porter atteinte à son utilité; mais il importe de ne pas les embrasser par des crochets, parce que tout le poids, se trouvant en avant du crochet, fait porter sur les dents un effort considérable. — Deux, trois ou quatre incisives restant seules ne doivent être extraites que sur la demande du patient; en effet, ces dents, tout en compliquant le travail et bien que capables de nuire dans une certaine mesure à la force et à la beauté de la pièce, peuvent cependant être trop précieuses pour justifier leur extraction. Les canines doivent être conservées, lorsqu'elles sont saines, non déplacées et libres de résorption alvéolaire, bien que leur présence puisse compliquer considérablement le travail.

Dans les cas de protrusion de la mâchoire inférieure, il est quelquefois à propos d'extraire les cinq dents antérieures de chaque maxillaire, quand ce sont les seules qui restent, dans le but de corriger en partie la saillie de la bouche. Mais ce sacrifice ne saurait se faire sans la pleine approbation du sujet, et encore faut-il, pour s'y décider, que ces organes soient de texture fragile ou qu'ils déterminent par leur position une véritable difformité.

Une règle absolue, c'est de ne jamais sacrifier une dent saine pour la remplacer par une artificielle, à moins que le bénéfice du changement ne soit assez évident pour être reconnu à la fois par le patient et l'opérateur.

Quant au temps à laisser écouler entre l'extraction des dents et l'application de la pièce, l'on a vu l'opinion de l'auteur; ajoutons seulement que dans le cas où l'on jugerait opportun, d'après la nature des tissus muqueux et sous-muqueux, de faire une pièce provisoire, il faudrait lui donner autant de soins que si elle devait être définitive.]

SECTION II

MANIÈRE DE PRENDRE LES EMPREINTES.

[Pour construire les pièces de prothèse, il est nécessaire de se procurer le modèle exact des parties sur lesquelles la plaque doit reposer et auxquelles elle doit se fixer. Dans ce but, il faut prendre une empreinte parfaite de ces parties ; cette opération comprend : 1° le choix d'un porte-empreinte approprié ; 2° celui d'une substance convenable pour la prise de l'empreinte.]

Cire. — La cire destinée à cet usage doit être pure et bien préparée ; lorsqu'elle a de la tendance à se casser ou à sécher, on peut la faire fondre dans un vase de terre et y bien mélanger quelques gouttes d'huile épurée ; cette addition lui donne une surface plus lisse et une texture plus souple que lorsqu'on l'emploie seule. Mais elle ne doit contenir ni spermaceti (avec lequel on la falsifie souvent) ni aucune autre substance capable d'en diminuer la ténacité. [Une addition très-précieuse dans certains cas, c'est la paraffine, substance très-plastique et qui fond à 38° ; mélangée à la cire en proportion très-convenable, elle l'améliore beaucoup ; elle la fait se ramollir à une température plus basse, lui donne plus de plasticité quand elle est chaude et plus de dureté, quand elle se refroidit] ; elle lui communique cependant une odeur un peu désagréable. Pour en rendre le maniement plus commode, on peut, une fois fondue, la verser du vase de terre dans de petites assiettes de faïence ; c'est sous cette forme, la plus commode pour l'usage, qu'on la trouve ordinairement dans les dépôts.

La meilleure manière de la ramollir consiste à la plonger dans de l'eau chaude, sans être à un degré trop élevé (de 49° à 55° cent.); il est préférable de la mettre d'abord dans de l'eau tiède, dont on élève graduellement la température en y ajoutant de l'eau plus chaude, jusqu'à ce qu'elle ait pris assez de mollesse pour se laisser facilement mouler dans la main. Chaque morceau de cire qu'on se propose d'employer doit être parfaitement desséché sur une serviette avant de réunir tous les pains ensemble ; cette précaution lui conserve sa flexibilité et l'empêche jusqu'à un certain point d'adhérer quand on retire l'empreinte de la mâchoire. Après avoir fait choix du porte-empreinte qui convient à la bouche, il faut le tenir dans l'eau chaude et, quand la cire est prête, le retirer, le bien sécher, et même le soumettre un moment à l'action de la flamme d'une lampe à alcool ou du bec de gaz de Bunsen, pour ne pas s'exposer à voir le porte-empreinte abandonner la cire *in sitû* dans la bouche, accident qui n'est pas rare lorsqu'on n'a pas eu le soin de chauffer le réceptacle pour y faire adhérer la substance plastique.

Pour remplir le porte-empreinte, on se guidera dans une certaine mesure sur la conformation de la bouche ; mais en règle générale il doit se remplir jusqu'au niveau de son bord libre. Cet instrument, chargé de cire, sera maintenu dans l'eau chaude, jusqu'au moment où l'on sera prêt à l'introduire dans la bouche, alors l'opérateur fera rincer la bouche au patient avec de l'eau froide, pour diminuer la gêne de ce dernier et faciliter l'opération. Dans l'introduction du porte-empreinte, on évitera une distension inutile des lèvres, en l'entrant d'abord par un de ses angles et en se servant au besoin d'un instrument à manche d'ivoire pour attirer en arrière la commissure des lèvres lorsqu'on mettra le second angle du réceptacle en position. Une fois le porte-empreinte placé convenablement sur la gencive à copier, pressez-le d'une manière ferme et uniforme, soit en haut, soit en bas, suivant que vous agissez sur l'une ou l'autre mâchoire. Lorsqu'il sera arrivé à peu près au but, avec l'un des doigts amenez tous les bords de la cire en contact intime avec les gencives ou le palais, de manière que la surface de la cire puisse représenter une empreinte fidèle et exacte dans toutes ses parties. [Harris recommande d'appuyer le doigt contre la joue ou contre la lèvre plutôt que directement sur la cire.] C'est un détail auquel on ne saurait, selon moi, donner trop d'attention dans l'emploi de cette substance dans la bouche.

Quand on est satisfait de la position qu'occupe dans la bouche le porte-empreinte, il faut, pour le dégager, le soustraire méthodiquement à la pression de l'air ambiant en laissant pénétrer ce dernier sous les bords de la cire. On y parvient en tirant les joues pour les séparer du contour marginal de l'empreinte, ou bien lorsqu'on opère sur la mâchoire inférieure, en repoussant la langue en arrière. [On peut également faire tousser légèrement le patient.] Il reste alors à élever ou à abaisser le porte-empreinte (suivant le cas) dans la direction des dents ou suivant le contour des gencives, de manière à éviter les *traînées* autant que possible. La cire doit rester dans la bouche, le temps nécessaire à son refroidissement et à son durcissement. Pour accélérer ce résultat, et pour l'empêcher de se déformer, on peut verser de l'eau froide sur le fonds du réceptacle [ou ce qui vaut mieux, y appuyer un petit morceau de glace placé dans une compresse].

Plâtre de Paris. — Il règne des idées erronées sur les difficultés qui accompagnent l'emploi du plâtre comme substance propre à prendre les empreintes; avec un peu de pratique, il est tout aussi maniable que les autres matières et est infiniment plus sûr dans ses résultats.

On ne doit employer que le plâtre de meilleure qualité ; l'eau pour le détremper doit être simplement dégourdie et l'on aura soin d'y ajouter (avant le plâtre) plein un dé à coudre de sel pour 0 lit. 15 d'eau.

Après l'avoir tamisé, on versera le plâtre peu à peu et de façon qu'il ne tombe pas dans l'eau par petites masses ; quand il sera en quantité suffisante pour absorber le liquide, on le mêlera bien à l'aide d'un couteau flexible, tel qu'une spatule de palette, ou mieux encore un couteau à papier de caoutchouc.

Le plâtre ayant alors la consistance de la crème peut se placer en cet état dans le porte-empreinte, et s'introduire dans la bouche. Les porte-empreintes ordinaires, représentés fig. 1 et 2, peuvent servir à la condition d'avoir leur surface interne chargée de rugosités.

Le grand secret pour éviter au patient tout désagrément consiste à n'avoir dans le réceptacle que juste la quantité de plâtre exigée par le cas et à le porter d'une main assurée bien au fond de la bouche avant de lui laisser toucher les dents. Cela fait, amenez le bord libre de la partie postérieure du porte-empreinte en contact avec la partie correspondante du palais, puis pressez-le en haut d'arrière en avant jusqu'à ce que la totalité du réceptacle embrasse l'arcade dentaire. Cette manière de procéder a deux avantages : 1° celui d'empêcher le plâtre de glisser en arrière et de tomber sur la base de la langue où il déterminerait des efforts de vomissement ; 2° celui de refouler le trop-plein à la partie antérieure de la bouche où l'on peut le voir et par suite le gouverner plus facilement. Il est temps de retirer l'empreinte de la bouche, quand l'excédant du plâtre qui reste dans le vase où on l'a détrempé se rompt avec une fracture vive et nette. Après avoir permis à l'air de s'insinuer sur les côtés en éloignant les joues et les lèvres, il ne reste plus qu'à appliquer une pression ferme et dirigée en bas pour détacher le moule des dents et des gencives.

A ce moment de l'opération, il n'y a point à hésiter, car la dureté du plâtre augmente d'instant en instant, ce qui accroît la difficulté d'enlever l'empreinte d'une manière sûre. [Celles de la mâchoire inférieure s'enlèvent généralement avec facilité ; la meilleure forme de réceptacle pour cette mâchoire est représentée fig. 8.]

Il faut attendre une heure pour laisser sécher les empreintes de plâtre avant qu'elles soient prêtes pour le moulage.

Composition de Hinds. — Quand on a affaire à des cas où la gencive supérieure est très-dure et très-ferme et où il reste quelques dents, ou quand, opérant sur la mâchoire inférieure, on a affaire à une membrane muqueuse fort lâche et mollasse, la composition de Hinds est très-utile et constitue une substance réellement précieuse pour les derniers cas mentionnés.

Lorsque les gencives du haut sont complétement solides, la pression exigée ne fait pas mal et l'on peut obtenir une très-bonne empreinte. En bas, lorsqu'on se trouve en face des conditions signalées ci-dessus, l'empreinte a une grande disposition à adhérer, c'est-à-dire que la gencive se fixe à certaines parties du moule et procure ainsi un modèle inexact.

La composition de Hinds, en devenant très-dure dans la bouche, s'oppose à la réalisation de cet accident, et de cette façon donne à l'opérateur la possibilité d'obtenir une empreinte fidèle, tandis qu'avec l'emploi de la cire, il en aurait, selon toute probabilité, une défectueuse.

La composition de Hinds peut, comme la cire, se ramollir dans l'eau bouillante et sa manipulation exige le même mode de traitement. Avant elle, on connaissait la préparation de Stent, mais il faut la ramollir à la chaleur sèche pour s'en servir avec le plus d'avantage ; la surface a en outre besoin d'être revêtue d'une couche de matière grasse, lorsqu'elle est dans le porte-empreinte, pour obtenir une copie plus nette, ce sont là les défauts de cette substance, qui mérite encore le reproche de manquer de plasticité.

Lorsqu'il reste un grand nombre de dents, ou seulement quelques-unes dans des positions isolées, il faut quelque attention pour que ces préparations, qui possèdent la propriété de durcir dans la bouche, ne deviennent pas aussi difficiles à enlever que le plâtre de Paris.

Gutta-percha. — Dans ces dernières années on croyait que la gutta-percha valait mieux que la cire, et le plâtre n'avait pas encore été employé sur une bien large échelle, aussi faisait-on un grand usage de la première ; mais il est impossible de s'y fier, parce qu'elle est sujette à se contracter ; elle est en outre visqueuse et désagréable à préparer.

[Suivant le professeur Austen, chacune des substances qui précèdent a ses mérites particuliers, et il serait aussi peu judicieux d'en adopter une exclusivement que de se servir de toutes sans réflexion. Aucune n'est meilleure que les autres, chacune a son utilité qui la rend indispensable. Sur quoi donc se baser pour le choix de telle ou telle substance ? 1° sur ses propriétés distinctives ; 2° sur les exigences spéciales des différentes bouches ; 3° sur la nature de la plaque de support et sur son mode de construction.

Ainsi la cire est dépourvue d'élasticité ; le refroidissement ne lui fait éprouver ni expansion ni contraction ; elle exige une pression assez forte pour déformer quelque peu une gencive molle ; or ce défaut même peut compenser celui d'une plaque de vulcanite qui, par suite de l'expansion du modèle, est plus grande que la bouche. La gutta-percha ne demande qu'une pression modérée ; elle est légèrement élastique, et elle éprouve un retrait très-manifeste sous l'influence du refroidissement ; il peut donc y avoir là une compensation fort précieuse à la dilatation des appareils de caoutchouc pour lesquels le plâtre est, en règle générale, comme substance d'empreinte, inférieur à la cire et à la gutta-percha ; tandis qu'il serait la matière la plus convenable pour une plaque estampée sur une matrice de zinc, qui par suite du retrait du métal est plus petite que la bouche. Nous en dirons autant pour tous les cas partiels de vulcanite ; quant aux cas difficiles, le plâtre est la seule substance sur laquelle on puisse compter.

D'autre part les bouches grandes, dures ou irrégulières se laissent le mieux copier par le plâtre ; se dévient-elles considérablement de la forme ou des dimensions normales, on devra recourir à des porte-empreintes spéciaux. Une gencive de consistance moyenne, mais uniforme, peut se prendre également bien avec toute sorte de matière. Cette catégorie de bouches s'adapte merveilleusement à tous les genres de procédés ; ce sont les variations dans la forme ou les dimensions qui déterminent le choix de la substance. Enfin, en cas d'échec, on aura soin de prendre toujours la seconde empreinte avec une matière différente. Cette précaution s'applique surtout aux séries inférieures où la gencive postérieure est molle et flexible. La gutta-percha est souvent très-utile dans ces cas.

Impossible d'énumérer toutes les combinaisons sur lesquelles peut s'exercer le jugement de l'opérateur ; qu'il nous suffise de mettre celui-ci en garde aussi bien contre la pratique routinière qui ne s'enquiert de la raison de rien que contre l'esprit systématique avec sa devise « que c'est en pratiquant qu'on arrive à la perfection ».]

Porte-empreintes. — Il y en a de formes diverses ; ces variétés doivent s'employer suivant le volume et la forme des mâchoires et des dents dont on veut obtenir le modèle.

Pour prendre immédiatement un exemple, nous dirons que

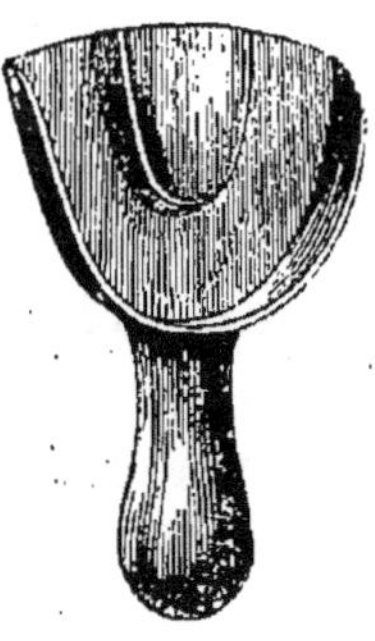
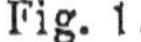
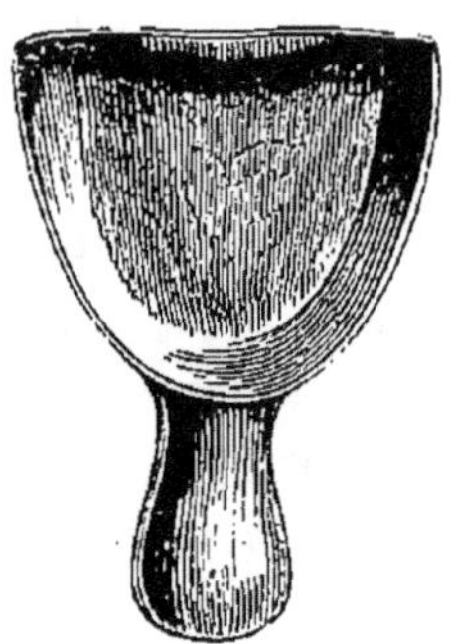

Fig. 1.   Fig. 2.

dans l'emploi du plâtre de Paris pour la mâchoire supérieure, on ne peut compter que sur le porte-empreinte à palais plein, dont les formes les plus convenables sont représentées ci-dessus.

Pour la cire, les préparations de Hinds, de Stent et la gutta-
percha, d'autres formes sont utiles ; telles sont celles que
montrent les figures ci-jointes, avec lesquelles on ne prend
qu'une empreinte partielle du palais et de l'arcade dentaire,
dans le but d'adapter un petit nombre de dents ; ou bien une
série supérieure complète qui se maintiendra, non à l'aide
d'une plate palatine à succion, mais avec des ressorts spiraux
reliés à une pièce ou série inférieure.

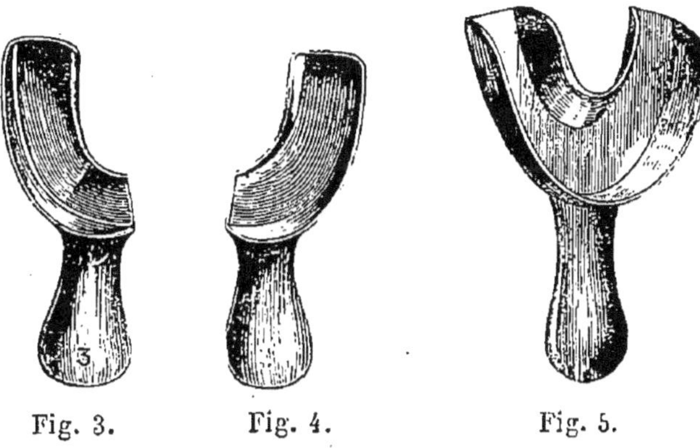

Fig. 3.   Fig. 4.   Fig. 5.

Quand on charge les porte-empreintes avec du plâtre, il est
toujours nécessaire d'y produire des rugosités à l'aide d'une

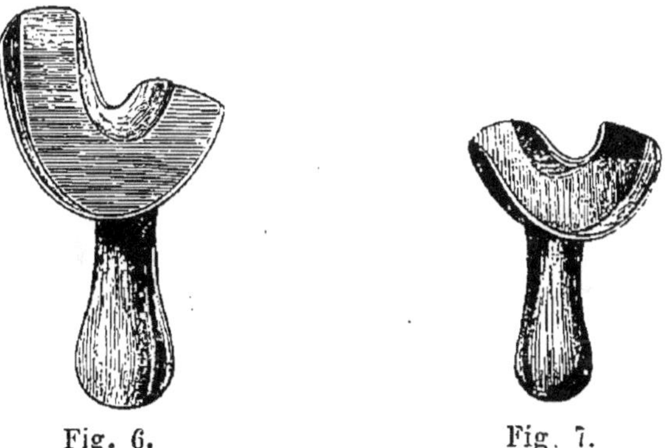

Fig. 6.   Fig. 7.

échoppe ou d'un tiers-point ; c'est d'ailleurs une précaution
très-utile à adopter, quelle que soit la matière plastique dont

on fasse usage, car elle s'oppose à la tendance qu'ont ces substances à abandonner la surface métallique qui est lisse lorsque ces appareils sortent de chez le fabricant.

Pour la mâchoire inférieure il importe parfois, bien que
cette nécessité se présente rarement, de construire un porte-
empreinte spécial. Nous le décrirons au chapitre consacré aux
cas spéciaux ; lorsqu'on emploie le plâtre pour la mâchoire
inférieure, la meilleure forme de porte-empreinte est celle
représentée fig. 8. On fixe un léger rebord de cire sur le bord
libre inférieur du réceptacle, que l'on presse alors sur la surface des gencives ; cette lame de cire empêchera la salive de
s'insinuer dans le plâtre quand on l'introduira dans la bouche.
Cela fait, pour prendre l'empreinte, je préfère remplir le porte-
empreinte quand il est ainsi en position, en versant le plâtre à
travers l'ouverture indiquée par le dessin.

L'expérience m'a appris que c'était là un expédient fort
utile pour les mâchoires inférieures. Les porte-empreintes représentés ci-dessus sont les plus utiles pour l'emploi des autres
substances ; on aura soin d'en varier la grandeur suivant l'âge
et le développement des mâchoires du sujet.

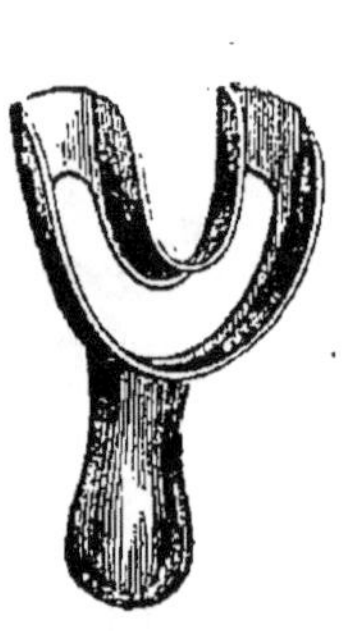
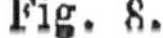
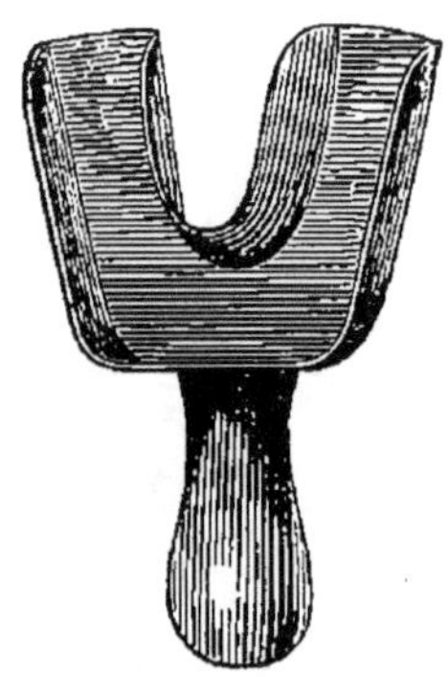

Fig. 8.   Fig. 9.

La figure 9 montre un réceptacle qui convient aux cas où il
reste des dents en différents points de la mâchoire.

La figure 10 en représente un approprié aux cas où la mâchoire est entièrement dépourvue de dents.

La figure 11 convient à ceux où les dents antérieures du bas restent, mais où les bicuspides et les molaires ont disparu ; outre cet usage, la forme en question est encore avantageuse en ce qu'elle laisse de l'espace pour les molaires saillantes de

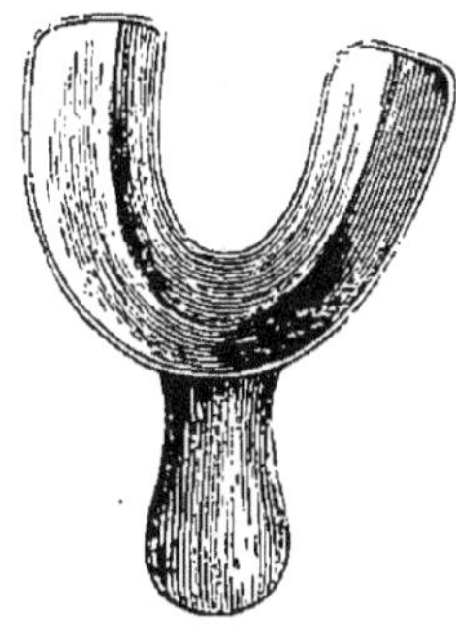

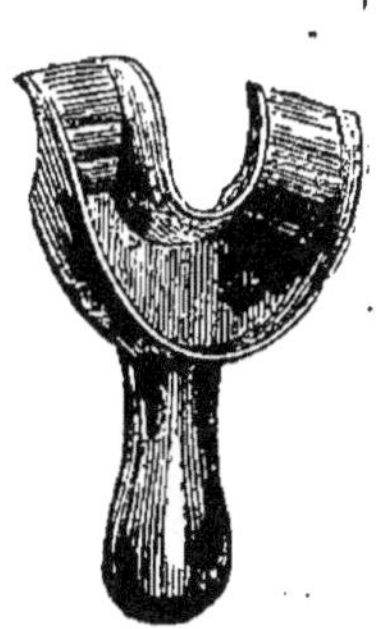

Fig. 10.   Fig. 11.

la mâchoire supérieure, état de choses qui s'associe très-souvent avec la perte des molaires inférieures, parce qu'en raison de la disparition de leurs antagonistes, les dents restantes se sont allongées, ce qui donne parfois beaucoup de difficulté pour retirer l'empreinte de la bouche, à cause du peu d'espace laissé entre la mâchoire du bas et les molaires supérieures.

SECTION III

DES DIVERS MODES D'APPLIQUER LA CHALEUR EXIGÉE POUR
LES BESOINS DU LABORATOIRE DENTAIRE.

Chalumeau. —C'est l'instrument le plus commode et le plus souvent employé par les dentistes pour chauffer une petite surface, pour souder et fondre l'or et ses alliages, en quantité s'élevant jusqu'à 3 ou 4 onces. Le chalumeau ordinaire consiste en un tube de laiton d'environ 0^m,012 de diamètre à une extrémité et qui va s'effilant graduellement pour se terminer par une ouverture capable de donner passage à une grosse aiguille à coudre. Sa longueur varie de 0^m,15 à 0^m,25 ; et il se replie en bas par une courbure telle que la partie la plus fine du tube, représentant environ le quart de la longueur totale, forme un angle droit avec le reste de la tige.

Lorsqu'on le manœuvre pendant un certain temps, la vapeur

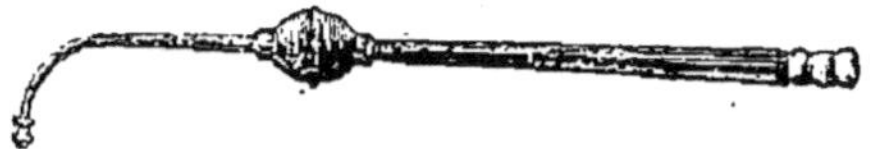

Fig. 12.

d'eau provenant des poumons a de la tendance à s'accumuler et à se condenser dans le tube, puis à être projetée sur l'objet que l'on veut souder ou fondre. Pour éviter cet inconvénient, il est donc bon de se munir d'un chalumeau semblable à celui représenté fig. 12, qui, au milieu de sa longueur, porte un renflement destiné à recevoir l'humidité condensée de l'haleine et à laisser passer un air sec dans son segment supérieur.

Toutefois cette difficulté n'a lieu qu'avec les chalumeaux alimentés par l'air expiré de la poitrine. Beaucoup d'opérateurs préfèrent les appareils qui peuvent se manœuvrer avec un soufflet, de manière à se soustraire aux efforts et à éviter les lésions qui sont parfois la conséquence du travail au chalumeau ordinaire, chez les personnes délicates ou atteintes de quelque affection pulmonaire.

Il serait impossible même d'énumérer toutes les diverses formes de chalumeaux que l'on a imaginées pour agir sans l'aide des poumons.

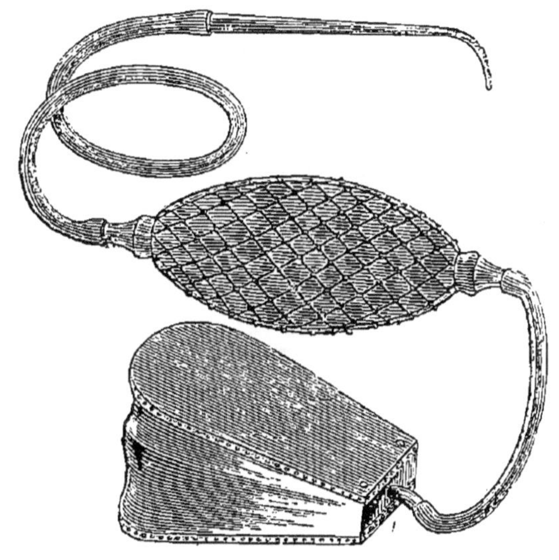

Fig. 13.

La plus simple est représentée (fig. 13) ; avec cet instrument, il suffit d'une légère pression du pied sur le soufflet pour entretenir un souffle continu.

Le même principe peut naturellement s'appliquer suivant un grand nombre de formes différentes. Ainsi le chalumeau de Burgess dont le soufflet est disposé en dessous, est fort employé (fig. 14).

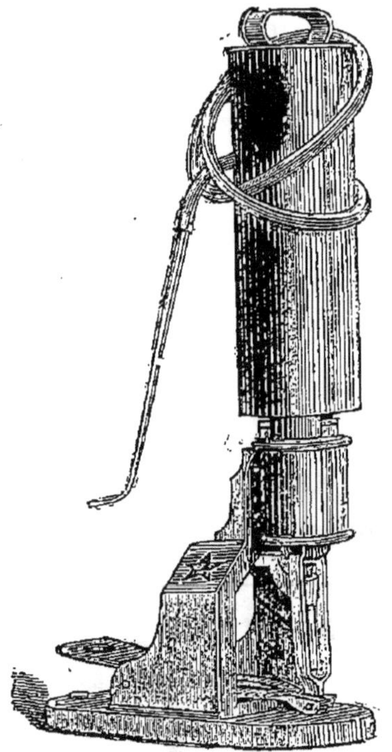

Fig. 14.

Un point plus important, c'est d'arriver à accroître la chaleur et à économiser la source calorifique, que ce soit le gaz ou l'alcool. On s'est beaucoup occupé de cette question, et l'on a inventé une variété infinie de chalumeaux pour obtenir le meilleur résultat. L'un des plus simples est représenté figure 15, on le connaît sous le nom de « chalumeau de Owen ; » dans cet appareil, l'air et le gaz se déchargent par deux tubes

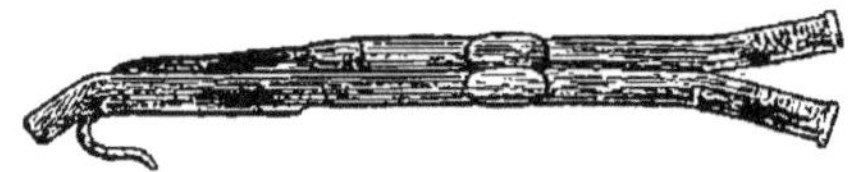

Fig. 15.

disposés parallèlement. La figure 16 en montre un autre, imaginé par M. Snow et qui possède l'avantage de conserver un

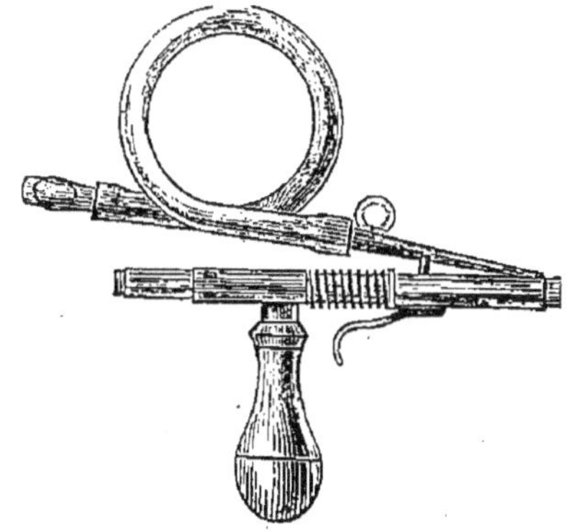

Fig. 16.

petit jet de gaz allumé quand on le suspend par l'anneau dont
est muni le tube supérieur.

M. Fletcher, de Warrington, est aussi l'inventeur d'un chalumeau de forme simple dans lequel un tourniquet permet au
jet de se mouvoir dans toutes les directions. Il se manœuvre à
volonté soit avec la bouche, soit avec le soufflet (fig. 17).

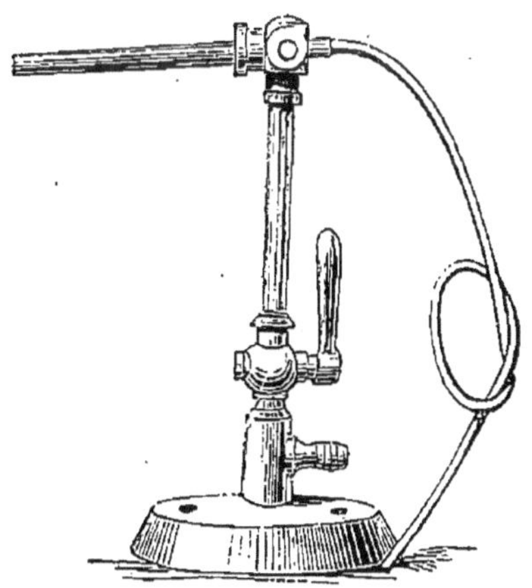

Fig. 17.

Toutefois le meilleur appareil, celui qui produit la flamme

la plus puissante, est connu sous le nom de « chalumeau à air chaud, » il est dû comme le précédent à M. Fletcher (fig. 18).

La chaleur produite par cet appareil est si grande, que des fils d'acier brûlent dans la flamme avec de brillantes scintilla-

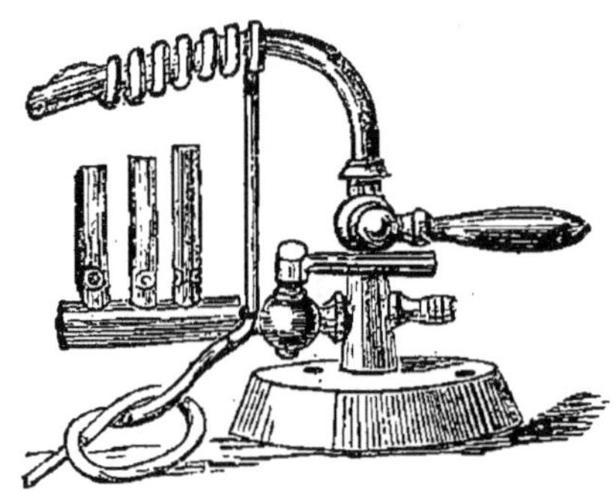

Fig. 18.

tions et qu'un cordon de platine composé de 5 à 6 fils fins s'y convertit instantanément en un globule. Cette température intense s'obtient, comme on le voit dans la figure 19, par l'introduction dans l'appareil de becs de gaz de Bünsen.

[Les instruments ci-dessus appartiennent à la catégorie des chalumeaux *aérhydriques ;* on a en outre des appareils où l'air est remplacé par l'oxygène, tel est le chalumeau *oxyhydrique* à l'aide duquel M. Sainte-Claire Deville volatilise comme en se jouant les métaux les plus réfractaires. Mais ce sont des appareils coûteux ou embarrassants.]

Il nous reste à mentionner une autre classe de chalumeaux, les « *chalumeaux automoteurs* ».

Ces instruments produisent un jet par l'évaporation d'alcool ; la lampe est disposée de façon à communiquer la chaleur à une chambre supérieure contenant l'alcool, qui en se vaporisant émet un courant doué d'une force suffisante pour remplacer la bouche ou le soufflet.

Parmi les divers modèles de chalumeaux automoteurs, il en est d'origine française et américaine (fig. 19).

La figure 20 en représente un qui a été imaginé en Angleterre ; dans ce dernier (fig. 20) la chaleur émise par la lampe

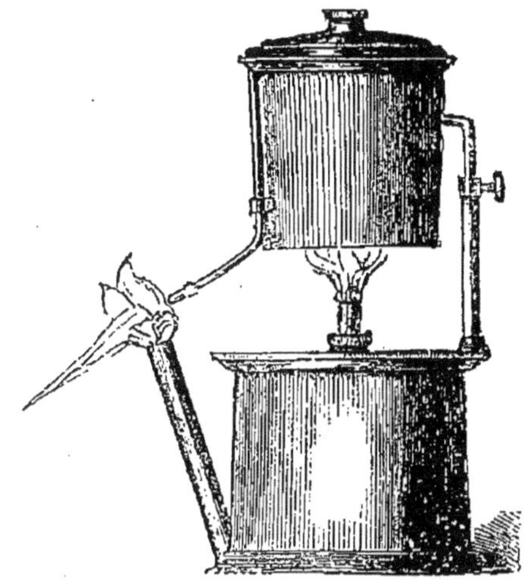

Fig. 19.

vaporise l'alcool de la chambre supérieure et l'enflamme.
Le gaz est, cela va sans dire, l'agent le plus convenable pour

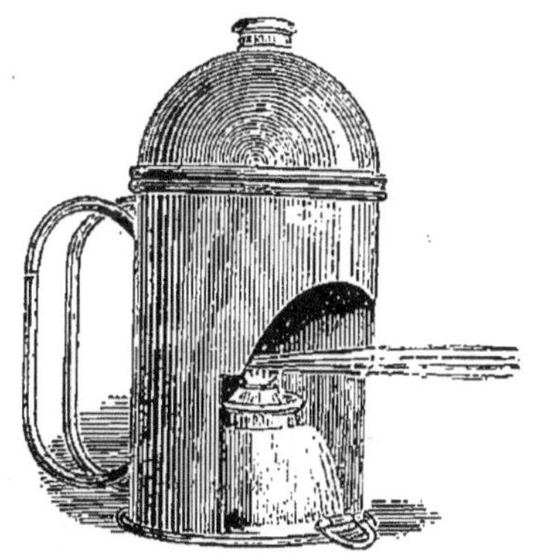

Fig. 20.

produire la chaleur dans le laboratoire dentaire ; et le bec
dont la forme se prête le mieux à l'emploi du chalumeau à
bouche se voit figure 21. Grâce à l'extrémité dilatée du tube,

qui est garnie de plusieurs couches de toile métallique, on
obtient un grand volume de flamme. Ce bec est en outre
pourvu d'un petit conduit alimentaire qui débouche en avant

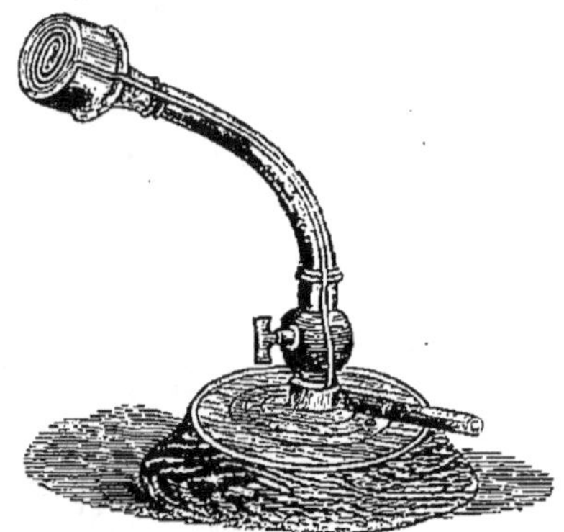

Fig. 21.

de son extrémité, de façon à avoir constamment un petit jet
tout allumé pour enflammer le bec le plus gros. Dans l'impossibilité d'avoir du gaz, on se sert de lampes à huile ou à al

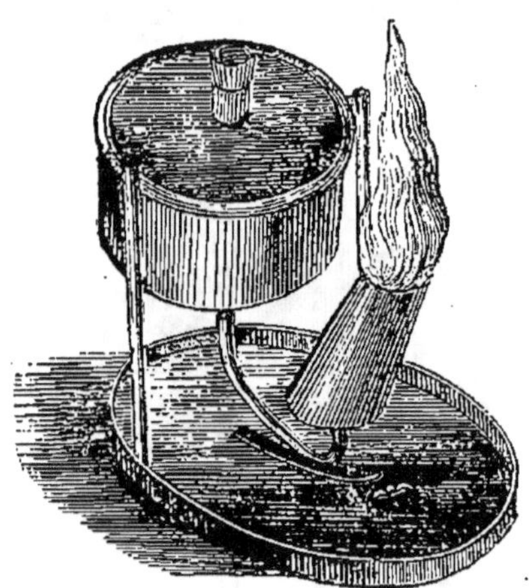

Fig. 22.

cool. La fumée et l'odeur désagréable de l'huile sont de grands
défauts, et en l'absence de gaz, l'alcool vaut beaucoup mieux.
Toutefois pour se mettre en garde contre le danger d'explo-

sion, il est nécessaire d'avoir une lampe dont la forme diffère quelque peu de celle alimentée avec de l'huile.

Le Dr B. W. Franklin en a imaginé une dont la construction empêche la flamme de se communiquer de la mèche à l'alcool contenu dans le récipient (fig. 22).

Un instrument de grande utilité dans les opérations de soudure, c'est une sorte de fourneau à main, appelé polastre et destiné à chauffer les pièces à souder, puis à les laisser refroidir ensuite très-graduellement.

Ce polastre se compose d'un réceptacle de tôle avec une grille pour soutenir le charbon et un couvercle pour conserver la chaleur ; une longue queue munie d'un manche de bois

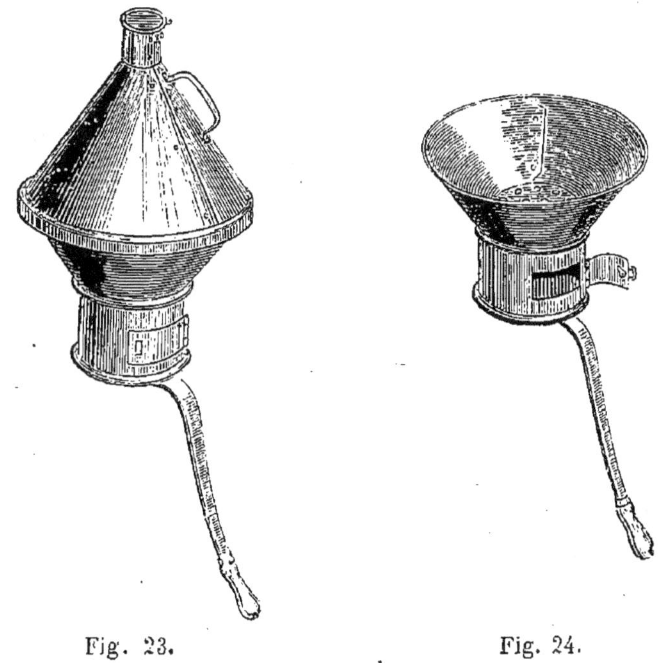

Fig. 23.   Fig. 24.

s'adapte à l'appareil au moyen d'un pivot qui permet à l'opérateur de faire tourner le tout à volonté. L'instrument est représenté dans les figures 23 et 24 avec et sans son couvercle.

La pièce peut rester dans le fourneau pendant qu'on la

soude, c'est autant de chaleur de moins à demander au chalumeau.

[Suivant la manière dont on manœuvre le chalumeau, on
obtient deux genres de flammes, douées des propriétés les plus
opposées. La première s'appelle flamme oxydante parce que
tout globule métallique exposé à son action (s'il s'agit d'un
métal oxydable) s'y combinera avec l'oxygène de l'air. Pour
la produire, il faut employer un jet avec une ouverture assez
grande et le faire passer juste au-dessus de la mèche. On obtient ainsi une flamme bleue longue et étroite qui, lorsque le
jet est assez volumineux et placé d'une manière convenable,
est complétement dépourvue de la couleur jaune. Le sommet
en est extrêmement, chaud parce que, outre l'air lancé par le
chalumeau, une grande quantité d'air ambiant est attirée en
ce point qui ne se contente pas de fondre immédiatement le
globule de métal, mais arrive encore à l'oxyder; aussi l'oxydation se fait-elle d'autant plus facilement que le métal est
plus éloigné du sommet de la flamme, à la condition que la
température puisse se maintenir à un degré suffisant.

La seconde espèce de flamme s'appelle flamme réductrice,
parce que si l'on plonge un oxyde métallique dans une flamme
de ce genre — c'est-à-dire si l'on a soin de bien l'en environner
— le métal se dépouillant de son oxygène sera réduit plus ou
moins complétement. Le point de réduction se trouve immédiatement au delà du sommet du cône bleu que l'on observe
à l'intérieur des flammes produites par une bougie ou par la
mèche d'une lampe à alcool, à l'endroit où de nombreuses
particules de carbone et de gaz restent non brûlées, mais à
une température considérable. Pour produire ce genre de
flamme il faut employer un jet un peu plus fin et en même
temps le faire arriver un peu plus haut au-dessus de la mèche.
C'est cette dernière qui convient pour l'opération de la soudure.

L'emploi du borax dans cette opération n'a pas d'autre but;
on sait en effet qu'en vertu de son action spécifique comme
fondant : 1° il fait disparaître l'oxyde existant, grâce à sa puis-

sante affinité pour lui ; 2° il prévient une nouvelle oxydation par l'exclusion de l'oxygène de l'air.

Quant au maniement de cette substance, nous y reviendrons plus loin.

La principale difficulté réside dans la manœuvre du chalumeau ; il faut avoir soin : 1° d'élever la chaleur très-graduellement, de manière à chasser peu à peu l'eau de cristallisation du borax ; autrement on verrait cette substance se boursoufler et repousser la soudure, et l'on courrait encore le risque de faire éclater les dents. 2° Il faut la diffuser, de telle sorte que la soudure ne fonde pas avant qu'on ait chauffé assez les surfaces métalliques pour qu'elles puissent s'unir ensemble ; sans cette précaution la soudure se roulerait en sphère ou fondrait

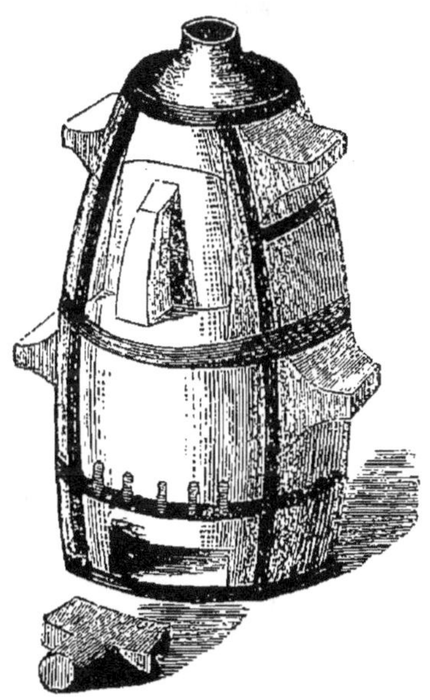

Fig. 25.

en produisant un bord abrupte, tandis qu'elle doit s'unir avec la plaque d'une manière assez égale pour qu'on ne puisse en découvrir la ligne de terminaison qu'à la différence de coloration ; 3° il importe de diriger la pointe effilée de la flamme du chalumeau, de façon à pouvoir faire couler la soudure au point que l'on veut.

Pour maintenir en place les pièces à souder on se sert de fils de fer, de crochets ou d'un revêtement de plâtre; on mélange celui-ci d'asbeste ou de sable pour permettre de n'en employer qu'une petite quantité, mais douée d'assez de résistance pour ne pas se fendiller sous l'action de la chaleur, ce qui pourrait faire déplacer les dents. Le plâtre est encore nécessaire pour protéger la porcelaine contre l'action directe de la flamme. On a généralement de la tendance à mettre un excès de plâtre, et l'on s'expose ainsi à déformer les plaques quand on les chauffe.]

Il nous reste à indiquer deux modes d'application de la chaleur, le fourneau de fusion et le fourneau employé pour la fabrication des pièces de platine avec gencive artificielle continue.

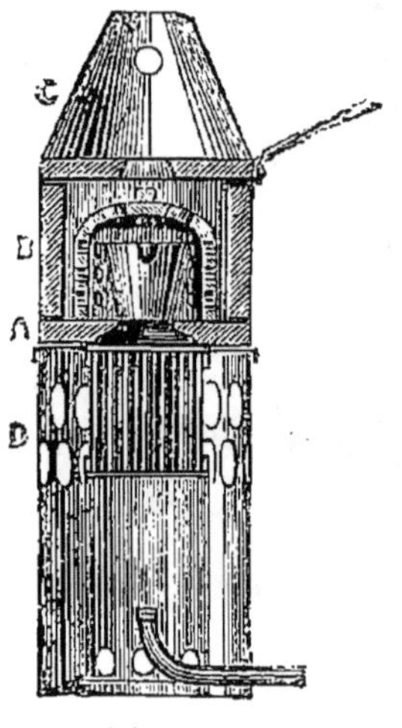

Fig. 26.

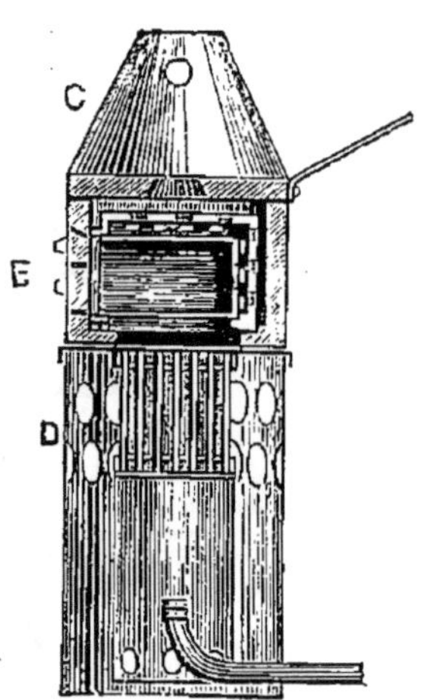

Fig. 27.

La figure 25 (de Ash et fils) représente un fourneau d'argile réfractaire qui exige comme combustibles le charbon de bois et le coke; dans la figure 26 (Fletcher) se voit une construction de fer dans laquelle la chaleur est produite par un ensemble de becs de Bünsen disposés sur une aire circulaire. Ces deux appareils sont l'un et l'autre très-puissants, mais celui de Fletcher s'alimentant avec du gaz est plus facile à mettre en œuvre.

La figure 27 représente le même fourneau dans lequel le creuset est remplacé par un petit moufle pour les essais des matières d'or et d'argent et pour la fabrication des pièces avec gencive continue.

La figure 28 montre le même appareil avec une double enveloppe de fer, propre aux bains de sable, etc.

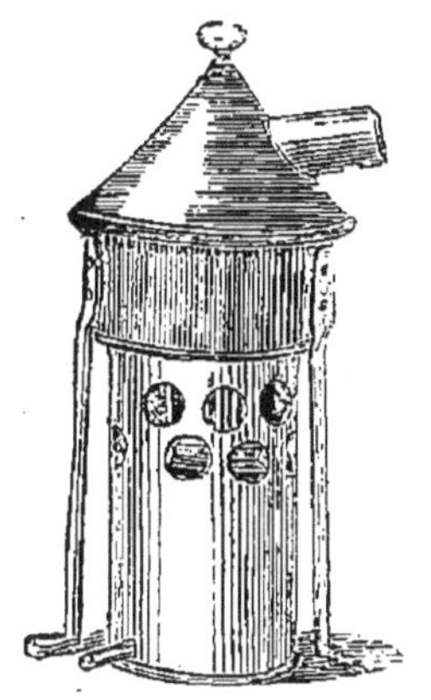

Fig. 28.

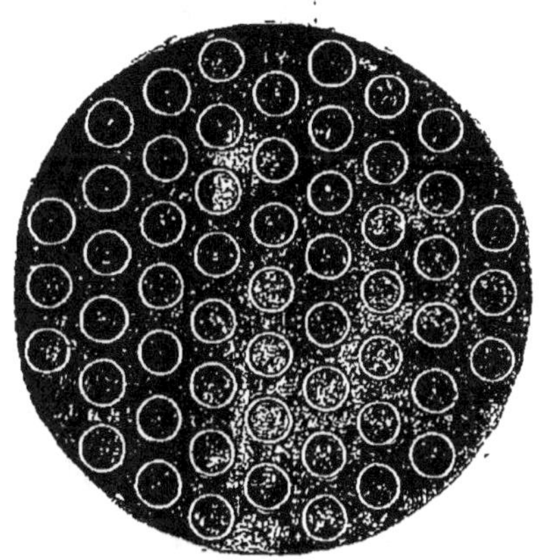

Fig. 29.

La figure 29 est le plan de l'aire circulaire des tubes de chauffe.

Grâce à l'extrême subdivision du gaz et à son mélange parfait avec l'air, l'inventeur est arrivé à produire une chaleur capable de fondre en 20 minutes plein un creuset de fonte de fer ; l'or, le cuivre, etc., réclament pour entrer en fusion de 7 à 12 minutes, suivant la longueur de la cheminée employée. L'aspect de la flamme ressemble beaucoup à celui d'une masse de jets de chalumeau ; comme avec ce dernier appareil l'intensité calorifique maxima commence au sommet des cônes bleus, de $0^m,012$ à $0^m,018$ environ au-dessus des tubes.

Le fourneau d'argile propre à la fabrication des pièces avec gencive continue et des blocs de gencive est d'une structure tout à fait différente ; pour éviter toute fumée, on doit en outre se servir d'anthracite comme combustible (fig. 30).

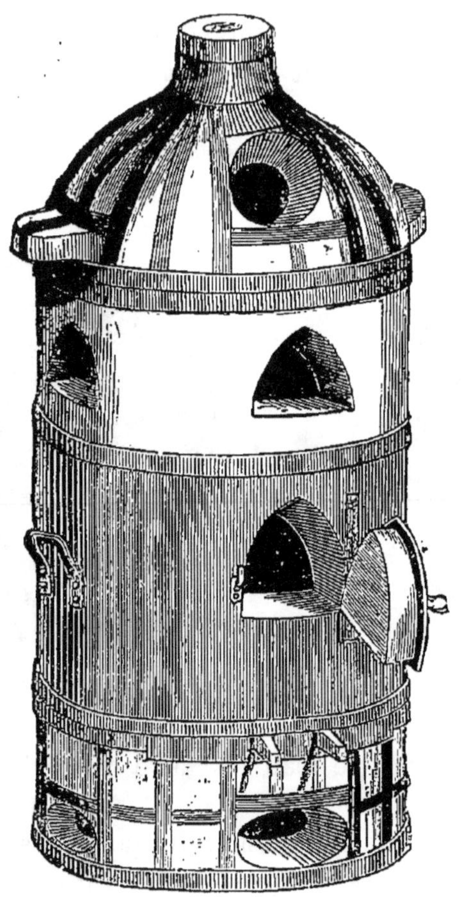

Fig. 30.

Les autres variétés de fourneaux employés pour fondre de grandes quantités de métal ne sont pas propres aux usages du laboratoire dentaire. Aussi ai-je jugé plus raisonnable de les passer sous silence dans un ouvrage qui vise tout à la fois à être pratique et concis.

SECTION IV

Manière de se procurer un modèle de plâtre d'après une empreinte obtenue soit avec la cire, soit avec la gutta-percha, soit
avec les compositions de Hinds ou de Stent. Avec toutes ces
substances, il est prudent, avant de couler le plâtre, de badigeonner la surface de l'empreinte d'une couche d'huile douce
(de faible consistance) que l'on applique avec un pinceau de
poils de chameau. On obtient ainsi une meilleure surface, et,
après le moulage, il est plus facile de séparer l'empreinte du
modèle de plâtre. L'empreinte indique-t-elle qu'il existe dans
la bouche des dents solitaires, on peut leur donner plus de
force sur le modèle de plâtre en plaçant dans les empreintes
de ces dents des bouts de fil de fer rigide, de la grosseur d'une
épingle, que l'on enfonce dans la cire ou dans la composition
employée pour les maintenir en position pendant la coulée
du plâtre. Dans le but d'éviter les inconvénients qui résultent
de l'oxydation du fil métallique, il y a avantage à se servir de
fil de fer ou même de fil de plomb galvanisé, comme on en
emploie dans les jardins ; on peut encore insérer des chevilles
de bois, qui répondent parfaitement au but lorsqu'on a soin
de les faire tremper dans l'eau avant de les placer pour éviter
leur gonflement après le moulage.

La forme et la hauteur du modèle varieront suivant que la
pièce doit être faite avec de l'or ou du caoutchouc vulcanisé ;
a-t-on besoin d'avoir des moules de métal, le modèle de plâtre

doit être haut et solide, comme le représente la figure 31.
Pour la vulcanite, on peut le faire très-mince et pour les cas
inférieurs on lui donnera la forme indiquée dans la figure 32.

On suivra l'un ou l'autre de ces plans, suivant qu'il s'agit de
construire des râteliers complets ou partiels. — Pour empê-

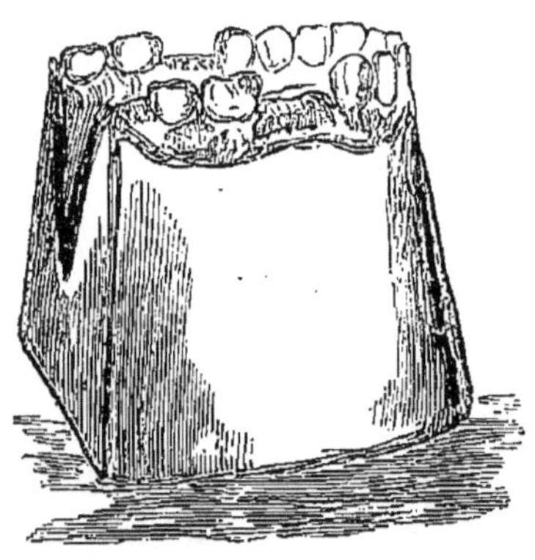

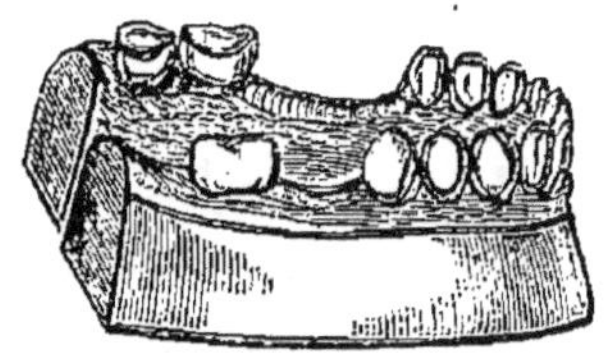

Fig. 31.   Fig. 32.

cher le plâtre de s'échapper de droite et de gauche et pour
maintenir la forme désirée, on fixera autour de l'empreinte un
mince rebord de feuille de plomb ou de zinc, de cire ou de
gutta-percha, en ayant la précaution d'appuyer le tout sur un
carré de papier, afin de pouvoir détacher facilement le plâtre
de dessus l'établi une fois qu'il se sera solidifié. [On se sert de
plâtre calciné que l'on gâche dans l'eau en consistance de
crême ; un excès d'eau rendrait le modèle fragile, trop peu
empêcherait l'air contenu dans le plâtre de s'échapper, et le
modèle viendrait poreux ; dans cette dernière condition le
plâtre serait en outre fort exposé à ne pouvoir couler dans
les inégalités de l'empreinte.] On doit commencer par le
verser en différents points de l'empreinte, de manière à le faire
glisser facilement dans les parties les plus profondes, à l'aide
de légers coups donnés au réceptacle, puis lorsque la surface
est partout recouverte d'une couche de 0^m,003 d'épaisseur et
de consistance crémeuse, on peut laisser épaissir le plâtre que

contient encore le vase où on l'a détrempé pour édifier le
reste du modèle. Aussitôt que le plâtre a pris toute sa dureté,
on peut ramollir la cire en plongeant l'empreinte et le modèle
tout ensemble dans un bassin rempli d'eau chaude et les y
laisser le temps suffisant pour que toute l'empreinte soit bien
ramollie avant d'essayer de l'enlever. Certains praticiens préfèrent recourir à la chaleur sèche ou à la flamme d'une lampe
à alcool; d'après mon expérience personnelle je crois que
l'eau chaude est le meilleur procédé, en effet avec elle on ne
court pas le risque de voir la substance qui a servi à prendre
l'empreinte fondre et pénétrer dans le modèle de plâtre.

*Pour mouler un modèle de plâtre d'après une empreinte de la
même matière*, ayez soin que celle-ci soit parfaitement sèche,
versez sur elle de l'eau bouillante pour enlever le mucus qui
pourrait adhérer çà et là, puis badigeonnez-en la surface avec
un pinceau de poils de chameau chargé d'une solution de savon brun de Windsor, afin de prévenir l'adhérence des deux
surfaces de plâtre après le moulage du modèle. Le Dr Richardson (« *Mechanical Dentistry* », p. 132) recommande de
préparer l'empreinte d'abord avec du vernis destiné à la
durcir; voici les deux formules qu'il conseille de choisir dans
ce but; la première donne un vernis incolore; la seconde un
vernis coloré :

Vernis transparent.

Gomme sandaraque...................... 5 onces.
Alcool................................ 1 litre 15.

Vernis coloré.

Gomme laque.......................... 5 onces.
Alcool................................ 1 litre 15.

La surface du plâtre vernie, il est ensuite nécessaire de
l'enduire d'une légère couche d'huile. Mon expérience personnelle m'a appris que ces deux couches atténuent la vivacité
et la délicatesse de l'empreinte; aussi recommanderais-je la

solution de savon. A quelque procédé que l'on s'arrête, le modèle se fera exactement comme si l'empreinte avait été prise avec de la cire ou toute autre substance plastique. Dès que le modèle a pris sa dureté, il faut plonger le tout dans un vase d'eau bouillante et l'y laisser pendant 2 ou 3 minutes. La chaleur détermine l'expansion du plâtre ; or, comme celui de l'une des parties (l'empreinte) a été détrempé plus tôt que celui du modèle, cette expansion est inégale et amène la séparation des deux parties ; cette séparation s'achèvera dans certains cas à l'aide de quelques légers coups frappés sur le fond du porte-empreinte ; dans tous les cas on arrivera ainsi à dégager celui-ci, et l'on parviendra alors à soulever l'empreinte en quelque point où le relâchement paraît le plus considérable. Les dégradations du modèle se répareront ensuite à l'aide d'un peu de plâtre. Voilà le modèle prêt à *être façonné ;* — cette opératïon consiste à enlever sur tout son pourtour et d'une manière uniforme assez de plâtre pour que les côtés s'inclinent légèrement en dehors, laissant toute la surface de l'empreinte intacte jusqu'à $0^m,003$ de l'arcade dentaire. Pour bien comprendre ce que nous voulons dire, il suffit de se reporter aux deux dernières gravures qui représentent des modèles ainsi façonnés.

Les modèles doivent-ils servir à faire une pièce de vulcanite, on peut alors les employer, ils sont prêts ; mais si l'on se propose de construire une plaque d'or, il est préférable d'en dûrcir la surface en les soumettant à l'ébullition dans une forte solution d'alun ou de borax, ou dans un bain de paraffine ou de stéarine, ou enfin dans un mélange de 2 parties de résine pour 1 de cire, fondues ensemble dans un vase de terre. Avant de plonger le modèle dans l'une ou l'autre de ces préparations, il faut, après l'avoir bien desséché, le chauffer, parce qu'en cet état le plâtre absorbe une quantité considérable de toute substance dans laquelle on peut le placer. L'adoption de tel ou tel de ces procédés donne au plâtre plus de dureté et de résistance et le met en état de moins souffrir des essais répétés que l'on sera obligé de faire pour l'ajustement de la plaque d'or et des bandes ou colliers autour des dents ; on arrive encore à conserver ainsi les lignes saillantes du palais et de la crête alvéolaire.

Après être resté quelques minutes dans le vase contenant la préparation dont on a fait choix, le modèle doit être retiré pour laisser égoutter tout le liquide superflu ; une fois refroidi il est prêt à servir.

Moulage en métal. — Le sable à mouler, tel que l'emploient les fondeurs en laiton, doit s'obtenir dans un état fin de division et libre d'impuretés ou de graviers. Il faut le conserver dans une boîte fermée pour le mettre à l'abri des poussières de l'atelier ; quatre heures avant de l'employer, on y ajoutera de l'eau pour lui donner de la cohésion ; il suffit d'un peu de pratique pour juger de la quantité de liquide nécessaire. Lorsqu'il est prêt à servir, il doit se prendre en masse compacte sous la pression de la main et se rompre avec une fracture nette. Certains praticiens recommandent l'emploi d'huile au lieu d'eau, dans ce cas les proportions sont 1 litre d'huile pour 9 litres de sable ; d'autres conseillent le mélange de glycérine et d'eau pour s'opposer au dessèchement rapide de la masse ; à deux parties d'eau ils ajoutent 1 partie de glycérine.

Le modèle à mouler doit se placer au centre d'un anneau de fer d'environ $0^m,10$ à $0^m,125$ de hauteur et d'un diamètre de $0^m,15$ à $0^m,18$; il est bon de saupoudrer la surface du plâtre avec un peu de craie pulvérisée ; pour l'appliquer rien ne vaut la houppe à poudrer ordinaire. Le sable bien tamisé doit alors être tassé partout au-dessus et autour du modèle ; il faut l'insinuer avec les doigts et éviter soigneusement de laisser le moindre vide ; on achève alors de remplir de sable l'anneau de fer jusqu'au niveau de son bord supérieur. Cela fait, on retourne le tout, on enfonce une pointe fine autour de la ligne d'union du plâtre et du sable pour éviter de laisser surplomber aucune portion de ce dernier, puis tenant la masse au-

dessus de la boîte au sable avec le modèle en bas, on donne
deux ou trois coups de maillet ou de marteau pour détacher
le modèle et le faire tomber verticalement dans la boîte; il
faut se garder de tenir l'anneau d'un seul côté pour ne pas
s'exposer à altérer le moule, comme lorsqu'on retire une empreinte de la bouche en ne la tirant pas perpendiculairement.

Le moule obtenu de la sorte, on doit y verser le métal
fondu en commençant par les parties les plus élevées et les

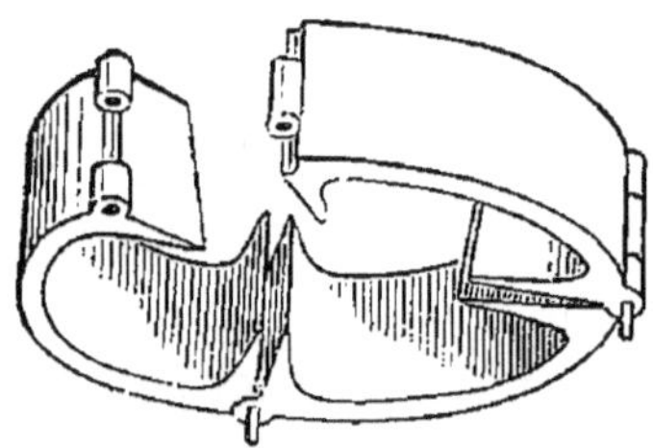

Fig. 33.

plus saillantes et achevant de remplir avec assurance mais
sans trop de lenteur. Le métal ne doit pas être trop chaud,
autrement il brûlerait le sable et donnerait un moulage
rugueux; trop près de son point de solidification il serait
également mauvais et produirait un modèle défectueux. Pour

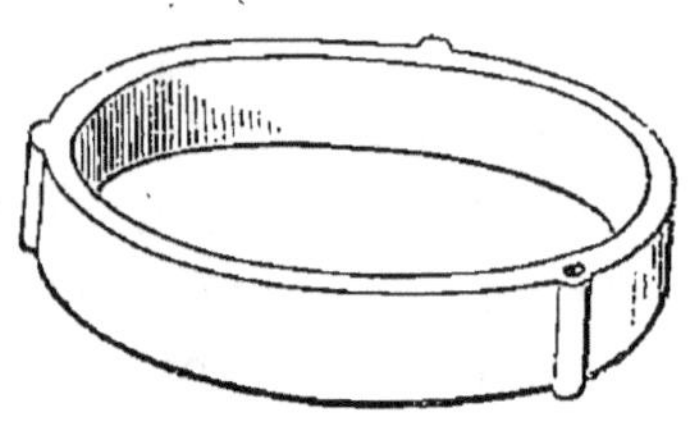

Fig. 34.

les cas où il existe des dépressions et des parties rentrantes
profondes, on se trouvera bien de l'emploi de l'anneau à
mouler du D^r. Hawes (fig. 33 et 34); la portion inférieure représentée dans la figure 33 se divise en trois compartiments
retenus ensemble par des goupilles, et l'anneau supérieur

(fig. 34) est muni de trous pour se relier à la partie inférieure.

Le modèle à mouler se place au centre de la partie inférieure de l'anneau, de telle sorte que le point le plus élevé des parties rentrantes arrive au même niveau que le sommet du cercle; puis on l'entoure de sable jusqu'au niveau de l'anneau, comme le montre la figure 35, en laissant le palais à découvert. La portion supérieure de l'appareil s'ajoute en-

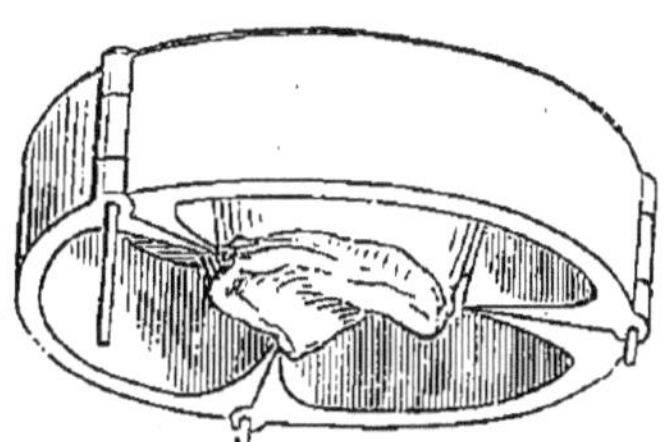

Fig. 35.

suite sur la première (on commence par saupoudrer la surface de sable avec de la craie pour prévenir l'adhérence), et l'on achève de remplir le tout de sable jusqu'au niveau supérieur de l'anneau. Cela fait, on peut enlever l'anneau supérieur complet et retirer l'une des goupilles du cercle inférieur pour ouvrir les compartiments, et extraire le modèle; puis fermant de nouveau tout l'appareil, on le retourne sens dessus dessous, et l'on y coule le métal comme avec un moule ordinaire. Pour les modèles de la mâchoire inférieure, quand il existe des dépressions aux angles du maxillaire et à la partie postérieure des dents antérieures en surplomb, il vaut mieux commencer par remplir de cire ces parties rentrantes pour les façonner ensuite avec une échoppe après le moulage et tandis que le métal est encore mou.

Il est une autre méthode pour couler les matrices et les contre-moules; elle a été proposée par le docteur Franklin et se trouve décrite dans la « *Mechanical Dentistry* » du docteur Richardson, dans les termes suivants :

« Je prends avec du plâtre toutes les empreintes, complètes et partielles ; au point le plus élevé de la surface palatine de l'empreinte, je fore un petit trou d'environ 0^m,002 de diamètre et traversant le réceptacle et le plâtre ; j'y introduis deux ou trois petits brins de balais, que je coupe de niveau avec la surface du plâtre ; c'est une sorte de cheminée destinée au passage des vapeurs pendant le moulage. Parfois j'enfume la surface de l'empreinte. Autour de celle-ci je place un rebord de mastic suffisant pour former un anneau de la grandeur et de la hauteur exigées pour la matrice, puis je coule dans l'espace ainsi limité, à une température basse sans être pourtant incompatible avec la mobilité requise pour la production d'un moulage fin, l'alliage de bismuth connu sous le nom de métal d'Isaac Newton ou mieux encore le composé formé de 8 parties de bismuth et de 4 parties d'étain avec autant de plomb, cette dernière préparation étant un peu plus dure. Il suffit de couler avec un peu d'adresse et de jugement l'un ou l'autre des alliages ci-dessus pour obtenir une matrice parfaite avec des empreintes de plâtre humide, sans être obligé de faire sécher le moins du monde. Comme le bismuth est expansif et l'alliage dur et assez cassant, je me contente de couler un moule mince, n'ayant pas plus de 0^m,012 d'épaisseur, sur la partie la plus élevée de l'empreinte. J'ai des *têtes* de fonte ou de laiton de 0^m,08 de longueur, de 0^m,075 de diamètre à la grosse extrémité et de 0^m,03 à l'autre ; le gros bout est plat et bien recouvert de soudure ordinaire de ferblantier. Cette tête se chauffe jusqu'à ce que la soudure commence à fondre, puis on la met dans un polastre ou autre réceptacle convenable, et l'on pose sur la surface *étamée* la matrice avec la face regardant en haut. Quand celle-ci commence à fondre et qu'on est sûr d'une adhérence parfaite des surfaces en contact, on verse sur le tout de l'eau froide ; l'on obtient de la sorte une matrice vive munie d'une tête de fer capable de supporter la force du coup dans l'opération de l'estampage de la plaque, et, grâce à cette combinaison, l'on ne court pas le risque de voir s'étendre ou se briser la face de la matrice pendant cette opération.

« Je prends alors un morceau de feuille de plomb dont l'é-
paisseur correspond à peu près au n° 24 du calibre, et je l'a-
dapte à la face de la matrice à l'aide d'un maillet de bois,
d'un brunissoir ou de tout autre instrument convenable. Cette
plaque de plomb se découpe alors selon les dimensions exigées
pour la plaque à estamper ; quand elle a été taillée avec exactitude, on la retire de la matrice avec précaution et on la place
dans un anneau ou moufle à mouler, la face palatine regardant
en haut ; puis l'on tasse doucement du sable à mouler dans la
plaque et le réceptacle jusqu'au niveau des bords de ce dernier ;
alors on renverse l'anneau et l'on découpe le sable d'une manière
nette à la distance d'au moins $0^m,012$ du pourtour de la plaque
de plomb, en descendant tout autour. Autour de celle-ci on dispose un anneau à mouler ordinaire d'une dimension suffisante
pour former le contre-moule qui s'obtient en versant de l'étain
ou du plomb en fusion (ou des alliages de ces métaux) sur la
plaque de plomb, en ayant soin de ne pas couler le métal assez
chaud pour fondre la plaque en question. Quand le contre-
moule s'est refroidi suffisamment pour se laisser manier, on enlève le sable adhérant à sa surface avec une brosse ou de l'eau ;
puis on place l'un dans l'autre la matrice et le contre-moule,
et, à l'aide d'un marteau de volume modéré, on donne vivement un ou deux coups pour mettre les deux parties en
rapport.

« Pour l'estampage des plaques d'or, on a quelquefois besoin de deux ou trois matrices ou davantage, on se les procure en coulant le métal qui leur convient, soit dans l'empreinte (lorsqu'elle n'est pas brisée), soit dans des plaques de
plomb, obtenues de la façon que nous venons de décrire, en
réservant, cela va sans dire, la première matrice et le premier
contre-moule pour l'estampage définitif de la plaque. J'ai
réussi à produire, avec un aide et en opérant de la manière
précédente, une matrice et un contre-moule d'après l'empreinte en 12 minutes. D'ordinaire je fais ma matrice immédiatement après avoir pris l'empreinte ; j'adapte une plaque

de cire ou de gutta-percha au moule, et je fais l'articulation
avant de laisser partir le sujet. »

Au point de l'opération où nous sommes arrivés, nous pos-
sédons la *matrice métallique*. Il s'agit maintenant de produire
le contre-moule. Pour cela, trois procédés s'offrent à nous.

Le plus simple et le plus communément employé consiste à
faire fondre du plomb dans une grande cuiller et à y plonger
le modèle métallique immédiatement avant que le plomb arrive à son point de solidification ; le modèle doit s'enfoncer à
une profondeur suffisante pour recouvrir toutes les parties
auxquelles la plaque doit s'adapter. Quand les parties se re-
froidissent, il suffit pour les détacher de quelques coups de
marteau.

Une autre méthode consiste à placer le modèle sur la planche à mouler, à l'entourer de sable à mouler humide, puis à
mettre sur le sable un anneau de fer destiné à empêcher le
plomb, que l'on va couler sur la surface, de se disperser çà et
là. Cette manière de faire, indiquée dans la figure 36, laisse la

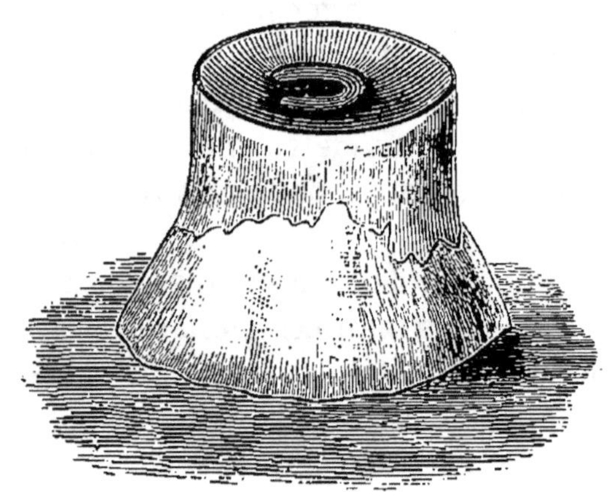

Fig. 36.

plus grande pression se produire sur les parties qui en ont le
plus besoin, et elle est fort utile pour les cas partiels.

Enfin suivant un troisième procédé, établi sur le même principe que le premier, on plonge directement dans le bain plombique le modèle de plâtre ; on commence par préparer un petit auget de fer, de 0^m,075 à 0^m,10 de profondeur et de 0^m,125 de côté, on y verse le plomb, et au moment même où le métal commence à se solidifier on y enfonce le modèle de plâtre exactement comme s'il s'agissait d'un modèle métallique ; une fois la solidification effectuée, on retire le modèle et par un lavage on débarrasse le moule de toutes les particules de plâtre. Ce procédé exige qu'on ait sous la main plusieurs modèles, car il s'en détruira un ou deux ; avant de les employer, il importe en outre qu'ils soient parfaitement secs. On peut, si on le désire, couler le modèle d'après ce moule de plomb ; pour cela on l'entoure d'un anneau de fer, que l'on enfonce légèrement dans le plomb, et l'on verse le zinc en fusion dans l'anneau. Toutefois cette dernière méthode est inférieure au procédé ordinaire qui consiste à mouler le modèle de zinc en sable tout d'abord d'après le modèle de plâtre.

Les *substances propres aux moulages métalliques* sont le zinc pour les matrices et le plomb pour les contre-moules. Le fourneau à gaz de Fletcher permet de les fondre tous les deux avec la plus grande facilité, et ils répondent mieux au but qu'aucun des autres métaux que l'on peut préparer dans un atelier ordinaire ; parfois il se rencontre pourtant des cas où des métaux plus fusibles que les précédents rendent de grands services.

Parmi eux, voici les plus utiles (1) :

Métal type. — Plomb, 5 parties ; antimoine, 1 partie ; il fond à 260° C.

Alliage de zinc, 4 parties, et d'étain, 1 partie ; fond à une température plus basse que le zinc ; il a moins de contraction que lui, mais il n'est pas aussi dur.

Alliage d'étain, 5 parties, et d'antimoine, 1 partie ; cet alliage fond à une température plus basse que les 2 précédents ;

____

(1) Richardson's, « *Mechanical dentistry.* »

mais il s'oxyde facilement, aussi faut-il le verser avec rapidité.

Voici une liste d'alliages fondant à une température encore inférieure ; nous empruntons ce tableau, dressé par le professeur Austen, au « *Journal américain de la Science dentaire* » (vol. VI).

	POINT DE FUSION.	CONTRACTILITÉ.	DURETÉ.	FRAGILITÉ.
1. Zinc....................	410°°	0,01366	0,018	5
2. Plomb 2, étain 1........	2?3	0,00633	0,050	3
3. Plomb 1, étain 2........	167	0,005	0,040	3
4. Plomb 2, étain 3, antimoine 1..............	215	0,00433	0,026	7
5. Plomb 5, étain 6, antimoine 1..............	160	0,00566	0,035	6
6. Plomb 5, étain 6, antimoine 1, bismuth 3.. .	149	0,00266	0,030	9
7. Plomb 1, étain 1, bismuth 1...............	121	0,00066	0,042	7
8. Plomb 5, étain 3, bismuth 8..............	93	0,00200	0,045	8
9. Plomb 2, étain 1, bismuth 3...............	93	0,00133	0,048	7

Le moule de zinc et le contre-moule de plomb deviendront très-durs dans l'estampage des plaques ; aussi, pour qu'ils soient de bon usage, faut-il les recuire de temps en temps ; la meilleure manière de conduire cette opération c'est, après avoir mis les 2 parties en rapport, de les placer dans une grande cuiller et de les recouvrir d'un peu d'eau ; quand l'ébullition a fait évaporer l'eau, on les laisse encore pendant une ou deux minutes suivant l'état du feu ; après un refroidissement graduel, ils fonctionneront de nouveau convenablement.

SECTION V

Or (Au). — *Équivalent,* 196,6; *poids spécifique,* 19,34; *point de fusion,* 1102° C.

Propriétés. — Malléabilité, ductilité et ténacité extrêmes; résistance complète à l'oxydation et à l'action des acides simples; il est cependant soluble dans les acides nitro-muriatique (*eau régale*) et nitro-fluorique.

L'or, allié à d'autres métaux, s'emploie dans la mécanique dentaire sous forme de plaque, de fil et de feuille. Ces articles se trouvent dans les dépôts tout préparés, avec l'épaisseur et les dimensions voulues; c'est ainsi que bon nombre d'opérateurs, dans le but de s'épargner l'ennui et les frais des opérations de la fonte et du laminage, se procurent toujours leurs métaux précieux.

Mais cette ressource peut faire défaut à certaines personnes établies loin des centres ou dans les colonies; aussi croyons-nous utile de donner ici quelques-uns des détails nécessaires pour amener l'or sous les formes exigées des chirurgiens dentistes.

L'or à l'état de pureté est trop mou pour pouvoir s'employer; il suffit d'une pression comparativement légère pour lui faire perdre sa forme; de là la nécessité de le combiner à certains autres métaux capables de lui donner le degré de dureté voulu.

Alliages d'or. — L'addition de cuivre à l'or produit un

alliage rougeâtre, d'une dureté bien supérieure à celle des deux métaux constituants pris à part. Toutefois il importe que le cuivre soit parfaitement libre d'antimoine, d'arsenic ou de plomb si l'on veut obtenir un alliage non cassant. Le plus grand degré de dureté s'obtient en combinant 7 parties d'or à 1 de cuivre.

Cependant l'alliage qui résiste le mieux aux causes actives de détérioration (comme le métal des monnaies) comprend du cuivre et de l'argent en parties égales et proportionnées à la quantité de plaque ou de fil d'or que l'on veut obtenir. Les monnaies d'or américaines ne se préparent cependant qu'avec du cuivre, de là leur extrême dureté et leur teinte rouge.

Un autre alliage, qui a pour nous de l'intérêt, se compose d'or, d'argent, de cuivre et de platine. Il est extrêmement utile pour les crochets, les bandes, le fil pour pivots, et les autres articles qui réclament beaucoup de souplesse et de solidité. Nous donnerons dans l'appendice la proportion exacte des divers alliages utiles au praticien. Avant d'aborder la partie purement pratique de la préparation de l'or destiné aux usages dentaires, il peut être à propos de décrire une opération qui, tout en étant d'une nature par trop compliquée et trop scientifique pour s'effectuer d'une manière parfaite au milieu du travail ordinaire nécessité par la pratique de chaque jour, a néanmoins une grande importance, qu'il me soit donc permis d'intercaler ici un extrait sur l'*essai* des métaux emprunté au remarquable manuel de M. Makins sur la « *Métallurgie.* »

Essai des alliages d'or. — « Jadis, lorsque ces opérations n'avaient pour but que de répondre aux nécessités du commerce et qu'elles ne comportaient pas la rigueur qu'on leur donne aujourd'hui, on avait l'habitude de faire un essai grossier au moyen de la pierre de touche ; entre des mains exercées, les résultats étaient d'ailleurs assez bons, on arrivait à juger à un centième près. Ce genre d'épreuve exigeait pour son application quelques fragments d'or en forme d'aiguilles (*toucheaux*), un morceau d'une pierre noire (quartz lydien,

variété de quartz jaspe noir et compacte) et un peu d'acide
nitrique, d'une densité de 1, 20 environ. L'opération consistait à faire sur la pierre de touche une trace de quelques millimètres de longueur en y frottant quelque partie anguleuse
de l'échantillon à examiner ; mais, comme dans les articles de
joaillerie, la surface est souvent « colorée », comme on dit en
langage technique, et par conséquent plus riche, on commen-
çait par user quelque peu la partie que l'on voulait examiner
sur une surface rugueuse, avant de faire cette ligne d'épreuve
sur le quartz. L'essayeur prenait alors une ou deux aiguilles
dont la qualité se rapprochait, suivant son appréciation, de
celle de l'échantillon. Il les passait sur la pierre de touche,
puis mouillait les traces ainsi produites avec l'acide nitrique
porté à l'aide d'une barbe de plume. L'acide dissolvant le cuivre prend une teinte verte plus ou moins foncée suivant la
proportion de l'alliage, et il reste sur la pierre une trace d'or
pur d'une épaisseur variable. Lorsque les qualités sont à peu
près les mêmes, l'action de l'acide ne diffère guère, sinon la
raie produite par l'aiguille de l'alliage le plus grossier sera la
plus attaquée, et l'expérience de l'opérateur, se guidant d'après
les particularités de la trace d'épreuve, lui indiquerait le tou-
cheau qu'il aurait à choisir pour la comparaison définitive, si,
dans le cas où l'on aurait fait plusieurs épreuves comparatives,
celui-ci n'avait pas encore été employé. Toutefois c'est là un
procédé par trop primitif et qui repose trop sur le jugement
de l'opérateur.

« Quant à l'essai positif de l'or, voici l'esquisse de l'opération : on commence par peser très exactement une quantité
déterminée de l'alliage à essayer ; puis on y ajoute un poids
d'argent pur s'élevant à deux ou trois fois le poids supposé de
l'or, et l'on soumet le tout à la coupellation avec une proportion convenable de plomb à l'état de pureté. Le bouton ainsi
obtenu est alors aplati quelque peu à l'aide du marteau, puis
laminé en ruban. Ce ruban, recuit pour l'adoucir et roulé en
cornet, est alors prêt pour l'opération de *départ* qui consiste à

le soumettre deux fois à l'ébullition dans l'acide nitrique en ayant soin de le laver dans l'eau entre les deux ébullitions et après. Il ne reste plus qu'à recuire l'or et à le peser. Dans les opérations d'essai de l'or la meilleure manière d'exprimer le poids du métal, c'est l'emploi du système décimal. Ainsi, dans une livre ou 1,000 parties d'or au titre légal d'Angleterre, nous trouverions 916,66 de fin. Le calcul permet ensuite de convertir les chiffres décimaux en poids commerciaux.

« Mais le système des poids commerciaux employés pour l'or ne subdivise pas la livre (373^{gr},09) en onces (31^{gr},09) et en penny-weights (24 grains) (1^{gr},55) comme pour l'argent ; quand il s'agit du premier métal, la livre se divise en 24 carats, chacun de ceux-ci contient 4 grains carats (3^{gr},88) qui se subdivisent en moitiés, quarts et huitièmes ; le 1/8 ou 768e partie de la livre représente la plus faible subdivision. Le poids réel de la quantité à essayer varie beaucoup, ainsi certains essayeurs (ceux qui adoptent les règles françaises) n'emploient que 7 grains 1/2 (0^{gr},50 environ), tandis que, d'un autre côté, les essayeurs anglais se serviront depuis 10 jusqu'à 16 grains. La possibilité de l'emploi d'un poids assez fort favorise naturellement la plus grande délicatesse des petites pesées. En langage commercial, l'or au titre légal, qui contient 11 parties d'or pour 1 d'alliage, serait de l'or à 22 carats ; suivant que les échantillons contiendraient une proportion d'or supérieure ou inférieure, on dirait d'eux qu'ils sont « meilleurs » ou « pires ». Comme ce procédé de pesage est encore employé par beaucoup d'essayeurs, nous demandons à l'éclaircir par un ou deux exemples. Après avoir pesé une livre (1) du métal à essayer et l'avoir soumis aux divers temps de l'opération, on met dans la balance le produit d'or fin obtenu et dans l'autre plateau le poids de 22 carats ou poids étalon. Supposons que l'or ne fasse pas équilibre à ce

____

(1) La livre d'essai est supposée représenter la livre troy de 5,760 grains, de telle sorte que le 1/8e de grain carat égalera juste 7,5 grains troy (0^{gr},50 environ).

dernier, on ajoute dans le plateau correspondant des poids suffisants ; admettons qu'il faille ajouter ainsi 1 grain carat, 1/2 et 1/8ᵉ, l'or s'exprimerait, W, 0 carat, 1 5/8 gr. Tandis que si l'or était plus lourd que l'étalon et qu'il fût nécessaire d'ajouter au plateau contenant le poids l'équivalent de 1 carat 2 3/8 gr., on exprimerait l'or par, B, 1 carat, 2 3/8 gr. Ainsi l'or de 18 carats de fin s'écrirait, W, 4 carats.

« Revenons au détail de l'opération, après avoir fait peser approximativement par un aide les poids de métal à essayer, l'opérateur, avant de les soumettre au fourneau, les repèse lui-même avec soin et, jugeant de leur qualité d'après leur aspect extérieur, etc., y ajoute en même temps la quantité voulue d'argent pur et enveloppe à la fois l'argent et l'or dans un morceau de feuille de plomb, dont le poids représente la moitié du plomb nécessaire.

« La quantité de plomb à employer est d'environ 6 fois le poids de l'or jusqu'à 920. Au-dessous, jusqu'à 750, il suffira de 8 fois ; 10 fois sera souvent nécessaire pour les qualités inférieures à ce dernier titre, bien que la nature présumée de l'alliage fasse souvent varier ces proportions.

« Le fourneau étant préparé et chauffé exactement comme nous l'avons dit à propos de l'argent, on y charge les essais quand on juge la chaleur suffisante, et l'on procède à la coupellation, absolument de la même manière que pour les matières d'argent. Mais ici l'opération ne demande pas, à beaucoup près, les mêmes soins que la dernière classe d'essais, parce que le but à atteindre est autant l'alliage de l'or et de l'argent que la séparation complète des métaux oxydables, et d'autre part parce que la faible proportion de ces derniers qui resterait dans l'essai sera enlevée par l'acide dans l'opération de *départ*, tandis que, dans un essai d'argent où l'on ne fait pas cette opération auxiliaire subséquente, cette rétention d'alliage occasionnerait une erreur correspondante. Il n'en faut pas moins apporter une certaine attention pour plusieurs raisons ; ainsi par exemple si l'on chargeait dans le fourneau des essais, et surtout ceux d'or, dans des coupelles insuffisamment préparées et séchées, on s'exposerait sûrement à voir le métal « rocher », c'est-à-dire à voir se projeter du bain de métal en fusion un grand nombre de petits globules de l'essai, qui, dépassant même le sommet du moufle, tomberaient tout autour et iraient gâter les essais des coupelles voisines.

« D'un autre côté, il pourrait encore se produire des pertes par suite du boursouflement de la matière si l'on ne faisait pas refroidir les essais avec les précautions suffisantes ; enfin un moufle qui n'aurait pas été bien nettoyé ou dans lequel on aurait emprisonné un fragment de charbon, contiendrait une atmosphère d'acide carbonique qui déterminerait une réduction de l'oxyde de plomb dans les parties extérieures de la coupelle, et le plomb réduit, absorbé par le bouton encore fluide, rendrait celui-ci assez aigre et assez cassant pour le faire voler en éclats sous le marteau.

« L'emploi de ce dernier instrument exige une certaine dextérité. Les boutons enlevés du fourneau, on les place un par un sur une enclume, et on les frappe de trois coups ; le premier, dirigé perpendiculairement, donne à la masse un diamètre égal à la largeur que doit avoir le ruban ; le second a pour but d'étirer le bord, de manière à produire une sorte de langue assez mince pour qu'elle puisse être saisie et engagée facilement entre les rouleaux du laminoir ; enfin on retourne l'essai et, à l'aide d'un coup analogue, on donne à l'autre extrémité une semblable conformation.

« On porte alors au laminoir les boutons ainsi aplatis sur la planche où on les a déposés, et on les soumet tous à l'action de l'appareil, dont les rouleaux sont écartés à la distance voulue pour donner aux essais une épaisseur uniforme ; puis resserrant les vis, on les ajuste de manière à obtenir un ruban de métal ayant les dimensions nécessaires ; alors, si l'opération du martelage a été bien exécutée, les rubans seront tous d'égale largeur et pour une quantité d'essai de 10 grains, mesurant environ $0^m,01$ de largeur, l'opération du laminage leur donnera une longueur de 0^m,055.

« Mais, sous l'influence de ce traitement, le métal devient très-dur et très-dense, aussi faut-il le recuire avant l'opération de départ ; dans ce but, on met les essais dans une sorte d'auget de fer solidement construit, chacun dans un compartiment séparé. Puis l'on place le tout dans le moufle et l'on chauffe au rouge sombre ; enfin l'on enlève les rubans du feu et on les roule en petits cylindres appelés « cornets ».

« On charge alors le nombre voulu de verres d'essai de 2 à 3 onces d'acide nitrique de 1,20 de poids spécifique, et on les dispose sur un appareil à gaz divisé. Cet appareil se compose d'un tube A, en communication avec la source du gaz et de la partie supérieure, duquel s'élèvent un certain nombre de robinets, chacun de ceux-ci se termine par un pas de vis sur lequel on fixe un bec en forme de capsule B ; les jets du bec s'échappent horizontalement de son pourtour, de manière que la flamme de chacun s'enroule autour de l'extrémité du verre. Pour une petite série de 6 à 12 becs on peut adopter la disposition représentée dans la figure 37, où tous sont fixés sûr un support d'acajou. Celui-ci est muni d'une série de longs tubes D, un pour chaque verre C; quand l'évolution des vapeurs acides commence à se manifester, on insère ces tubes dans le col des verres ; la condensation de l'acide se fait dans les tubes, et le produit condensé retombe dans le verre, ce qui modère jusqu'à un certain point la fuite des vapeurs nuisibles. Dans un laboratoire actif où l'on manœuvre à la fois jusqu'à cinquante appareils ou davantage, il est nécessaire de disposer le tout dans une chambre convenable pourvue d'un tuyau de cheminée capable d'entraîner les vapeurs acides. On peut alors mettre de côté les tubes D, et il est préférable de placer les becs sur deux ou même trois tubes à gaz, de façon que l'œil puisse les embrasser plus commodément.

« Lorsque les verres d'essai sont débarrassés des vapeurs rougeâtres, on les soumet à une vive ébullition pendant 3 à 5 minutes, puis on les éloigne des becs et l'on décante la

solution de nitrate d'argent; les cornets sont lavés avec un
peu d'eau distillée chaude, après quoi l'on verse dans chaque

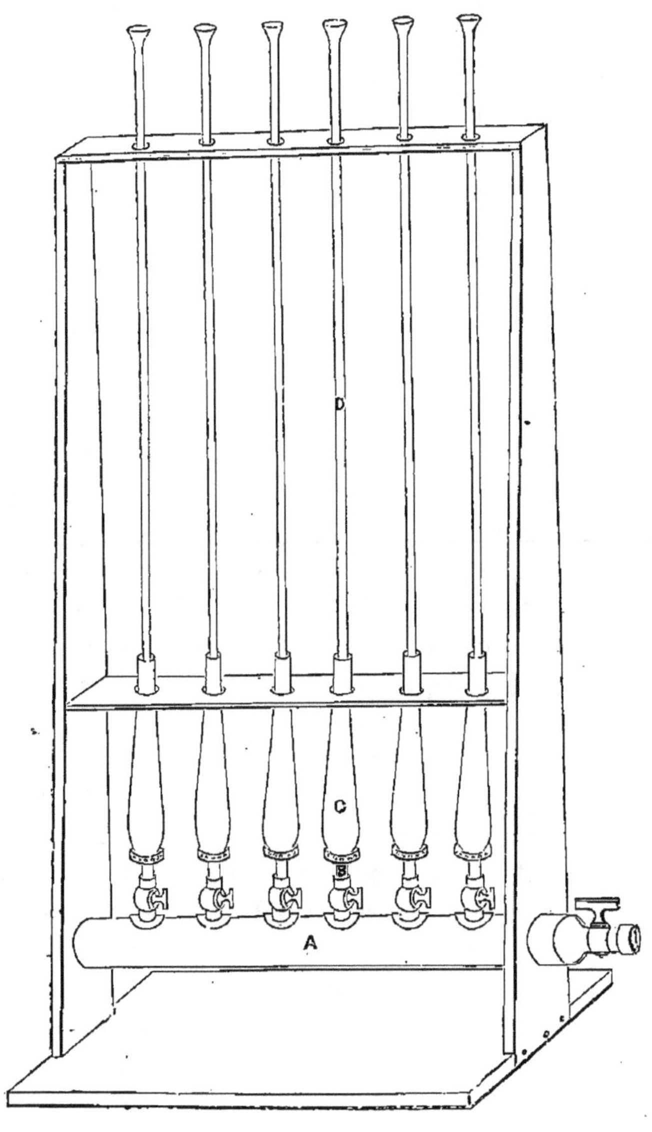

Fig. 37.

verre une nouvelle dose d'acide (cette fois de 1,3 de poids

spécifique). Après une seconde ébullition entretenue pendant
15 à 20 minutes, on décante l'acide et l'on remplit complétement les verres d'eau distillée chaude.

« On remarquera que l'acide ayant la densité indiquée ci-
dessus a de la tendance à bouillir d'une manière inconstante
et que les vapeurs, en adhérant aux parois du verre, seront
émises assez irrégulièrement et avec assez de violence pour
projeter même presque totalement l'acide hors du verre.
Aussi est-il nécessaire d'y placer avec l'essai quelque corps
qui, en offrant des points pour l'évolution des vapeurs, faci-
literont et régleront leur dégagement du liquide. Dans ce but,
beaucoup d'opérateurs ont l'habitude de se servir d'un morceau de charbon de bois, mais cette substance est susceptible
de déterminer l'évolution d'acide nitreux qui, par son absorption dans l'acide, dissoudra même des portions du métal. Ce
fait a été prouvé par l'auteur qui l'a énoncé dans un mémoire
publié il y a quelques années (*Quaterly Journal of the Chemical
Society*, 1860). Ce n'est pas tout, l'acide se décolore beaucoup
sous l'influence du charbon ; ces inconvénients ont amené
M. Field, Maître essayeur de la Reine, à proposer l'emploi
de petites sphères de porcelaine poreuse, et celles-ci répondent admirablement au but.

« L'examen des acides montre que le premier a soustrait presque la totalité de l'argent, c'est-à-dire au-dessus de 95 0/0 du
tout ; le résidu est repris à peu près complétement par le second acide plus dense ; ce qui reste est une proportion généralement constante, qui varie avec la pratique de chaque
essayeur.

« Cela fait, on transporte les essais dans de petits creusets de
porcelaine poreuse pour les recuire ; mais les cornets, quoique dépouillés de l'argent qui entrait dans leur composition,
n'en ont pas moins le même volume qu'avant le départ ; aussi
l'opération du recuit demande-t-elle beaucoup de soins pour
son exécution, autrement les cornets, en raison de leur nature
spongieuse et par conséquent friable, se briseraient infailli-

blement. On commence donc par remplir le creuset avec de l'eau, puis fermant le collet du verre avec l'index, on renverse adroitement le verre sous l'eau du creuset, dans lequel on laisse tomber doucement l'essai en retirant le doigt; il faut aussi attendre que tous les fragments (si par hasard il s'en était détaché) aient eu le temps de tomber sur l'essai. Dans ce transfèrement, il suffit que la pièce vienne à toucher simplement le doigt pour voir des portions s'en détacher très-facilement.

« On dispose alors les pots dans le fourneau, et on les porte à la température du recuit; cette opération condense et recuit considérablement la masse primitive des cornets, tandis que leur surface, sous l'influence d'un commencement de fusion, devient parfaitement métallique et, au lieu de l'apparence brune, sans éclat qu'elle avait après le lavage, prend l'aspect de l'or pur.

« Il ne reste plus qu'à peser l'essai, en tenant compte toutefois d'une certaine proportion d'argent qu'il contient encore; cette estimation varie non-seulement avec les différents opérateurs, allant de 1 à 10 grains (0^{gr},065 à 0^{gr},65) pour une livre troy (373 grammes), mais elle est encore sujette à une légère différence avec le même essayeur, par suite des variations de la chaleur du fourneau, des influences atmosphériques sur l'ébullition des acides, et d'autres actions perturbatrices. Ce n'est pas tout, il faut aussi tenir compte pour la détermination de la matière précieuse, de la perte d'or pendant l'opération; cette perte est sujette aux mêmes variations que la rétention de l'argent. Elle revient, terme moyen, à environ 1 à 6 grains (0^{gr},06 à 0^{gr},40) par livre troy (373 grammes). C'est pourquoi cette opération ne saurait s'exécuter dans toute sa perfection que par les personnes qui la pratiquent habituellement; et entre de telles mains elle a besoin d'épreuves répétées tous les jours sur les essais mis en œuvre, pour fournir des types ou étalons servant de points de départ pour exécuter les corrections nécessaires.

« En outre des essais des matières d'or et d'argent dont nous venons de décrire l'opération, il est des cas où il faut estimer la proportion d'argent contenue dans l'or, et celle de l'or contenue dans l'argent, c'est ce qu'on appelle « les essais de départ. » Dans celui qui a pour but d'évaluer la proportion d'or alliée à l'argent, l'opération s'effectue en dissolvant simplement le métal dans de l'acide nitrique dilué et recueillant la poudre d'or laissée par ce traitement; celle-ci se lave ensuite dans de l'eau distillée bouillante et est soumise à l'action d'une température qui la recuit et lui donne l'éclat métallique, elle est alors prête à peser.

« L'évaluation de l'argent contenue dans l'or constitue une opération un peu plus compliquée. On fait un double essai d'or selon la méthode ordinaire, et en même temps on soumet à la coupellation une quantité déterminée du métal à essayer, sans y ajouter d'argent. Dans cette dernière opération, le cuivre et les métaux oxydables disparaissent et le bouton qui reste ne se compose que de l'or et de l'argent renfermés dans le spécimen. La différence de poids en faveur de cet essai sur l'essai de départ provient évidemment du poids de l'argent. Cette opération exige non-seulement des épreuves comparatives, mais encore beaucoup de jugement et d'expérience de la part de l'opérateur, autrement les résultats seraient tout à fait indignes de confiance.

«Dans le laboratoire dentaire où il y a sans doute avantage à pouvoir obtenir des essais en opérant sur de très-faibles quantités de métal, on réussit à avoir des résultats d'une approximation fort suffisante au moyen du chalumeau, sans compter cet autre avantage de la rapidité d'exécution que donne la manipulation de faibles masses. Ainsi la flamme d'une bougie ordinaire activée par le souffle du chalumeau qui se manœuvre à l'aide de la bouche donnera une chaleur suffisante entre les mains d'une personne habituée à manier cet appareil; avec le chalumeau à gaz, quand on peut se le procurer, muni du double soufflet déjà décrit, l'opération devient très-sûre et des plus faciles.

« Un grain d'or suffira comme quantité à essayer; si l'on y ajoute les 2 ou 3 grains d'argent nécessaires et 7 grains de plomb, toute la masse métallique ne s'élèvera au début qu'à 10 grains, ou un peu plus, suivant la proportion d'argent employée, quantité qui se laisse manœuvrer avec facilité.

« Cette opération ne demande que l'emploi d'une petite coupelle d'environ 0^m,006 de côté. On peut la placer dans une petite cavité creusée dans un morceau de charbon solide et compacte. On commence par diriger le sommet de la flamme sur la coupelle pour l'échauffer quelque peu, après quoi, on y dépose l'essai, préparé à la manière ordinaire, et lorsque l'action de la flamme dirigée sur le métal l'a mis en fusion, on maintient la coupelle dans la flamme oxydante exactement dans la position voulue pour amener l'oxydation; il importe en même temps de conserver la coupelle à une température capable de permettre l'absorption de l'oxyde de plomb, bien que dans cette opération il s'en échappe une grande partie à l'état de vapeur. On doit avoir soin de maintenir ces actions d'une manière constante jusqu'à ce que l'essai prenne l'éclat métallique, ce qu'on appelle le moment de l'*éclair*. Alors on l'enlève de la coupelle, on l'aplatit et on le passe au laminoir. Le ruban obtenu peut se recuire à l'aide de la lampe à alcool, puis on le roule en cornet et l'on fait le départ de l'argent au moyen des deux acides. Ces dernières opérations peuvent même s'exécuter dans un tube à réactif au-dessus de la lampe à esprit-de-vin. Enfin il ne reste qu'à laver le petit cornet dans une cuvette de porcelaine ou de platine de faible capacité et à le recuire sur la lampe pour qu'il soit prêt à peser. Cette opération conduite avec les soins convenables permet d'arriver à une approximation très-suffisante.

« Ces pesées délicates exigent l'emploi de balances très-sensibles; or, comme on n'en a pas toujours de semblables sous la main, je crois devoir dire que le petit instrument décrit par M. Faraday dans sa « *Chemical Manipulation* » et imaginé par le docteur Black pour tenir lieu d'une balance

délicate, répondra admirablement au but que nous avons
en vue.

« Il se compose d'une réglette de sapin d'environ 0ᵐ,30 de

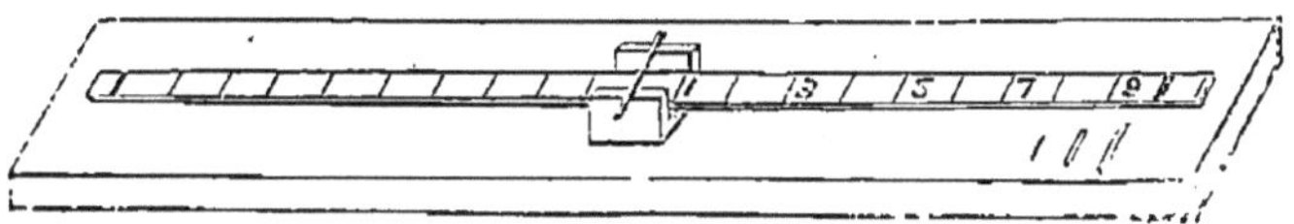

Fig. 38.

long sur 0ᵐ,0075 de large à sa partie centrale, mais qui va s'at-
ténuant légèrement aussi bien en largeur qu'en épaisseur à ses
deux extrémités ; au centre et sur sa face plane et supérieure
se trouve fixée à angles droits une aiguille très-fine. De chaque
côté de cette aiguille ou fulcrum sont marquées, à égale distance les unes des autres, dix divisions dont les numéros vont
de part et d'autre en s'éloignant de l'aiguille. Le support sur
lequel doit jouer le fléau consiste en un petit morceau de
feuille de laiton dont les deux côtés se relèvent à égale hauteur,
de manière à former ainsi de chaque côté du fléau un plan
très-étroit destiné à servir à l'aiguille ou fulcrum de points
d'appui ; et comme ce support ne s'élève pas à plus de 0ᵐ,006
de la planchette d'acajou sur laquelle il est vissé, le jeu du
fléau se trouve très-limité. Nous n'avons pas besoin d'ajouter
qu'il reste pour compléter l'appareil à ajuster le fléau de telle
façon qu'il repose en équilibre sur le support.

« Les poids nécessaires pour les pesées suivant le système décimal ne sont qu'au nombre de 3, savoir : 1 grain (représentant
la quantité de l'alliage d'essai), 0,1 de grain, et 0,01 de grain ;
on ne saurait se les mieux procurer qu'en employant du fil de
platine de degrés convenables de pureté, comme les représente le dessin où on les voit reposant sur la tablette d'acajou.

« Montrons par un exemple le mode d'emploi de cet appareil.

« Le grain ou poids de la quantité du métal d'essai est placé

à une extrémité sur la 10ᵉ ou principale division, on coupe
alors sur le métal à essayer un petit fragment qui assurera
d'autant mieux l'exactitude de la pesée qu'on lui donnera une
forme approchant davantage de celle du poids, parce qu'il
reposera avec d'autant plus de facilité sur la division du fléau ;
ajoutons qu'il faut encore avoir soin de le prendre un peu trop
fort pour pouvoir le réduire au poids exact. Cela fait, on le
soumet à la coupellation, puis après l'opération de départ
exécutée comme nous l'avons dit plus haut, le cornet obtenu
sera placé sur la 10ᵉ division comme précédemment ; la perte
de son alliage l'a fait diminuer de poids, il faut par conséquent
faire rétrograder le poids sur les divisions du fléau ; ramené
d'un point en arrière, c'est-à-dire sur la 9ᵉ division, le poids
est trouvé trop léger pour le cornet, on le laisse sur la 9ᵉ division et l'on place le 2ᵉ poids ou poids de 0,1 sur la 8ᵉ division ;
en ce point, on constate que ce poids est trop lourd, il faut
donc le faire reculer, essayer chaque division l'une après l'autre, jusqu'à ce qu'on arrive à la 1ʳᵉ où l'on reconnaît qu'il est
trop faible. Laissant donc encore ce 2ᵉ poids sur la 1ʳᵉ division, on recourt au 3ᵉ ou poids de 0,01 de la même façon, et
le ramenant de division en division, on arrive, je suppose, à
trouver que sa position réelle est entre la 6ᵉ et la 7ᵉ. On a ainsi
les éléments nécessaires pour déterminer le poids cherché.
1° le 1,000 ou poids de la quantité d'alliage essayée, étant sur la
9ᵉ division, donne le 1ᵉʳ chiffre du nombre, soit 9 ; 2° le dixième
du 1,000 sur la 1ʳᵉ division représente le 2ᵉ chiffre ; 3° le centième
du 1,000, demandant à être placé en un point intermédiaire entre
les 6ᵉ et 7ᵉ divisions, ce point peut être considéré comme
le 6,5. Le poids réel sera donc 916,5, nombre qui indique que
le spécimen était de l'or au titre légal d'Angleterre.

« On verra facilement qu'il serait tout aussi commode, s'il le
fallait, d'appliquer cet instrument simple aux pesées commer-
ciales ; le fléau se diviserait en 8 parties, au lieu de 10, puisque
la plus petite subdivision est le 1/8ᵉ d'un grain carat, puis on
se servirait de la livre grain comme comprenant 24 carats avec

les poids proportionnels de 22 carats, 2 carats, 1 carat et 1 grain carat, mais le système décimal est très-simple, et la conversion de ses poids n'offre aucune difficulté (1). »

Fonte de l'or. — [Comme nous l'avons déjà dit, l'or, non allié à un autre métal ou à l'état pur, tel que celui que donne l'affinage dont nous venons de parler, est trop mou pour servir de base de support aux dents artificielles, aussi faut-il nécessairement le combiner à quelque autre métal pour lui donner plus de dureté. L'argent et le cuivre sont les alliages que l'on emploie le plus souvent. Beaucoup de dentistes préfèrent le premier, dans l'idée erronée qu'il facilite moins que le cuivre l'altération de l'or. Cette opinion ne trouve d'appui ni dans les faits, ni dans l'expérience. L'or, allié au cuivre, à moins de se trouver en proportion tellement faible qu'il devienne complétement impropre aux usages dentaires, résiste à l'action des acides aussi énergiquement que l'alliage à base d'argent, et le premier rend l'or beaucoup plus dur que le dernier. De plus il permet de le polir beaucoup mieux, et il lui fait prendre un fini bien supérieur. Lors donc qu'on n'allie que l'un de ces deux métaux, le cuivre peut être regardé comme préférable à l'argent.

L'or employé pour les usages de la mécanique dentaire par la plupart des praticiens est beaucoup trop impur pour le but à atteindre, puisqu'il n'arrive qu'à 18 carats de fin, et qu'il tombe parfois à 14. A ce dernier titre, il est altéré dans sa coloration par les sécrétions buccales, il communique à la bouche un goût désagréable, et devient cassant après un séjour de quelques années. La plaque destinée à servir de support aux dents artificielles ne doit jamais descendre au-dessous de 20 ca-

---

(1) Parmi les récentes conquêtes de la science, il en est une, la méthode spectrale, qui, suivant M. Lockyer, peut servir à l'analyse chimique des alliages dans des conditions de précision vraiment inespérée. On arriverait ainsi, pour les alliages des métaux précieux, à déceler en quelques secondes la présence de 1/10000ᵉ de métal étranger. (Lettre lue à l'Académie des sciences, le 8 juin 1873.) (*Note du trad.*)

rats; et comme celle dont on se sert pour la mâchoire supérieure n'a pas besoin d'avoir une épaisseur supérieure au 1/3 ou à la 1/2 de celle destinée à la mâchoire du bas, l'or de cette dernière peut être un peu plus fin que celui employé pour la première, parce qu'il faut qu'il soit plus malléable. Voici les degrés de pureté que l'on peut considérer comme les meilleurs à adopter pour l'or employé dans la prothèse dentaire ; plaque pour la mâchoire supérieure, 20 carats ; pour l'inférieure, 21 ; pour les crochets et le fil destiné à la confection des ressorts spiraux, 18.

Pour réduire l'or parfaitement pur ou de 24 carats à ces divers titres, on commence par faire un alliage de cuivre et d'argent, dont les proportions seront soit de 4 parties de cuivre pour 1 d'argent, soit de 9 de cuivre pour 1 d'argent, suivant les qualités requises pour la plaque. Les effets des deux métaux offrent un contraste frappant. Le cuivre donne la dureté et l'élasticité, et fait virer l'alliage au rouge ; l'argent conserve la mollesse et communique une teinte blanc-verdâtre à la couleur jaune originelle de l'or pur. De ces alliages, on prend ensuite pour 21 grains d'or pur, 3 grains ; pour 20 grains d'or pur, 4 grains ; et pour 18 grains d'or pur, 6 grains, pour obtenir respectivement de l'or à 21, 20 et 18 carats. Dans le dernier cas, l'alliage doit comprendre la proportion maximum d'argent, parce qu'une quantité si considérable de cuivre rend l'or trop dur, trop élastique et lui donne une couleur un peu trop rouge.

On commence par fondre l'or dans un creuset propre, dont les dimensions varient suivant la quantité des substances à allier ; la capacité du creuset doit toujours être assez grande relativement au volume du contenu. La figure 39 représente la forme de creuset la mieux adaptée à de petites quantités de métal. Dès que la fusion de l'or est complète, on y ajoute l'argent et le cuivre avec deux ou trois petits fragments de borax. On recouvre aussi le métal de borax, et par-dessus celui-ci on met de petits morceaux de charbon de bois, puis l'on reporte le

creuset au fourneau, en ayant soin de bien entourer le tout
de combustible. Le métal, après avoir été maintenu en état
de fusion pendant 5 à 10 minutes, doit être coulé rapidement
dans une lingotière de grandeur convenable, préalablement
chauffée et huilée. L'or se gerce-t-il pendant les opérations
du martelage ou du laminage, il faut le refondre et y ajouter

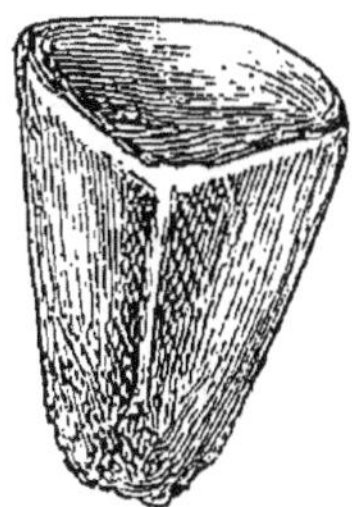

Fig. 39.

quelques petits fragments de borax avec un peu de chlorhy-
drate d'ammoniaque, pour le couler de nouveau en lingot
au bout de 5 à 10 minutes.

Quand on se propose de convertir en plaque des rognures,
de la limaille ou des débris d'atelier, il faut commencer par
les affiner, puis les allier convenablement. Cette précaution
peut encore être nécessaire avec l'or dont on ne connaît ni la
qualité, ni la finesse; mais avec les monnaies de pays dont le
titre légal est connu, c'est inutile.]

L'or, après avoir été affiné ou allié, doit ensuite être soumis
à la refonte dans un creuset propre, bien frotté à l'intérieur
avec du borax, puis coulé dans une lingotière montée comme
l'indique la figure 40. Toutefois, avant de verser le métal, on
aura soin de chauffer au-dessus d'une lampe ou devant le feu
les deux portions dont se compose le moule, puis de les essuyer
avec un chiffon imprégné d'huile, comme il s'en trouve toujours en usage auprès du laminoir et des autres machines.
Cette précaution facilite la coulée du métal.

Tout étant préparé, on verse l'or dans la lingotière, et après l'avoir laissé se solidifier pendant quelques instants, on le retire et on le plonge dans de l'eau légèrement acidulée pour le refroidir et en nettoyer la surface. Si le lingot présentait des arêtes vives capables de se briser, mieux vaudrait les ébarber immédiatement avec la lime; il faut ensuite le recuire en le plaçant sur les cendres du fourneau ou de la forge et le por-

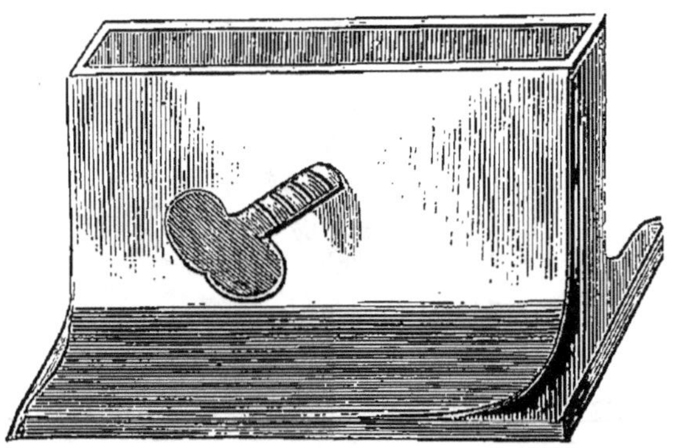

Fig. 40.

tant à la chaleur rouge sombre. Certains opérateurs procèdent alors immédiatement à l'opération du laminage, mais il est préférable de commencer par le forger et d'en réduire quelque peu l'épaisseur en le martelant sur l'enclume à l'aide d'un marteau à face lisse, en ayant soin de donner aux bords une égale épaisseur et de conserver autant que possible la surface unie de la plaque; il faut encore avoir la précaution de le recuire constamment pour éviter qu'il ne devienne aigre et cassant. Après lui avoir fait perdre sous l'action de la forge un quart de sa masse, on peut le soumettre au laminoir et le rouler jusqu'à ce qu'il soit assez mince pour les usages ordinaires de la plaque.

Laminage. — La meilleure forme de laminoir est représentée dans la figure 41. Pendant l'opération du laminage il importe de recourir souvent à la filière (fig. 42) pour s'assurer que la plaque a une égale épaisseur sur tout son pourtour, en réglant en conséquence les vis qui maintiennent les deux rouleaux.

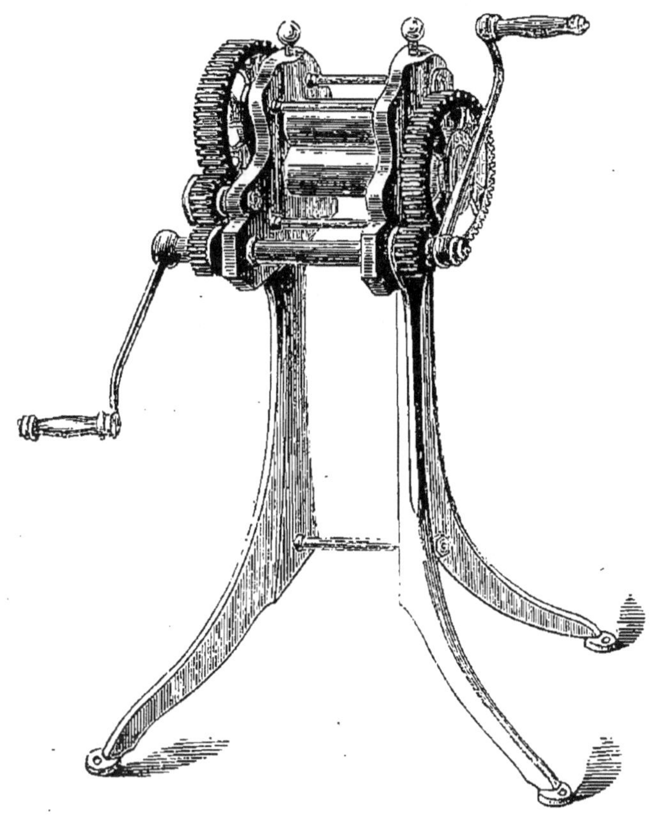

Fig. 41.

Durant tout le cours de cette opération, on doit, après tous les cinq ou six tours des rouleaux, recuire la plaque en la por-

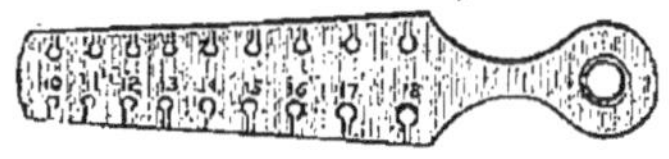

Fig. 42.

tant à la température rouge sombre, comme nous l'avons dit ci-dessus. Le chalumeau suffit lorsqu'on n'a affaire qu'à une petite pièce, tandis que, pour une plus considérable, le travail s'accomplira plus parfaitement avec la forge ou le fourneau. Quand on se sert du fourneau, le métal doit, suivant le genre de l'appareil employé, être protégé contre le danger de voir les bords minces et la surface se fondre partiellement, « suer », comme on dit en langage technique.

Nota. Les meilleurs résultats s'obtiennent en forgeant le métal avec soin et de manière à le rendre compacte, en le faisant recuire souvent et en ayant la précaution d'ajuster exactement et très-graduellement les vis du laminoir, de façon à rapprocher les rouleaux avec lenteur et aux deux bouts à la fois, jusqu'à ce que la plaque soit terminée.

Il faut éviter particulièrement de forcer aussi bien l'or que le laminoir en imprimant aux rouleaux un mouvement de rotation violent et saccadé.

Une petite quantité de métal peut se fondre sur un bloc de charbon de bois, puis se couler dans un espace formé par un autre bloc fixe et muni d'un rebord de fil de fer aplati de manière à représenter une lingotière en miniature. On peut

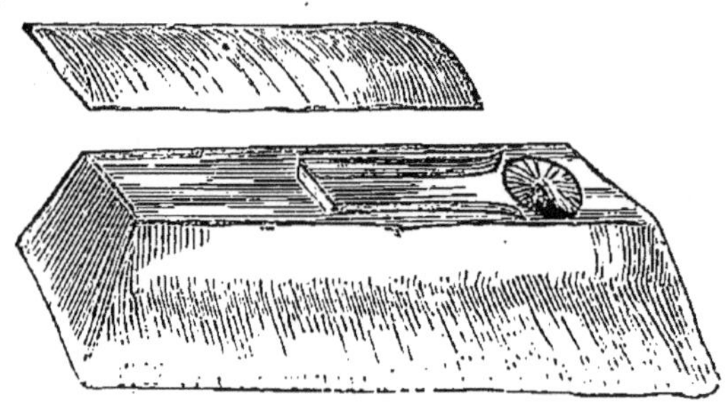

Fig. 43.

assujettir les blocs de charbon dans une masse de plâtre pour préserver les mains des atteintes que pourrait occasionner la rupture du charbon. Le dessin représenté ci-dessus (fig. 43) facilitera l'interprétation de ce procédé.

On devra relier ensemble les deux masses de charbon avec du fil de fer avant de commencer à fondre le métal à l'aide du

gaz, ou de la lampe à alcool et du chalumeau. [Quiconque a
une fois fait usage de la lingotière de charbon, dit Harris,
recourra rarement à un autre appareil.]

[Signalons ici un appareil ingénieux imaginé par M Fletcher
pour servir à la fois de creuset et de lingotière. Il est représenté figure 44, le métal à fondre se place dans le creuset A;

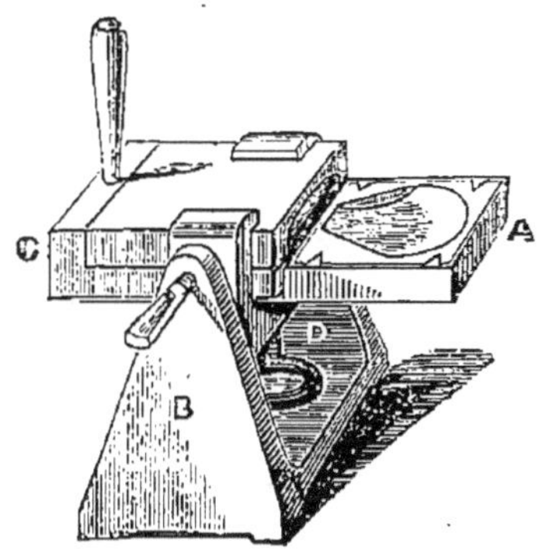

Fig. 44.

on dirige sur lui la flamme d'un chalumeau jusqu'à ce qu'il
soit complétement fondu; la chaleur perdue a pendant ce
temps échauffé la lingotière C, dans laquelle on fait ensuite
couler le métal en imprimant un léger monvement de bascule
à l'appareil à l'aide du manche vertical situé en arrière. Il
faut autant que possible éviter l'emploi du borax ou des flux
de toute nature, parce qu'ils sont inutiles avec les creusets
de charbon et qu'ils nuisent à la limpidité du métal.]

[L'épaisseur à donner aux plaques se détermine à l'aide de
la filière; celles destinées à servir de base pour les dentiers
supérieurs peuvent se réduire jusqu'aux nᵒˢ 25, 26 ou 27,
suivant la qualité de la plaque et la profondeur ou l'irrégularité de l'arcade. Pour la mâchoire du bas et pour les *backings*
et les crochets, il suffit des nᵒˢ 21 à 24. Quand elle est destinée
à recouvrir la totalité du bord alvéolaire et une portion du
palais, on peut la laisser un peu plus mince que lorsqu'elle ne
s'applique qu'à une surface peu étendue. D'un autre côté,

plus l'or est pur, plus la plaque doit avoir d'épaisseur, etc. Il
est regrettable que les filières à plaques ne soient pas uni-
formes.]

La **fabrication du fil d'or** exige qu'on laisse au métal une

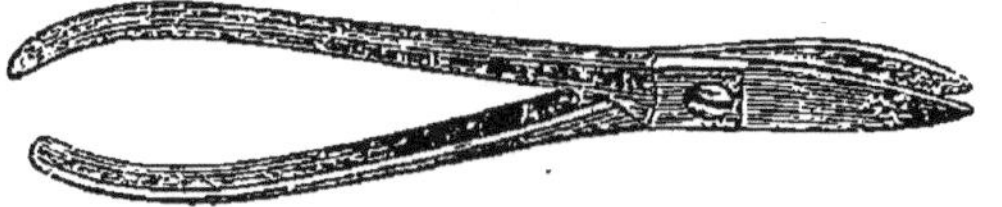

Fig. 45.

épaisseur en rapport avec le diamètre du fil qu'on désire obtenir. Puis, avec les cisailles (fig. 45) on en coupe des bandelettes, qui offriront des bords carrés après la section ; il faut
ensuite les recuire et les forger à l'aide du marteau et de
l'enclume pour détruire les arêtes vives et leur donner ainsi
une surface quelque peu arrondie, en ayant soin de les recuire

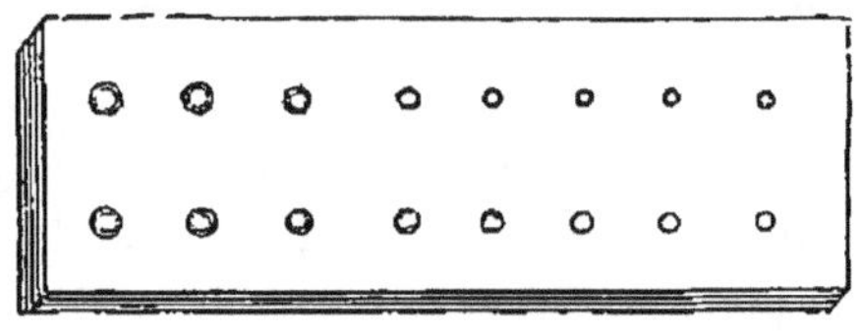

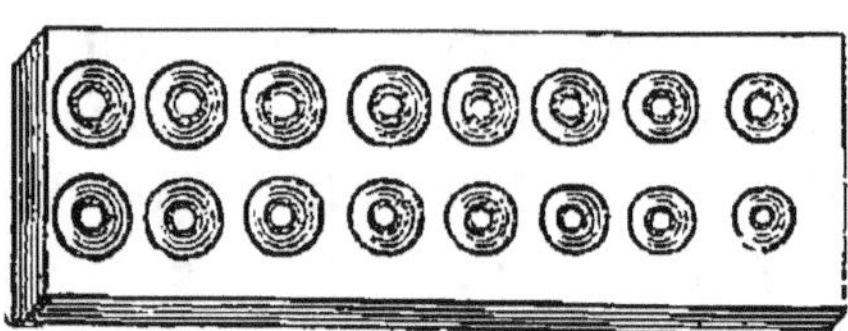

Fig. 46.

constamment et dans toute leur étendue ; cela fait, on fixera
la filière représentée figure 46 dans un fort étau, et à l'aide de
« pinces puissantes » à étirer le fil métallique on fera passer
le fil successivement à travers chacun des trous de la plaque,
jusqu'à ce qu'il arrive au diamètre dont on a besoin ; on

aura soin de le recuire sans cesse, puis de le faire refroidir en
le passant à travers un morceau de cire, c'est le moyen de
faciliter son passage à travers la filière. Lorsqu'on opère sur
de grandes quantités de fil, on se sert du banc à étirer, instrument qui permet d'appliquer une force plus considérable,
mais pour de petites quantités on arrivera à des résultats fort
satisfaisants avec un peu de soins et en tirant fortement avec
les bras.

Ressorts spiraux. — Il n'est point d'opérateur qui songerait

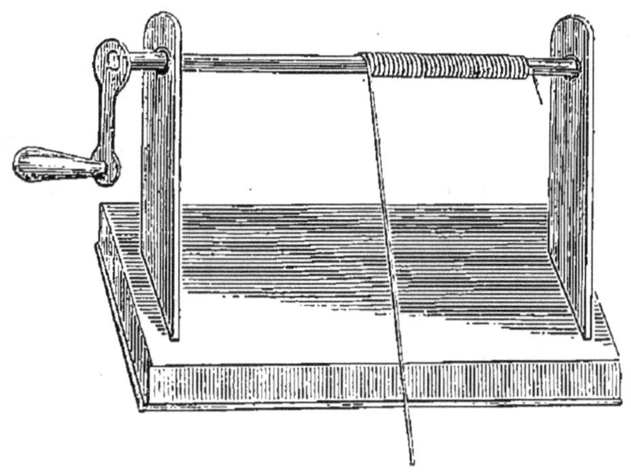

Fig. 47.

aujourd'hui à fabriquer lui-même ses ressorts, parce que tous
les dépôts les procurent beaucoup mieux conditionnés qu'on
ne pourrait les faire chez soi; en outre, beaucoup de praticiens ont renoncé à leur application et les ont complétement
mis de côté pour certaines pièces.

Comme l'indique l'aspect de cet article, on commence par
étirer l'or en fil mince, puis, tenant solidement celui-ci par
une de ses extrémités, on attache l'autre à un mandrin sur
lequel on l'enroule graduellement jusqu'à ce que le ressort
soit produit. La figure 47, que nous empruntons à l'ouvrage de
Robinson « *Sur les dents* » représente un appareil employé à

l'époque où les dentistes fabriquaient eux-mêmes leurs ressorts.

[**Soudure d'or.** — Pour fabriquer la soudure d'or, il importe que les matières qui doivent entrer dans sa composition soient affinées isolément lorsqu'elles ne sont pas à l'état de pureté. Les diverses opérations de la fonte, du martelage et du laminage se conduisent d'ailleurs exactement comme celles exigées pour les plaques et le fil. La grande proportion d'alliage qui entre dans la soudure la rend parfois assez dure et même assez aigre pour devenir fort difficile à laminer, difficulté qui s'accroît encore par suite de ce fait que sa basse fusibilité ne permet guère de la recuire sans qu'elle se fonde. C'est surtout le cas avec les soudures dans lesquelles entre le zinc ou le laiton.

Lorsqu'on veut faire la soudure dont le zinc représente un des éléments, on fondra complétement les autres métaux, puis le zinc (ou le laiton) sera introduit au dernier moment, on agitera rapidement la masse et l'on coulera. Un petit morceau de charbon présente plus d'avantages que le creuset pour la fabrication de petites quantités de soudure.

La soudure employée pour l'union des diverses parties des pièces de pothèse dentaire doit être assez fine pour offrir une certaine résistance à l'action des sécrétions buccales.

Nous donnerons dans l'appendice diverses formules de soudure propres aux diverses qualités des plaques.

Les difficultés qui surgissent dans l'usage des soudures proviennent plus souvent des procédés défectueux de leur mode d'emploi que des vices des soudures elles-mêmes. Cette proposition se trouve confirmée par ce fait que chaque dentiste a, pour ainsi dire, sa formule favorite, qui lui donne un composé qui « invariablement » fond avec facilité.]

Argent (Ag). — Équivalent 108 ; poids spécifique de 10,43 à 10,53 ; point de fusion 1022°, 7 C.

Propriétés. — L'argent est extrêmement ductile et malléable ; supérieur à l'or en ténacité il cède le pas sous ce rapport au platine.

Soluble dans les acides nitrique et sulfurique.

Alliages. — L'argent ne s'emploie pour ainsi dire jamais à l'atelier à l'état de pureté, à cause de sa mollesse ; allié au platine, il peut servir à faire du fil répondant à certains besoins, mais comme base de support pour les dents artificielles, il ne faut jamais l'employer, en raison de la facilité avec laquelle il se laisse attaquer par l'hydrogène sulfuré. L'argent s'unit au platine en diverses proportions pour former un métal connu sous le nom d'alliage dentaire ; ce produit est très-souple et d'une couleur grisâtre. Avec le cuivre il forme un alliage semblable à celui de nos monnaies d'argent, jouissant d'une dureté bien supérieure à celle du métal pur, tout en conservant complétement la couleur argentine. 9 parties d'argent pour 1 de cuivre constituent des proportions convenables ; telle est la composition de l'argent monnayé des États-Unis, et en cet état il résiste très-bien à l'action du *frai*. Toutefois ce composé n'a qu'un médiocre intérêt pour le dentiste ; l'alliage le plus important est celui de platine, encore ce dernier n'a-t-il que des applications fort restreintes.

Platine (Pt). — Équivalent 98,56 ; poids spécifique, 21,5 ; point de fusion, chaleur bleue.

Propriétés. — La couleur est d'un blanc grisâtre qui le fait ressembler à l'acier poli ; il est plus dur que l'argent et surpasse en densité tous les autres métaux jusqu'ici connus. Il ne se fond qu'au chalumeau oxy-hydrique et à la chaleur produite par l'électricité ; les chaleurs produites par nos forges ou nos fourneaux ne sauraient agir sur ce métal de manière à permettre de le couler en lingot (1). Il est extrêmement ductile et malléable quand il a été trempé et recuit convena-

----

(1) C'est cette résistance à la chaleur des fourneaux qui lui permet de servir seul, parmi tous les métaux, à la construction des broches métalliques insérées dans les dents de porcelaine et à celle des plaques employées dans le magnifique genre de pièces connu sous le nom de travail avec gencive artificielle continue.

6

blement. Il résiste à l'action de tous les acides simples, mais se laisse dissoudre par l'eau régale.

Alliages. — Avec l'or, il forme un alliage couleur jaune paille, dont l'intensité varie avec la proportion du métal ajouté ; lorsque l'or est en excès, la dureté et l'élasticité de ce dernier s'accroissent simultanément ; de là l'emploi du platine combiné à l'or pour la fabrication du fil à ressort, des crochets, etc.

C'est à l'état pur que le platine convient le mieux, lorsqu'on veut en faire usage pour les plaques destinées à supporter les dents artificielles, parce qu'alors il conserve une bonne couleur et retient parfaitement son poli. Lorsque le platine est pur et complétement libre d'alliage, l'or pur doit être employé comme soudure.

SECTION VI

CONSTRUCTION DES PLAQUES D'OR POUR RATELIERS PARTIELS
ET COMPLETS. — ESTAMPAGE. — ARTICULATION.

Après avoir préparé les modèles conformément aux règles
déjà données, on découpera dans une feuille mince de plomb
un patron, de telle sorte qu'appliqué sur le modèle, il recouvre parfaitement toutes les parties qui doivent s'adapter à la
plaque; puis on l'enlève, on l'étale avec précaution et on le
pose sur une feuille d'or de l'épaisseur voulue, sur laquelle on
trace le contour du patron à l'aide d'un crayon ou d'un stylet
finement aiguisé. Les dimensions de la plaque varieront suivant la position de la dent à remplacer et suivant qu'elle doit
être retenue, soit à l'aide de crochets ou de bandes embrassant
les autres dents, soit par succion. Parlons d'abord des cas où
la rétention de la pièce dans la bouche se fait au moyen de
crochets et de bandes. Existe-t-il de chaque côté de la mâchoire un intervalle entre la bicuspide et la première molaire,
la plaque sera prolongée en arrière, de façon à pouvoir adapter un support autour de la dernière dent, en admettant que
l'organe à remplacer appartienne à la partie antérieure de la
bouche. Pour cette disposition on peut donner à la plaque la
forme représentée figure 48, ou, si l'on produisait de la gêne
en recouvrant le palais, on pourrait lui donner moins d'étendue en avant et laisser un pont de métal allant d'une molaire
à celle du côté opposé, comme on le voit dans la figure 49;
cette modification laisse complétement libre toute la partie de

la bouche entre laquelle la langue appuie principalement dans les actes de la parole et de la déglutition. Il est très-important, surtout lorsqu'on a à remplacer des dents individuelles, qu'el-

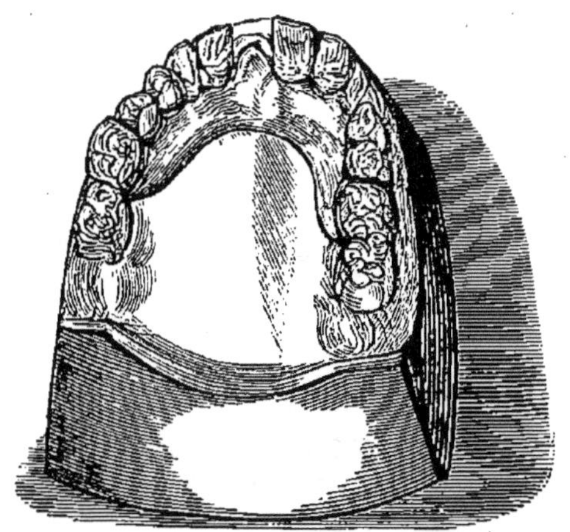

Fig. 48.

les s'adaptent avec une grande fermeté et qu'elles se main-tiennent à l'aide de bandes fixées à des dents très-saines. Lors-

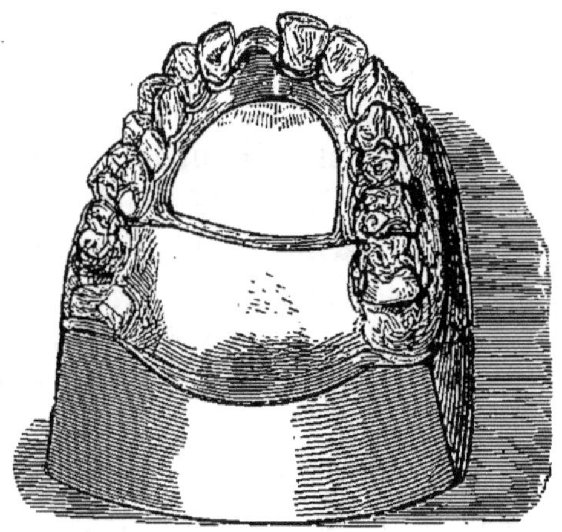

Fig. 49.

que, pour telle ou telle cause, il est impossible d'ajuster les bandes aux premières molaires, on peut se servir des secondes bicuspides, mais on s'expose à l'inconvénient de laisser voir les crochets, dans la bouche de certains malades, quand ils montrent leurs dents, comme dans l'action de rire.

Ces remarques relatives à la position des crochets s'appliquent à tous les cas où il s'agit de remplacer l'une ou l'autre des huit dents antérieures. Pour tous ces organes on peut également adopter la modification qui consiste à découper la partie centrale de la plaque. Après avoir taillé la plaque conformément au patron à l'aide des cisailles et des pinces coupantes, représentées figures 50 et 51, et après s'être décidé sur la posi-

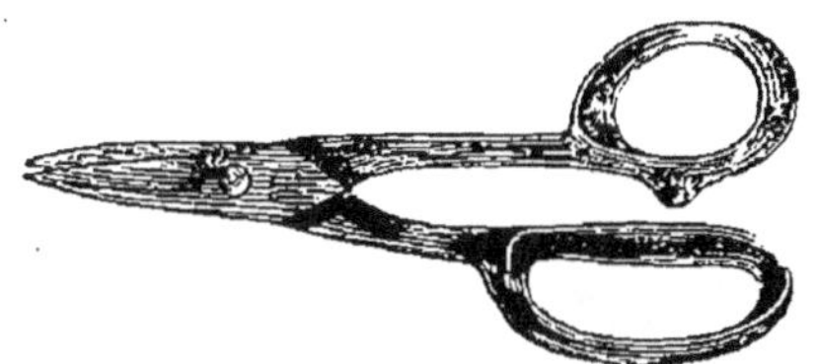

Fig. 50.

tion des crochets, il faut l'estamper ; cette opération s'exécute en plaçant la plaque entre la matrice et le contre-moule, et en

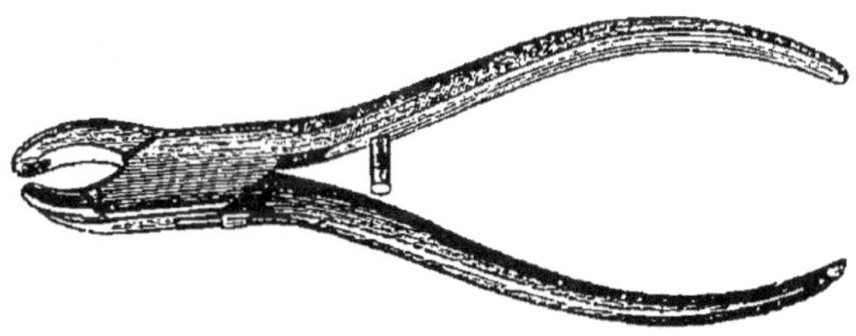

Fig. 51.

frappant un ou deux coups assurés avec un marteau à face plane, et pesant de 5 à 6 livres, suivant la force de l'ouvrier. Toutefois, on aura dû préalablement frapper la plaque et lui donner un commencement de forme en la soumettant à l'action d'un maillet de bois ou de corne sur le modèle de zinc et en se servant des pinces spéciales représentées figure 52. Les dents de la bouche sont-elles très-longues, on les excisera sur le modèle (après avoir trempé celui-ci dans le plomb) à la distance de 0^m,003 de la gencive ; cette excision facilitera l'opération de l'estampage ; les dents ainsi coupées, après qu'on s'est procuré le contre-moule, permettront d'exercer plus de pression directement sur la plaque, pression qui autrement aurait porté sur les couronnes dentaires. Durant les manipulations nécessitées pour l'ajustement de la plaque, il est nécessaire de la recuire fréquemment afin d'éviter que le durcissement ne la rende aigre et cassante, et ne la fasse gercer ; et, avant de la

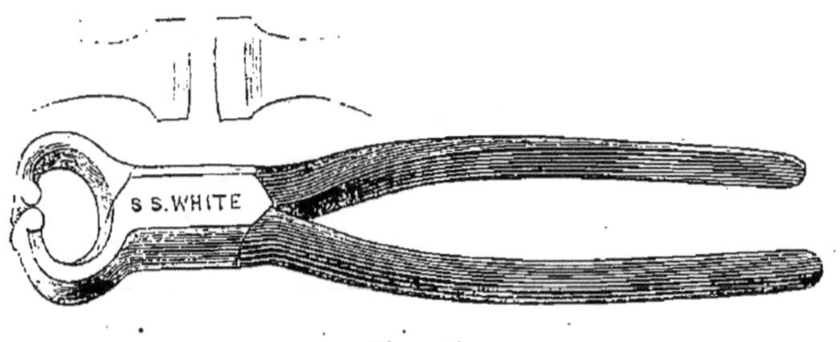

Fig. 52.

soumettre à l'action du feu, un point très-important à se rappeler, c'est qu'elle doit toujours être placée pendant 5 ou 10 minutes dans l'acide chlorhydrique ou l'acide sulfurique dilué, pour enlever toutes les particules de plomb ou de zinc qui pourraient adhérer à la surface ; la négligence de cette précaution les ferait fondre et s'allier avec l'or, ce qui nuirait singulièrement à la qualité de la plaque et la rendrait cassante.

Cela fait, on portera la plaque au rouge sombre à l'aide du chalumeau ou du fourneau.

Il est bien difficile qu'une seule matrice et un seul contre-moule puissent jamais suffire pour adapter parfaitement une plaque au modèle de plâtre et à la bouche, aussi doit-on en avoir toujours une seconde paire prête à servir ; et dans le cas où l'on aurait affaire à un palais sillonné de crêtes très-saillantes, ou lorsque la plaque doit s'ajuster sur des chicots, on ferait bien de

recourir à l'emploi d'un troisième modèle de zinc et de plomb.
L'ajustement de la plaque autour du collet des dents restantes
doit être très-exact; pour y arriver, beaucoup de mécaniciens se
servent d'emporte-pièces ayant les formes représentées dans la
figure 53. D'un autre côté, d'autres préfèrent ne se fier qu'à l'a-
daptation obtenue par l'estampage. Avant le dernier estampage,
il faut réduire la plaque aux dimensions qu'elle doit avoir
définitivement. Cette opération peut se faire avec la lime, avec

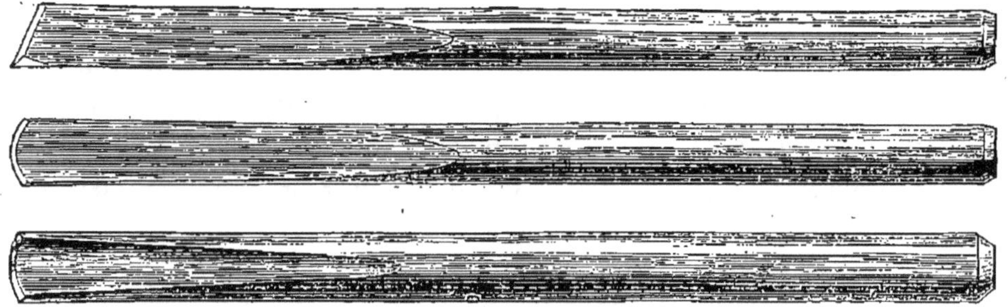

Fig. 53.

la précaution de terminer le bord palatin de la plaque en biseau ou en tranchant de ciseau et de donner aux autres portions une surface telle qu'elles n'offrent à la langue aucune
rugosité. Lorsqu'on a à monter les dents sur la gencive, il importe de découper la plaque en festons correspondant aux
contours de la face des dents; celles-ci doivent cependant légèrement recouvrir le bord métallique de façon qu'on n'en
voie rien quand la pièce est dans la bouche. Est-il besoin d'a-
jouter que toute fracture qui aurait pu se produire dans la plaque durant le cours de la fabrication doit se réparer à l'aide
de soudure; au besoin on poserait même en travers de la ligne
de rupture une petite lame d'or destinée à agir comme cram-
pon. On aura encore soin de fortifier les parties qui, en raison
de leur situation, seront soumises dans la bouche à un grand
effort, soit en doublant la plaque à leur niveau, soit en y soudant une petite bande de fil demi-cylindrique, que l'on doit

estamper avec la plaque avant de la fixer, de façon à obtenir une parfaite apposition des deux parties. Lorsqu'on applique une plaque découpée au centre comme celle représentée figure 49, il importe de donner au pont étroit qui traverse la voûte palatine une assez grande épaisseur pour le mettre en état de résister à la pression qu'il aura à supporter quand on mettra la pièce dans la bouche ou qu'on l'en retirera. Une fois en position, elle ne fatigue guère, reposant comme elle le fait entre deux points fixes sur une base solide. Il est particulière-ment essentiel de bien soutenir ces parties de la plaque, qui se projettent en avant pour ne supporter qu'une seule dent, parce qu'elles sont des plus exposées à se rompre, et qu'elles ont à résister à une force considérable quand les dents se fer-ment dans l'action naturelle des mâchoires pendant la masti-cation.

Bandes et crochets. — La plaque achevée, elle est prête à essayer dans la bouche; toutes les modifications qui pour-raient être nécessaires doivent maintenant se faire avant l'adaptation des bandes. Mais si elle s'ajuste parfaitement, on peut procéder immédiatement à la confection des crochets. Nous abordons un sujet très-débattu; en effet, les opinions les plus diverses règnent sur la manière de faire et d'arranger convenablement ces parties. Le procédé le plus généralement

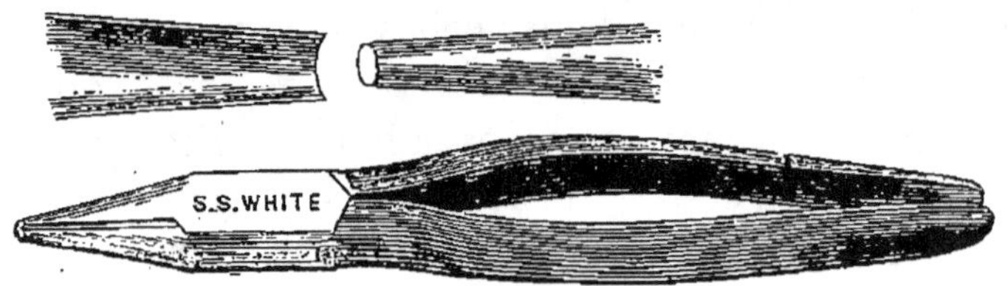

Fig. 54.

suivi consiste à prendre une petite bande d'or (rien ne vaut sous ce rapport l'alliage de ce métal avec le platine) d'une lar-geur convenable et à l'ajuster à la dent, avec les pinces spé-ciales représentées figure 54, de manière que l'emboîtement

soit parfaitement exact; il ne reste plus qu'à adapter soigneusement la bande à la plaque et à la souder, comme je vais le
décrire tout à l'heure.

Le docteur Spalding, des État-Unis, a imaginé une forme
de bande, qu'il désigne sous le nom de crochet à support
(« Standard » clasp) et qui, laissant libre le collet de la dent,
permet à la langue et à la salive de balayer toutes les particules alimentaires qui pourraient s'y accumuler. La bande
s'ajuste comme nous venons de le dire, mais, au lieu de la
la laisser appuyer sur la gencive, elle est soutenue à mi-chemin
entre le collet et la surface triturante de la dent au moyen de
supports qui s'élèvent à une certaine hauteur de la plaque
(celle-ci ayant été entaillée elle-même de façon à dégager la
dent). La figure 55 aidera à comprendre cette combinaison.

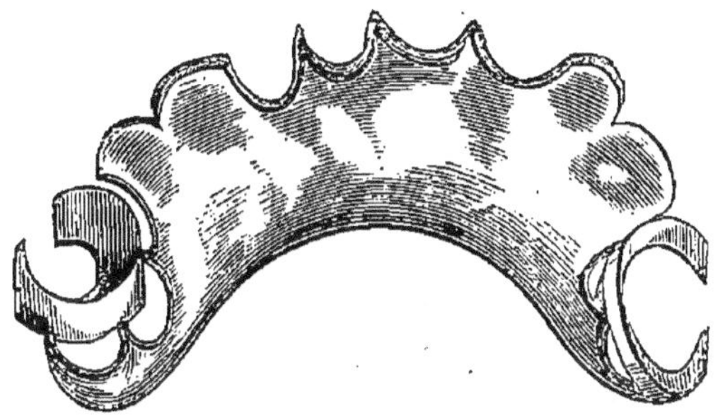

Fig. 55.

Les supports et les bandes doivent avoir la même largeur et se
composer de l'alliage d'or et de platine.

Il est encore un troisième moyen d'appliquer les bandes aux
dents molaires, et c'est, dans mon opinion, le meilleur à beaucoup d'égards; il consiste à prendre une bandelette de platine
très-mince et très-molle et à l'appliquer sur la dent en ayant
soin de l'enfoncer dans toutes les inégalités de l'organe avec un
brunissoir, de façon à lui faire embrasser parfaitement la dent
depuis le collet jusqu'à la couronne; cela fait, on retire cette
bande de platine avec les plus grandes précautions, et l'on en

remplit l'intérieur d'un mélange de plâtre et de sable ou de plâtre et d'asbeste (2 parties de plâtre pour 1 d'asbeste ou de sable). Aussitôt que ce mélange est devenu parfaitement sec, on brosse la surface externe avec du borax et de l'eau, et l'on y place quelques petits fragments d'or en plaque, sur lesquels on dirige à l'aide du chalumeau un bon volume de flamme pour fondre l'or également sur la surface du platine; cette manœuvre se répète jusqu'à ce que la bande arrive à être un peu plus épaisse qu'un crochet ordinaire; on peut ensuite la ramener à l'aide de la lime à une forme convenable, comme s'il s'agissait d'une bande ordinaire; ce procédé permet d'obtenir l'adaptation la plus parfaite avec beaucoup de force et une grande élasticité.

Il est généralement assez difficile de maintenir les crochets dans leur position régulière lorsqu'on les retire du modèle ou de la bouche après leur adaptation. La plaque et les bandes qu'on y a fixées se laissent-elles enlever facilement grâce à la direction perpendiculaire des côtés des dents, il ne reste alors qu'à veiller, avant d'essayer de les retirer, à ce que les crochets soient assujettis à la plaque d'une manière sûre. Cette adhérence s'obtient de plusieurs manières; la première et la plus communément employée consiste à appliquer autour du collet de la bande, dans les points en rapport avec la plaque, un mélange de cire et de résine (1 partie de la première pour 2 de l'autre substance); la seconde ne diffère de celle-ci que par la nature de la matière agglutinative qui est ici la cire à cacheter; l'avantage de la cire à cacheter c'est d'avoir plus de dureté et de se rompre avec une fracture nette, au lieu de plier comme le composé de cire et de résine; la troisième consiste à recouvrir d'une solution de savon la surface du modèle au voisinage de la plaque et à couler par-dessus un mélange de plâtre et de sable gâchés ensemble, qu'on enlève après solidification, avec la plaque et les bandes adhérentes quand c'est possible; quand on n'y parvient pas, on ajuste les bandes à la plaque après coup, puis laissant reposer

la face inférieure de la plaque et les crochets dans une masse
du composé plâtré, on enlève, lorsque le mélange a durci,
le moule supérieur et qui a été fait le premier, pour donner
leurs positions relatives; c'est un mode de procéder un peu
ennuyeux, mais très-certain. On peut également l'exécuter
dans la bouche ; pour cela, après avoir mis les crochets en
position, on prend une empreinte s'étendant bien au delà de
la plaque, à l'aide soit de la cire, soit du plâtre de Paris. On
aura alors bien des chances de les amener avec le porte-empreinte; en cas d'échec, il est facile de les enlever et de les
remettre en position dans le moule. Il ne reste plus qu'à
mouler l'empreinte, non toutefois avec du plâtre seul, mais
avec un mélange de plâtre et d'asbeste ; le modèle produit de
la sorte représente la plaque et les crochets en position, on
peut donc le chauffer au four et se mettre immédiatement à
souder les parties sans la moindre appréhension de les voir se
déplacer (1).

Après avoir assujetti les plaques et les bandes d'une manière sûre, suivant l'un ou l'autre des procédés que nous venons d'indiquer, il s'agit, pour qu'elles soient prêtes à souder,
d'en débarrasser soigneusement la surface de la cire, lorsqu'on
s'est servi de cette substance, ou des particules de plâtre; alors
on recouvre les joints de borax et d'eau et l'on y place de pe-

(1) [Dans les cas où, pour maintenir les pièces partielles, on ne trouve
pas de dents isolées convenables pour les crochets, les brides ou demi-crochets sont très-précieux. Ils diffèrent des crochets en ce qu'ils n'ont pas de
bras élastiques pour embrasser la dent. La dent la mieux conformée pour
recevoir des crochets représente un prisme court, arrondi; or, les bicuspides sont triangulaires, les molaires quadrangulaires, dans ces cas le crochet approprié doit embrasser 1 côté et 2 angles ou 2 côtés et 3 angles; s'il
appuie contre 2 côtés et un seul angle, il agit simplement à la manière
d'une bride.

Les brides, pour agir utilement, demandent un point d'appui; aussi faut-
il qu'elles soient disposées par paires, reposant soit contre les 2 dents qui
limitent un espace interdentaire, soit contre des dents situées aux côtés oppo-
sés de la bouche.]

tits fragments de soudure. Aussitôt que le fourneau a amené la pièce à un rouge suffisant, on peut souder les parties à l'aide du chalumeau. Après l'avoir laissée refroidir (sans trop de rapidité), on façonne la plaque avec la lime et l'échoppe et elle est prête pour le montage des dents. Toutefois auparavant il est prudent de l'essayer encore une fois dans la bouche pour s'assurer que les bandes vont bien.

[Le mode de rétention des pièces de prothèse au moyen de crochets est par trop abandonné aujourd'hui; l'ajustement en est difficile et les dents qui leur donnent appui ont parfois fort à souffrir. Harris prétend que la moitié des dentistes ignorent la manière d'adapter parfaitement ce genre d'appareils, et parmi l'autre moitié, il en est bien les deux tiers qui ne veulent point s'en donner le souci. Pour expliquer cette boutade, l'auteur dit que le bon marché ne permet plus aujourd'hui de concilier les difficultés de l'art dentaire avec la rapidité d'exécution. C'est ainsi qu'il se rend compte du triomphe des pièces à succion. On ne reviendra aux saines doctrines que le jour où les praticiens comprendront qu'au travail rapide il faut substituer le travail de bon aloi; les pièces de haut prix, -économiques, aux pièces livrées à bas prix et toujours trop coûteuses; le jour où les mécaniciens auront assez de respect d'eux-mêmes pour estimer leur travail à un taux supérieur à celui des matériaux qu'ils emploient et où ils cesseront de préférer certaines substances en raison de leur bon marché, pour en abandonner d'autres qui sont incomparablement meilleures.

Pour obtenir de bons résultats des crochets, il faut observer scrupuleusement: 1° l'état des dents qu'ils doivent embrasser; 2° leur forme; 3° leur position; 4° leurs rapports à l'égard de la plaque et des autres dents. Ainsi, on évitera d'en mettre: 1° aux dents vacillantes, à celles qui sont entourées de parois alvéolaires fortement résorbées, et, autant que possible, à celles qui ont été limées; 2° aux dents coniques (telles que les troisièmes molaires et les canines); de même qu'à celles dont le volume est beaucoup plus considérable à la surface triturante qu'au collet. La forme type est le cylindre; et il n'y a que la partie de la dent douée de cette forme qu'il faut embrasser avec les crochets; c'est pourquoi les crochets épais et étroits sont les meilleurs, car il est peu de dents sur lesquelles on puisse trouver un fût cylindrique de grande étendue; 3° à l'égard de la position, il faut rejeter les incisives, les canines, et les troisièmes molaires; les deuxièmes molaires ne sauraient convenir non plus lorsque la plaque supporte des incisives. Les moins convenables de toutes sont les incisives et les canines. — Aucune dent du bas ne doit porter de crochets; parfois on peut cependant y adapter des brides. Les meilleures dents, au point de vue de la position, sont les deuxièmes bicuspides, puis les premières molaires; viennent ensuite les premières bicuspides et enfin les deuxièmes molaires. Les crochets ne doivent s'appliquer qu'à ces huit dents, et autant que possible qu'aux quatre premières. 4° Enfin la dent que doit embrasser le crochet sera aussi près de la ligne d'équilibre que le permettent les autres considérations. C'est en vertu de cette règle que, pour les incisives seules, nous donnerions la préférence aux premières bicuspides sur les secondes; et qu'en cas de perte des dix ou douze dents antérieures nous n'appliquerions pas de crochets aux molaires restantes.

Il faut se garder de séparer des dents saines pour poser un crochet; une simple bride vaut mieux quand on ne peut pas trouver d'autres dents.

La perte de l'émail prédispose ces organes à la carie. — D'autre part, les crochets passés autour de dents malades aggravent leur état; elles deviennent ainsi une source d'ennuis pour le patient, sans compter que, destinées à tomber au bout de peu de temps, elles rendront l'appareil de prothèse plus ou moins inutile. — A la mâchoire du bas, où les pièces partielles trouvent beaucoup moins souvent leur emploi qu'au maxillaire opposé, on peut renoncer complétement à l'usage des crochets. De toutes les dents les moins sujettes à la carie sont les organes antérieurs de la mâchoire inférieure, aussi n'applique-t-on guère à cette mâchoire que des dentiers complets, à moins qu'il ne s'agisse de réparer des pertes accidentelles, alors il faut recourir aux brides ou demi-crochets.

Si aux règles que nous venons de donner, on ajoute les soins de propreté qui consistent à laver soir et matin les pièces artificielles et à nettoyer la bouche de manière à la débarrasser des mucosités filantes et viciées et des parcelles alimentaires, on évitera la plupart sinon tous les inconvénients reprochés à la rétention des plaques par les crochets ; la carie et la rupture rapide des dents, les gingivites, les périostites, la destruction des alvéoles et l'ébranlement des dents, etc., ne dépendent le plus souvent que de cette absence de précautions, et de la mauvaise construction des pièces.]

[L'or employé pour les crochets doit être environ un tiers ou la moitié plus épais que celui de la plaque ; sa largeur doit répondre à celle de la partie cylindrique de la dent qu'il lui faut embrasser. Quant à la qualité, il est préférable que les 2 parties soient au même titre, excepté quand la plaque est construite avec le métal pur des monnaies ; dans ce cas, on ajoutera du cuivre (et non de l'argent) pour donner au crochet de l'élasticité. Le platine, que l'on emploie souvent, donne trop de fragilité à la pièce quand elle a été portée un certain temps. Les surfaces recouvertes d'émail sont celles qui résistent le mieux à l'usure déterminée par l'action des crochets ; l'ivoire, mis à nu par la lime, est plus sujet à se carier ; quant au cément, il ne faut jamais le mettre en contact avec le crochet ou avec la plaque. En frottant contre des parties sensibles, les crochets peuvent déterminer l'inflammation de la membrane alvéolo-dentaire, et, par suite, la perte des dents consécutive à la destruction de leurs alvéoles.

Une erreur où l'on tombe souvent, c'est de souder les crochets aux plaques dans une étendue trop considérable. Au lieu d'agir comme ressorts, on les transforme ainsi en brides rigides, dépourvues d'élasticité. — Il faut toujours garder une certaine proportion entre les dimensions du crochet et l'étendue de la surface soudée ; cette surface ne doit jamais dépasser 0ᵐ,005, et le plus souvent il suffit de 0,003 à 0,004. Il importe de donner, autant que possible, aux deux bras une égale longueur; mais pour les crochets courts il est parfois préférable de reporter toute l'élasticité sur un seul bras. Mieux vaut souder les crochets en un seul point qu'en deux, afin de laisser aux bras plus de jeu dans les légers mouvements auxquels la plaque sera fatalement soumise.

Passons maintenant à l'application de ces principes à certains cas déterminés.

Incisives supérieures. — Ce qui importe ici, c'est de ne pas laisser voir la plaque. On aura donc la précaution de gratter le modèle aux points correspondant aux dents manquantes, de façon que sur la matrice ces points s'enfoncent dans la gencive.

Les dimensions et la forme à donner à la plaque entre les dents et les crochets dépendront du nombre des incisives, de la position des crochets, de la présence ou de l'absence des autres dents et des particularités offertes par la bouche du patient.

Une incisive. — Que la dent à remplacer soit une incisive centrale ou une latérale, on peut retenir la pièce à l'aide d'un crochet passé autour de la première grosse molaire. On peut appliquer de la même manière une *canine* ou une *bicuspide*; et dans le cas où, soit en raison de leur forme, soit de leur altération par la carie, la première molaire et la deuxième bicuspide sont incapables de recevoir le crochet, on peut étendre la plaque jusqu'à la deuxième molaire, ou même lui faire traverser la voûte palatine pour l'unir à une plaque retenue par un crochet au côté opposé; toutefois, ce ne sont là que des moyens auxquels la nécessité seule permet de recourir.

Deux ou quatre incisives. — On parvient à soutenir deux incisives artificielles à l'aide d'une plaque de forme semblable à la précédente, en ajoutant un second crochet quand l'état des dents le permet; toutefois, il est bien préférable de choisir pour poser ce deuxième crochet, une dent du côté opposé. Pour supporter quatre incisives, la plaque doit avoir un peu plus de largeur.

La plaque destinée à supporter les quatre incisives et les deux canines doit également être un peu plus large. Si, d'un côté de la bouche, les organes restants sont trop altérés pour qu'on puisse y poser un crochet, ou si les dents manquent, on parvient à maintenir la pièce pourvue même de six dents artificielles à l'aide d'un crochet appliqué d'un côté et une bride (demi-crochet) du côté opposé ; seulement il faut que la plaque se prolonge de $0^m,012$ à $0^m,018$ en arrière de la dent portant le crochet. La négligence de cette précaution pourrait faire agir la pièce sur la dent à la manière d'un levier, et en déterminer ainsi l'ébranlemént ou provoquer la périostite.

Bicuspides supérieures. — Les pièces destinées à supporter l'une ou les deux bicuspides absentes d'un côté de la bouche, s'assujettissent souvent à l'aide d'un crochet passé sur la dent immédiatement postérieure ; mais ces pièces ne rendent guère de service dans la mastication, aussi est-il préférable de laisser l'espace vide que d'exposer un organe sain à se détruire prématurément sous l'action du crochet. Lorsqu'il manque une ou deux bicuspides de chaque côté, la plaque doit traverser la voûte palatine ; il importe encore de la découper à la partie centrale pour favoriser la gustation et la prononciation des consonnes dentales (T, D, Th anglais, la nasale N et la liquide L) qui seraient entravées par une plaque pleine.

Quand la perte des bicuspides s'accompagne de celle des six dents antérieures, et qu'il ne reste que les premières molaires, il est bon de prolonger la plaque en arrière pour recourber en partie son extrémité sur la partie postérieure du bord alvéolaire ; on arrive ainsi à soulager les molaires et à les aider dans leur pouvoir de contention. — La présence des deuxièmes molaires oblige, cela va sans dire, de modifier cette forme. Lorsque la conformation des dents restantes ne permet pas l'emploi de crochets complets, on peut leur substituer des brides, mais il faut donner un peu plus de largeur à la plaque. Celle-ci doit encore, autant que possible, être découpée à la partie centrale.

Les pièces de ce genre se maintiennent autant par l'adhérence de contact avec la gencive, qu'à l'aide des crochets ; aussi. dans bon nombre de cas, sont-elles aussi bien assujetties par des brides qu'avec des crochets. On a donc la faculté de ne poser tout d'abord que des demi-crochets, cette précaution convient surtout quand on a à remplacer les douze dents antérieures et qu'il ne reste que les deuxièmes molaires, dents auxquelles on ne doit jamais appliquer de crochets. Grâce à la parfaite adaptation des brides, on évite à la plaque tout mouvement en arrière ou de latéralité.]

Plaques partielles inférieures. — Le *modus operandi* est à peu près le même que celui exigé pour les pièces du haut, avec cette différence évidente qu'elles n'ont pas besoin d'être soutenues, mais demandent seulement de la stabilité ; on parvient à la leur donner à l'aide de brides passées entre les bicuspides quand l'état de la bouche le permet. Ces dents étant les plus favorables à l'application des bandes, la règle que nous donnons doit également être suivie, que les dents à remplacer occupent la partie antérieure ou la partie postérieure de la mâchoire. [Dans le cas où l'on aurait à obvier à la perte de bicuspides ou de molaires, on ne devrait appliquer de crochets ni aux canines, ni aux bicuspides restantes, mais aux autres molaires, encore la position de celles qui subsistent permet-elle rarement d'y appliquer même de simples brides.]

La pièce doit toujours être renforcée à la partie la plus centrale par une double épaisseur d'or, parce que la conformation de la mâchoire inférieure ne permet pas d'obtenir un avantage mécanique analogue à celui qu'offre le palais au maxillaire supérieur, où il suffit d'une plaque comparativement mince. Les figures 56, 57 et 58, montrent trois formes différentes de plaques inférieures.

Pour les cas inférieurs où se trouve une membrane muqueuse fort lâche, il est bon en construisant le modèle de le

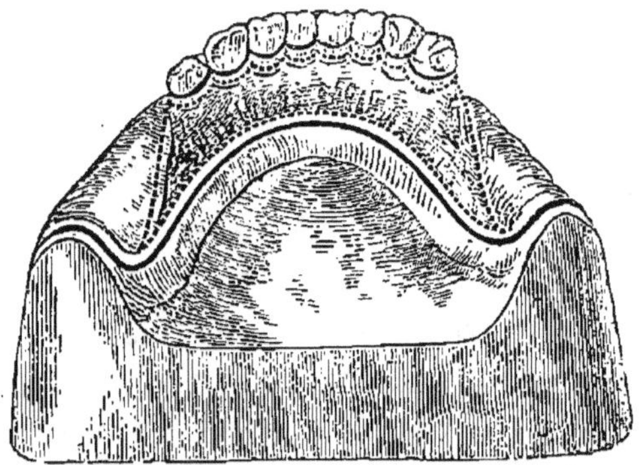

Fig. 56.

modifier tant soit peu, de façon que le contour buccal de la
plaque puisse présenter un bord arrondi; cette modification

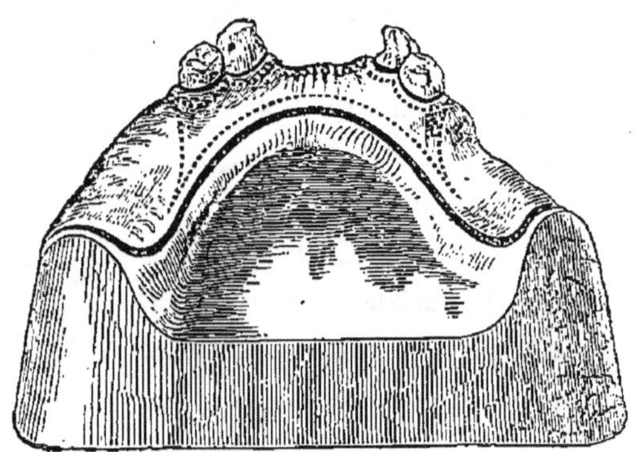

Fig. 57.

s'obtient en ajoutant une légère couche de plâtre au modèle
avant de le couler en métal; au lieu de ce procédé, on arrive
encore au but en soudant un fil métallique mince sur le bord
supérieur de la plaque et limant le bord inférieur dans une
étendue suffisante.

Plaques à succion. — Un procédé auquel on a souvent re-

cours pour maintenir en place les râteliers du haut, consiste
à se servir de la pression atmosphérique ou de la succion;
cette méthode permet d'éviter de demander des points d'attache aux dents naturelles; la plaque s'étale sur une surface
considérable de la voûte palatine, et la pression de l'air contre
la face inférieure est suffisante, lorsque la plaque est parfaite-

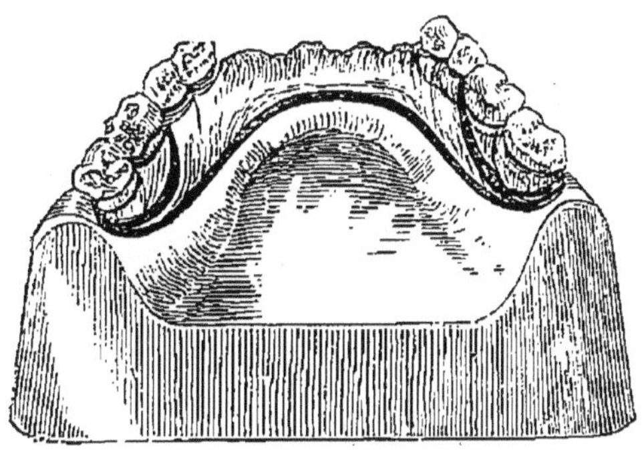

Fig. 58.

ment ajustée, pour la maintenir solidement dans sa position
régulière; lorsqu'on adopte ce mode de rétention, il faut toujours prendre l'empreinte avec le plâtre de Paris, et mettre
tous ses soins pour obtenir une parfaite adaptation de la
plaque à la bouche.

Dans le but d'augmenter la succion, on creuse parfois des
chambres à air dans les plaques, mais mon expérience personnelle m'a appris, qu'en thèse générale les pièces se maintiennent tout aussi bien, sinon mieux, sans le secours de ces cavités. (Telle est aussi l'opinion de Harris et du professeur
Austen.)

Les chambres à air se font soit en creusant une dépression ovalaire, ou en forme d'écusson dans l'empreinte du plâtre avant de couler le modèle, soit en formant avec du plâtre
ou de la cire, un relief de la forme voulue sur la surface palatine du modèle de plâtre avant de faire le moule de métal; la
plaque s'estampe sur cette élévation, et l'on donne aux angles

la vivacité nécessaire en ciselant le contour de la cavité à l'aide
d'un emporte-pièce approprié.

Les figures 59, 60 et 61, représentent les formes de chambres à air le plus communément employées. Elles comportent,

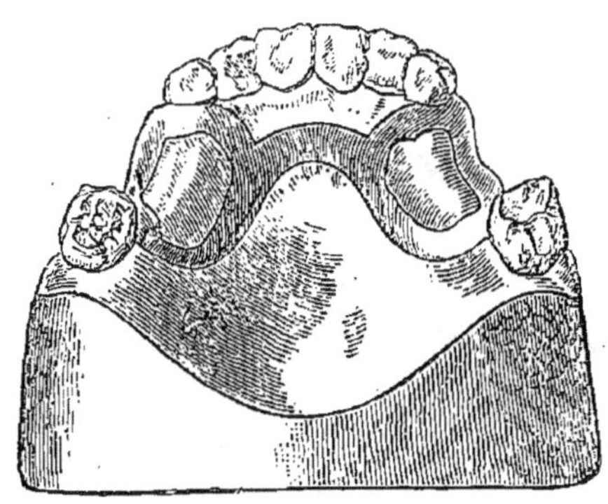

Fig. 59.

cela va sans dire, de nombreuses modifications en rapport
avec la nature des cas à traiter.

[Une force distincte de celle de la pression atmosphérique,
entre en jeu dans l'union de deux corps en contact, c'est la

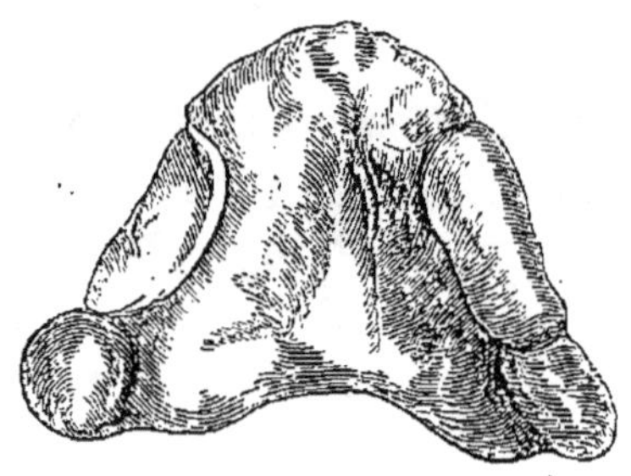

Fig. 60.

force d'adhésion. Musschenbroëck a constaté que deux plaques
de verre de moins de 5 centimètres de diamètre, chauffées à la
température de l'eau bouillante (du suif fondu étant placé entre leurs surfaces), exigent pour leur séparation une force de

65 kilogrammes; des morceaux de fer poli ont nécessité un effort de 150 kilogrammes.

Mais quand l'une des surfaces est molle et flexible, il devient difficile de maintenir le contact à la périphérie. La traction

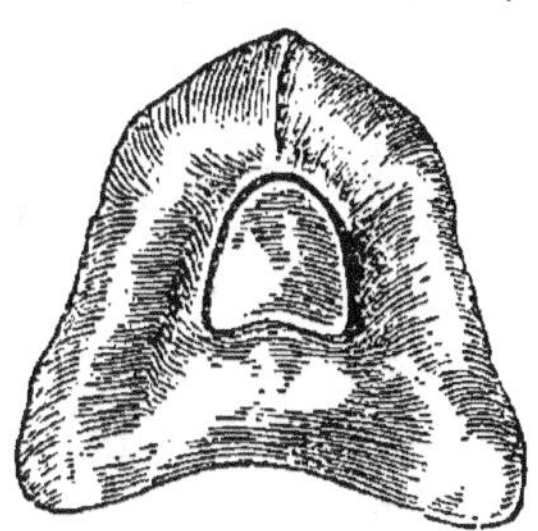

Fig. 61.

exercée à sa partie centrale, comme dans le cas d'un disque de cuir mou posé sur une plaque de pierre, opérera une traction sur les bords et créera au centre un vide. Ce n'est pas ce vide qui permet de soulever la pierre, comme on pourrait le supposer; loin de là, il atténue la puissance en diminuant la surface de contact entre la pierre et le cuir, dans le cas même où le vide serait parfait. Néanmoins, si les deux surfaces sont en contact sur tout leur pourtour, il ne peut entrer d'air dans la cavité que ce qu'il en pénètre à travers les pores du cuir, et la force d'adhésion de ce dernier suffira pour soulever la pierre pendant un certain temps. Soulevons maintenant l'un des points de la circonférence du cuir, aussitôt l'air s'insinue entre les surfaces, et la pierre tombe.

Donc, lorsque deux surfaces sont unies l'une à l'autre par simple contact, et que l'une est molle et flexible, l'adhésion n'est pas aussi persistante que lorsqu'elles sont toutes les deux rigides. Appliquant ce principe aux plaques dentaires, nous nous expliquerons comment elles sont exposées à se détacher sous l'influence de mouvements capables de les séparer de la gencive en tel ou tel point de leur périphérie. Nous apprenons en même temps que tant que le contact absolu se maintient entre les parties, l'air est exclu de la manière la plus parfaite possible ; cela étant, la force d'adhésion produite par les chambres à air (où il est impossible d'obtenir l'épuisement total de ce fluide) ne saurait jamais être comparable à la force d'adhésion donnée par la surface entière de la plaque, à la condition qu'elle soit construite avec assez de perfection pour ne pas laisser pénétrer l'air sous l'un de ses bords.

Lorsqu'on épuise l'air contenu dans une clef forée et qu'on l'applique en même temps sur la muqueuse buccale, le tissu pénètre dans le canon et y est retenu avec une force suffisante pour supporter le poids de la clef pendant quelque temps. Voilà une expérience bien simple, dont nous allons tirer de précieux enseignements. Les tissus muqueux et sous-muqueux entrent dans la clef, parce que les liquides qui les pénètrent, soumis à la pression atmosphérique dans tous les autres points, refluent vers celui qui correspond au vide produit par la soustraction de l'air. C'est la mollesse et la mobilité des tissus d'une part et de l'autre la forme du pourtour de l'orifice qui règlent l'étendue de pénétration de la membrane dans la clef. L'examen de ces deux points, ainsi que la recherche de la cause qui fait tomber la clef au bout d'un certain temps, nous rendra parfaitement compte du mode d'action des chambres à air, appliquées à la rétention des pièces de prothèse.

1° L'étendue ou la rapidité avec laquelle un vide partiel est rempli par un tissu mou avec lequel on le met en contact, dépend de la mobilité de ce tissu. Nous disons un vide partiel, parce que le vide absolu est impossible à obtenir avec l'épuisement mécanique. Si les parties liquides qui donnent la mollesse aux tissus muqueux étaient parfaitement libres de leurs mouvements, la cavité serait remplie instantanément, quelle qu'en soit la profondeur. Des parties aussi mobiles que la langue et les lèvres cèdent facilement à cette pression des liquides, mais la membrane muqueuse de la crête alvéolaire et du palais, adhérant assez solidement aux os, remplissent la cavité avec plus de lenteur ; revenons à l'expérience de la clef, si l'on exerce une succion énergique, il se fait une tache pourprée au point attiré dans l'orifice ; et, comme la structure des tissus muqueux ne leur permet pas de remplir le vide, les liquides encore soumis à l'effet de la pression atmosphérique rompent les parois de leurs capillaires ; de là, l'extravasation du sang analogue à celle que détermine l'application de ventouses sèches. Nous voyons ainsi combien il importe, dans la construction des plaques, de ne pas exagérer la profondeur des cavités de succion.

2° La forme du pourtour de l'orifice modifie la rapidité avec laquelle la cavité se remplit. Un verre à ventouse dont le bord est arrondi laisse la peau glisser au-dessous de lui et lui permet de s'élever dans son intérieur ; tandis que s'il se terminait par un bord tranchant, celui-ci s'enfonçant dans la peau empêcherait les parties voisines de pénétrer dans le verre ; le résultat serait une rupture possible des capillaires, sur lequel se dépenserait la force du vide non épuisée par une pénétration suffisante des tissus cutanés dans la ventouse. D'où nous concluons que les cavités à bords vifs se remplissent moins rapidement, mais agissent plus énergiquement sur les tissus ; nouvelle raison pour ne pas leur donner trop de profondeur.

3° Quant à la cause qui provoque la chute de la clef, l'eau et tous les tissus mous du corps contiennent de l'air, qu'ils abandonnent sous l'influence du vide. C'est pourquoi une membrane muqueuse, malgré l'énergie avec laquelle elle aura été attirée dans une cavité, rendra le vide moins complet par suite du dégagement de l'air contenu dans son tissu et dans le sang, qui circule constamment dans les vaisseaux. L'adhésion déterminée par les chambres à air demande donc à être renouvelée de temps à temps par la succion. — D'un autre côté, les membranes muqueuses ont aussi la propriété d'*absorber* de l'air ; témoin l'échange de gaz qui se fait dans les éléments pulmonaires, et la pénétration des gaz instestinaux à travers la muqueuse du tube digestif. C'est en grande partie à cette propriété qu'est due l'absorption des petites quantités d'air qui restent fatalement entre la plaque et les parois buccales; et l'on peut ainsi s'expliquer dans une certaine mesure le fait bien connu de l'adhérence plus intime des plaques maintenues par simple contact, après quelque temps de séjour dans la bouche.

La conclusion pratique à tirer de ce qui précède, c'est que, pour maintenir les pièces provisoires, les chambres à air sont utiles; tandis que l'adhésion de contact est la seule sur laquelle on puisse compter pour les pièces définitives.]

Construction des plaques pour dentiers supérieurs complets. — Découpez le patron dans une mince feuille de plomb comme pour une plaque partielle; si la pièce doit se maintenir par succion, laissez-la s'étendre non-seulement sur la totalité de la crête alvéolaire, mais encore recouvrir complétement la voûte palatine; doit-elle au contraire être supportée par des ressorts spiraux, elle n'a pas besoin de se prolonger aussi loin sur le palais, mais elle peut dans son contour palatin assumer la forme d'un fer à cheval. Après l'avoir fait recuire convenablement, on la recourbera avec les pinces (1) et on la soumettra à l'action du maillet sur le modèle jusqu'à ce qu'elle s'y applique sans trop s'éloigner de la forme définitive. Cette partie de l'opération, tout en se laissant décrire en quelques mots, n'est pas sans exiger assez de temps et quelque souci; la principale difficulté provient du reploiement de la

(1) Harris condamne l'emploi de cet instrument, qui a l'inconvénient d'écraser la plaque. Il n'est point de forme d'arcades ou de palais qu'on ne parvienne à adapter parfaitement à l'aide d'un estampage bien conduit et avec de l'or à 20 carats. Que le dentiste considère les résultats auxquels est arrivée l'industrie des cuivres estampés, la reproduction des ornements de ronde-bosse de l'architecture monumentale (la magnifique rampe de la première galerie du théâtre des Italiens par exemple), et il comprendra quel pauvre mécanicien il fait lorsqu'il se plaint de la difficulté qu'il éprouve à estamper un métal aussi malléable que l'or dans les irrégularités et sur les inégalités de telle ou telle bouche. Et lorsque, pour sauver son habileté, il invoque le manque de temps, il faut qu'il sache qu'il fait preuve d'un défaut encore plus grave, la malhonnêteté.

plaque qui se recourbe sur elle-même dans les points les plus irréguliers, et tend à se déplacer de la position que l'on veut lui faire occuper. Elle est spécialement apte à glisser en arrière et en avant sur le modèle de zinc. Un appareil très-utile et d'une grande simplicité a été imaginé pour éviter cet inconvénient par le docteur Kurras de New-York. Il est représenté dans la figure 62. Pour le mettre en œuvre, on approche le moule de métal recouvert de la plaque du bord de l'établi, et l'on applique le clamp sur la portion centrale du palais (après avoir protégé

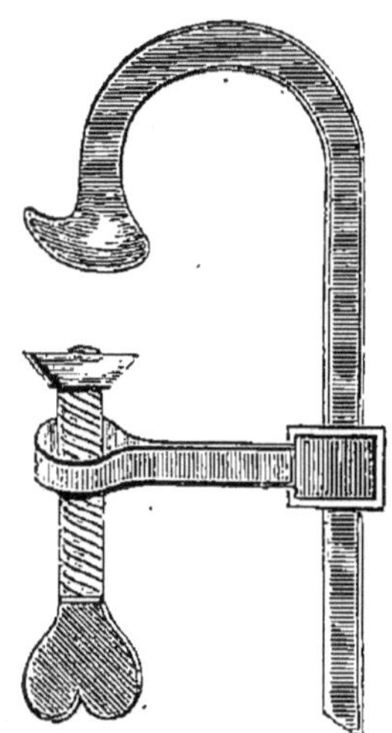

Fig. 62.

la plaque de quelques doubles de linge, ou de 2 ou 3 plis de papier goudronné), il ne reste plus qu'à serrer la vis au-dessous de l'établi pour maintenir solidement la plaque en position, tandis qu'avec le maillet on en amène les bords en contact avec la crête alvéolaire. Celle-ci descend-elle perpendiculairement ou en s'incurvant en dedans, la plaque se plissera sur elle-même. Il faudra alors en exciser des portions en forme de V ([c'est encore là une pratique condamnée par Harris et à laquelle on n'a jamais besoin de recourir quand on donne les soins convenables à l'estampage et que le métal a l'état de finesse voulu]), de manière que l'un des bords de la coupe vienne légèrement recouvrir l'autre ; pour que ces bords affleurent après qu'on les aura soudés, il importe de les tailler en biseaux s'opposant réciproquement. La plaque ayant ainsi pris une première forme grossière est prête pour l'estampage ; cette opération s'exécute comme pour les cas partiels ; on la place entre la matrice et le contre-moule, et l'on frappe une série de coups assurés à l'aide d'un lourd marteau.

Au lieu d'estamper au marteau, on se sert encore du mouton ; cet appareil assure mieux l'égale distribution des coups, par contre il a l'inconvénient de ne pas se laisser régler aussi facilement qu'un instrument qui se manœuvre avec la main.

Lorsqu'on se propose d'établir une chambre à air dans la plaque, on peut la faire de la même façon que pour les râteliers partiels ; toutefois il est une autre variété de chambre qui ne convient bien qu'aux dentiers complets ; elle porte le nom de chambre de Cleveland, et voici la description que donne de sa construction le Dr Richardson : On commence par estamper une plaque ordinaire munie d'une chambre à air que l'on découpe.

Puis sur la face linguale de cette plaque on place une mince feuille de cire ou une couche de plâtre d'environ 0^m,001 d'épaisseur et s'étendant vers le bord de la plaque à partir de 4 à 6 ou 8 millimètres du pourtour de l'orifice ; à sa périphérie cette couche se continue en mourant avec la surface de la plaque. Cela fait, on peut alors fixer sur le modèle la plaque avec la cire adhérente à sa face linguale à l'aide de cire molle dont on revêt son contour extérieur et que l'on façonne de manière à permettre de retirer du sable le modèle et la plaque, puis, après avoir pris un moule des parties suivant le mode ordinaire, on s'en sert pour se procurer une matrice et un contre-moule ; on peut encore, si on le préfère, prendre avec de la cire ou du plâtre une empreinte de la face linguale

de la plaque munie de sa couche de cire et en faire un modèle qui servira à fabriquer le moule et le contre-moule. Avec
ceux-ci on estampe une seconde plaque, recouvrant à peu
près ou tout à fait la concavité palatine, alors après avoir appliqué celle-ci sur la plaque principale au niveau de la découpure et les avoir soudées ensemble, on verra qu'il existe
entre ces deux lames un espace égal à l'épaisseur de la cire ou
du plâtre placé sur la plaque primitive. La figure 63 représente une section transversale de cet ensemble, avec l'espace
circonscrit par les deux plaques, ainsi que l'ouverture qui con

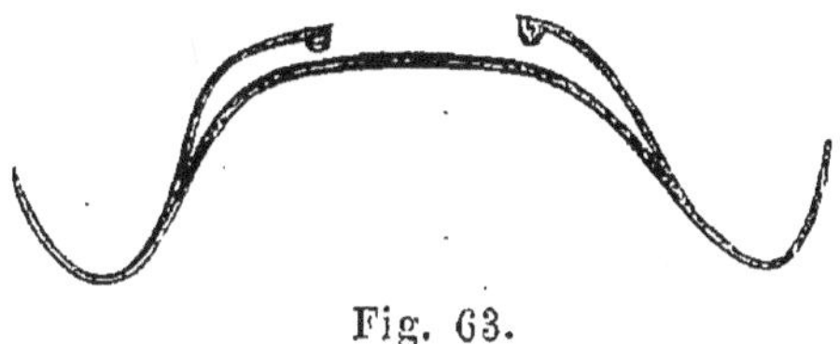

Fig. 63.

duit à la cavité à travers la plaque palatine. Avant de souder ensemble les deux plaques, on aura soin de souder au pourtour de
la plaque palatine et du côté lingual un fil demi-cylindrique,
destiné à protéger les tissus mous de la bouche contre les injures qu'ils auraient à subir dans leur refoulement dans la cavité
sous l'influence du vide qui s'y produit; on peut encore, et ce
procédé est préférable au point de vue pratique, convertir cette
forme de cavité en celle que l'on connaît sous le nom de chambre de Gilbert (laquelle n'est autre que la chambre centrale
produite à l'aide de l'estampage et précédemment décrite),
en remplissant l'espace compris entre les deux plaques avec
quelque substance imperméable, telle que le plombage de Hill
ou un amalgame d'or, dont on a chassé l'excédant de mercure à l'aide de la chaleur. Dans le genre de travail connu
sous le nom de pièces avec gencive continue, cet espace peut
se remplir avec la pâte siliceuse qui sert à faire le corps de la
gencive. Les avantages de ces doubles plaques sont d'accroître la force de la partie fondamentale, de diminuer le

danger de la voir se déjeter dans l'opération de la soudure, d'offrir à la langue une surface plus lisse et enfin de donner à la chambre une forme angulaire plus prononcée ([elles ont le sérieux inconvénient, selon Harris, de déterminer, dans la majorité des cas, une grande irritation de la membrane muqueuse]).

Il est désirable, dans certains cas, de souder un rebord de fil ou de plaque d'or autour du bord alvéolaire des dentiers supérieurs complets pour offrir à la bouche une surface arrondie et éviter ainsi de couper la membrane muqueuse; cette opération s'exécute en repliant le fil ou la bandelette d'or en plaque selon la forme requise et en la maintenant en place à l'aide de ligatures métalliques pendant qu'on la soude.

Construction des plaques pour les dentiers inférieurs complets. — Le mode de procéder ne diffère guère de celui qu'on emploie pour les dentiers supérieurs.

Toutefois, il est de toute nécessité que le métal ait plus d'épaisseur et soit plus élastique; il doit encore être renforcé par un rebord de plaque recouvrant la crête alvéolaire, et il importe de souder un fil mince sur son pourtour lorsque c'est possible, et dans tous les cas, sur le bord lingual. Certains praticiens préfèrent employer d'abord une plaque mince à la face interne de laquelle ils ajoutent ensuite une seconde couche de métal plus épaisse, pour éviter la bordure de fil métallique et donner à la pièce une base très-forte et très-résistante.

A quelque procédé que l'on s'arrête, bordure de fil d'or et pièce de renforcement combinés ensemble ou employés isolément, il faut ensuite estamper la pièce avec assez de soin pour neutraliser le gauchissement que ne manque guère de produire la contraction du métal. Il nous reste encore à parler d'un troisième procédé; celui-ci consiste à n'employer qu'une seule plaque épaisse dont on retrousse le pourtour; la dépression obtenue de la sorte se remplit de bonne soudure pour produire un bord arrondi. Toutefois, le fil d'or est, à

mon avis, le meilleur mode à adopter. La figure 64 représente la forme générale des plaques pour dentiers inférieurs
complets.

[Avant d'aller plus loin et pour s'éviter des peines inutiles,
dans l'articulation, la soudure, etc., opérations importantes
qui pourraient se faire en vain, si la pièce allait mal, on aura
soin de l'essayer dans la bouche. S'aperçoit-on qu'elle ne s'a-

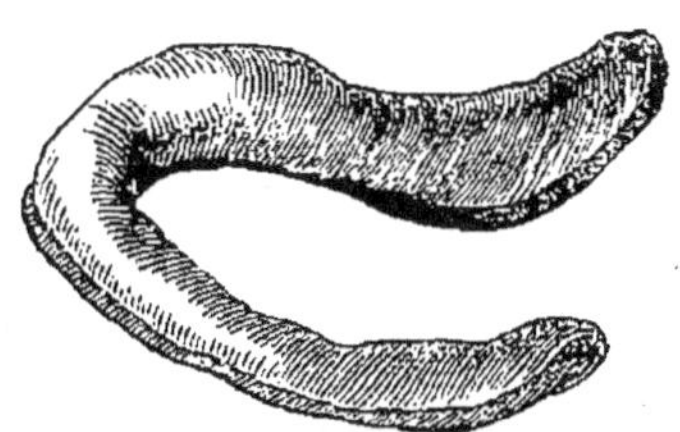

Fig. 64.

juste pas convenablement, on doit se mettre à la recherche
du défaut et s'assurer si le vice est temporaire ou permanent.
Une plaque qui tombe parce qu'elle balance sur le palais ne
saurait jamais s'améliorer; son défaut de rétention tient-il à
ce qu'elle n'entre pas très-bien dans la voûte palatine, elle
est susceptible d'amélioration journalière, et l'on peut espérer
la voir adhérer enfin avec solidité. La plupart des plaques
construites peu après l'extraction des dents s'adaptent mal
jusqu'au jour où les éminences alvéolaires ont été déprimées
par l'usage de la pièce. Certaines bouches très-dures ne sauraient retenir la plaque qu'après un séjour de quelque temps,
surtout si la bouche est très-plate. Des arcades élevées, ou des
bouches d'une mollesse uniforme retiendront la plaque solidement dès le principe.

L'emploi des pinces, sauf pour recourber le bord dans quelque partie rentrante de la crête alvéolaire, est une preuve qui
accuse un mauvais travail. Le bord postérieur des plaques
supérieures que l'on ajuste si souvent de cette façon s'adapte
beaucoup mieux par le grattage du modèle à l'endroit où la

plaque doit serrer ; il faut enlever ainsi une épaisseur proportionnée à la mollesse de la membrane.

On doit apporter beaucoup de réflexion pour juger de la nécessité d'une nouvelle plaque. L'empreinte peut avoir été mal prise, avec une substance qui ne convenait point à la bouche. Tantôt ce sont les moules qui n'ont pas été faits avec assez de soin, tantôt l'estampage a été imparfait.]

Dans l'ordre de succession des opérations que réclament les pièces estampées viennent maintenant les moyens d'assurer le rapport exact de la plaque avec les dents naturelles ou avec la plaque opposée quand il s'agit de doubles dentiers. C'est ce qu'en langage technique on appelle l'*articulation*.

Manières de prendre l'articulation pour les dentiers partiels. — On y arrive à l'aide de trois procédés. Le premier exige qu'on se procure le modèle des deux mâchoires supérieure et inférieure.

Une fois la plaque construite on recouvre les espaces qui devront être occupés par les dents artificielles avec des bandelettes de cire dure (une formule recommandée dans ce but consiste à faire fondre 1 livre de cire ordinaire et à y incorporer 2 onces de gomme mastic et 1 once de blanc d'Espagne finement pulvérisés).

Pour faire adhérer solidement ce composé à la plaque, on chauffe celle-ci légèrement au-dessus de la lampe à alcool. La cire convenablement disposée, on place la pièce dans la bouche, et l'on recommande au sujet de fermer les mâchoires d'une manière naturelle. [Une bonne précaution, c'est de ne pas trop parler au patient de la nécessité de fermer la bouche naturellement, de semblables conseils allant presque toujours contre leur but.] C'est un détail qui réclame beaucoup de soins ; en thèse générale, les malades se contraignent toujours et donnent à leur mâchoire toutes les directions imaginables plutôt que de la fermer normalement ; il est donc bon de leur faire répéter cette manœuvre plusieurs fois, afin de s'assurer si chaque opération donne le même résultat. [On peut encore leur faire tenir le corps droit et leur rejeter la tête en arrière de manière à tendre le plus possible les muscles de la partie antérieure du cou, qui, agissant ainsi à la manière d'un frein, obligent presque de fermer la bouche d'une manière exacte.] La cire est-elle restée intacte et dépassant le niveau des dents environnantes sur le modèle, l'on trouvera, après l'enlèvement de la plaque de la bouche, que les points d'antagonisme sont marqués exactement sur la cire. Alors replaçant la plaque sur le modèle, on arrive, grâce aux empreintes des dents naturelles laissées dans la cire, à ajuster d'une manière rigoureuse le modèle de plâtre de la mâchoire opposée ; pour se procurer une articulation permanente, il suffit de conserver les modèles dans ce rapport, et, après en avoir badigeonné la face postérieure avec du savon, de les enfoncer dans une masse de plâtre gâché en consistance très-ferme ; le plâtre doit reposer sur une surface lisse, telle que celle du marbre ou du verre, dont on le sépare par une feuille de papier mince pour prévenir l'adhérence ; le résultat obtenu est indiqué figure 65.

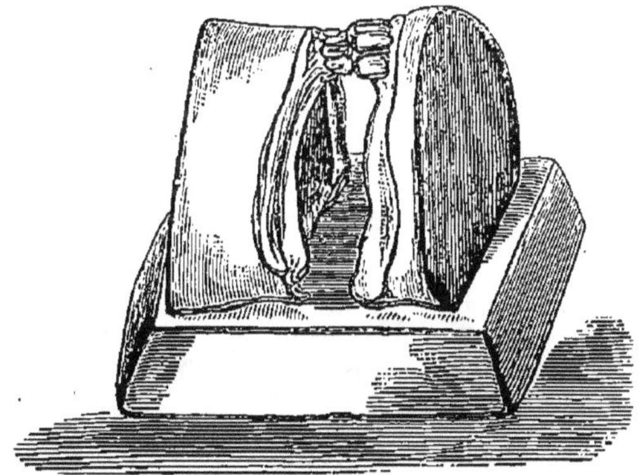

Fig. 65.

Le deuxième procédé procure ce qu'on appelle l'articulation en *bec de faucon*. Pour l'obtenir, on prend l'articulation exactement de la même manière que dans le cas précédent, seulement, au lieu d'avoir un modèle de la mâchoire opposée, on se sert de l'empreinte laissée dans la cire et, en y coulant du plâtre, on se procure, grâce à elle, un modèle qui ne représente que les dents venant en contact avec le dentier artificiel. La figure 66 indique la forme obtenue de la sorte. Avant de verser le plâtre sur la cire, on doit avoir soin de remplir le

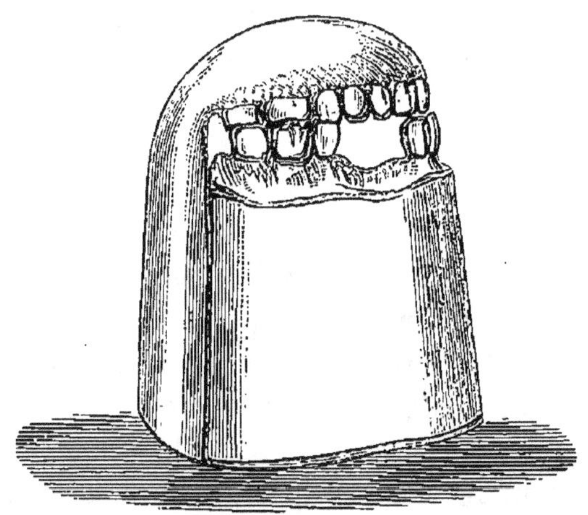

Fig. 66.

centre du modèle avec du papier, pour éviter un excès de plâtre en cet endroit ; en même temps on tracera des sillons ou des dépressions en forme de croix pour donner des points de repère à l'articulateur.

Une modification de la variété précédente s'établit en pro-

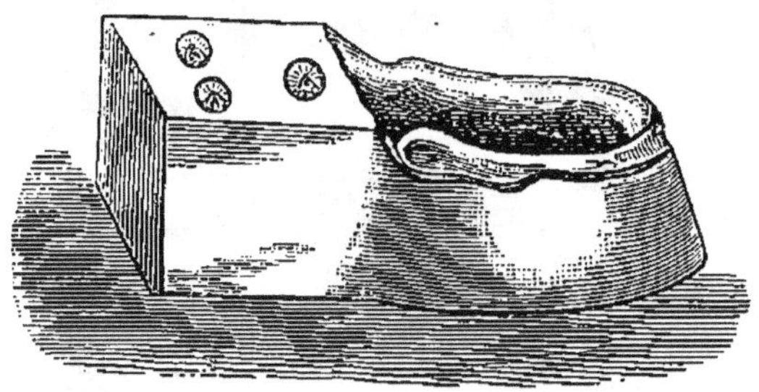

Fig. 67.

longeant la partie postérieure du modèle, comme l'indique la figure 67 ; puis plaçant l'empreinte de cire on procède comme dans le dernier cas, seulement on fait les faces supérieure et postérieure plates, de manière que les modèles articulés puissent se tenir dans les positions représentées (fig. 68 et 69).

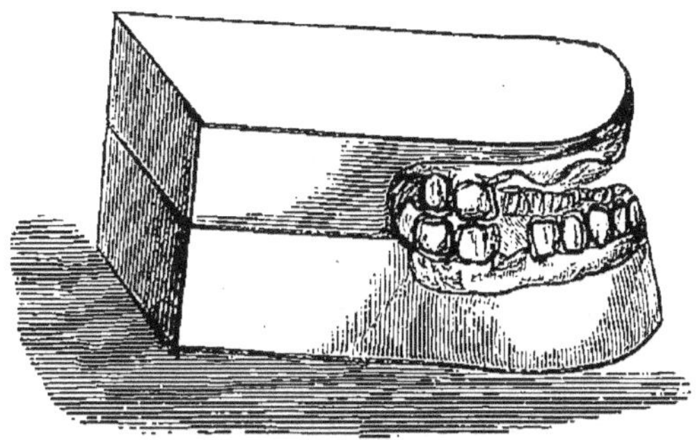

Fig. 68.

En les retenant ensemble à l'aide d'une large bande élastique, on obtient ainsi un articulateur très-commode pour le travail.

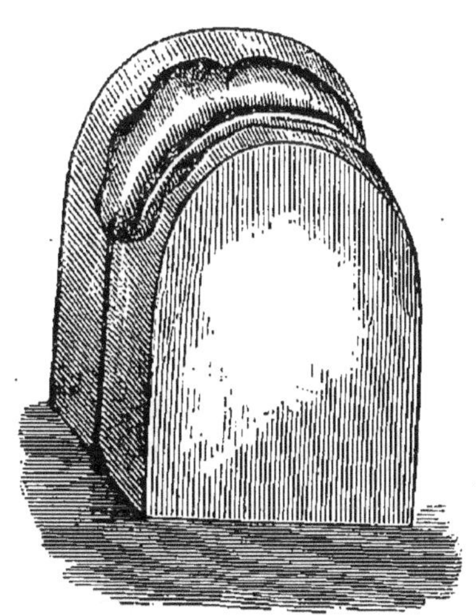

Fig. 69.

Lorsqu'on a à remplacer les dents de devant de la mâchoire

8

supérieure, il faut indiquer les lignes centrale et horizontale de la bouche en prenant l'articulation. Il suffit pour cela de marquer la cire crucialement à l'aide d'un instrument à pointe fine, et de répéter ces marques sur les modèles avant d'enlever la cire.

Articulation pour les râteliers supérieurs et inférieurs complets. — C'est une opération très-difficile à exécuter avec exactitude, à moins que l'on n'ait pour s'aider une pièce ancienne. Il est bien difficile d'arriver du premier coup à prendre l'articulation normale, aussi est-il plus sage d'observer attentivement la position relative des mâchoires, dans des moments où le patient n'a pas conscience d'être surveillé ; alors prenant une fermeture de la bouche aussi exacte que possible, on monte des blocs artificiels de cire, renforcés avec du fil métallique et sans y fixer aucune dent pour se procurer à leur aide une articulation plus certaine. Une précaution excellente, c'est de charger la partie inférieure en plaçant au centre de la cire des lamelles de plomb pour l'empêcher de se mouvoir çà et là dans la bouche ; nous n'avons pas besoin de dire que pareille chose ne saurait se faire pour la mâchoire du haut.

Si j'en crois ma propre expérience, il n'est possible d'obtenir une bonne articulation qu'après avoir monté toutes les dents sur les plaques au moyen de ciment ; alors toute malposition se laisse apprécier facilement par l'effet qu'elle produit, ce que l'on ne saurait voir avec un bloc de cire seul. La hauteur de l'articulation doit être mesurée de telle sorte que, quand la bouche est à l'état de repos, les bords des lèvres arrivent en contact sans la moindre action musculaire, c'est là, selon moi, un guide fidèle dans tous les cas normaux.

Les deux modèles peuvent se disposer suivant l'un ou l'autre des modes d'articulation déjà décrits, ou s'adapter dans un articulateur métallique, comme celui représenté dans la figure 70.

Cet appareil se recommande comme ayant tous les mouvements nécessaires pour donner une articulation exacte des dentiers artificiels. La plaque inférieure est moulée d'après la forme de la mâchoire du bas ; elle se meut sur des pivots coniques dans des sillons en forme de V (sans charnières) et est maintenue en position par des bandes ou des anneaux de caoutchouc. Grâce à des mouvements en arrière, en avant et latéraux, correspondant à ceux de la mâchoire naturelle, on

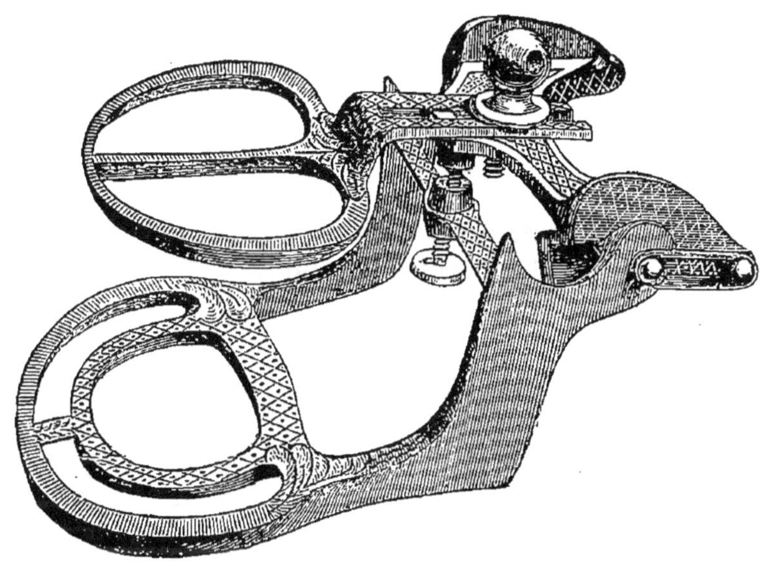

Fig. 70.

parvient à s'assurer de la disposition du dentier d'une manière pratique sans déranger l'articulation. La plaque supérieure est douée d'un mouvement antérieur et postérieur de $0^m,05$ d'é-tendue, et peut être retenue au point que l'on veut par la vis de pression. Cette plaque, grâce à une double courbure, per-met, lorsqu'elle est mise en sens inverse de la position indiquée sur le dessin, d'obtenir une augmentation de $0^m,025$ dans l'écart des plaques, qui convient aussi bien aux dentiers inférieurs qu'aux supérieurs.

Une autre forme, de structure plus simple, est représentée

figure 71. Cet articulateur en laiton est muni d'une vis et d'une
charnière, à l'aide desquelles on peut l'ajuster à tout angle
voulu ; la plaque du haut a la faculté de se déplacer en arrière
par un mouvement rectiligne, et la vis fixe permet aux plaques
de glisser soit en arrière, soit en avant.

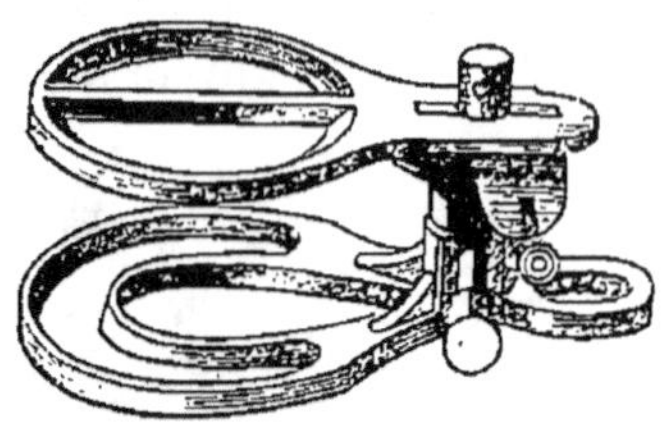

Fig. 71.

[A propos des articulateurs métalliques, Harris fait observer
que la facilité qu'ils offrent de modifier l'articulation, après
l'enlèvement des rebords de cire régulateurs, est un avantage
fort contestable. Il provoque à la négligence et met l'opérateur à la merci d'une vis relâchée, etc. Aussi faut-il préférer
les anciens articulateurs de plâtre, avec leur fixité peu accom-
modante. Quand on a des soupçons sur l'exactitude de l'appareil, on n'a qu'une chose à faire, au lieu de tâtonner, c'est
de recommencer l'articulation à nouveau.

Harris insiste encore sur l'importance de l'extrême exactitude que réclament tous les détails de cette opération. Que
de dentistes sont obligés de recourir à la roue d'émeri pour
corriger des erreurs provenant de procédés vicieux d'articulation!

Or, nous affirmons sans hésiter que toute articulation
peut se prendre de façon à ne pas exiger la plus légère modification dans le rapport des modèles ; si cela peut se faire, il
faut le faire. Après la fidélité de l'empreinte vient dans l'ordre
d'importance l'exactitude de l'articulation. Toutefois, les conséquences de l'erreur sont bien différentes : dans le premier
cas, elle se laisse souvent découvrir dans l'essai de la plaque,

tandis que dans le second elle n'est révélée qu'à la fin du travail.

Suit une nouvelle boutade contre le caoutchouc dont le honteux avénement a été favorisé par la négligence de cette opération, négligence qui n'est pas aussi facile quand il s'agit de manier le roi des métaux!]

SECTION VII

SUBSTANCES EMPLOYÉES POUR REMPLACER LES DENTS PERDUES :
DENTS NATURELLES (HUMAINES ET AUTRES); IVOIRE ET DENTS
DE PORCELAINE.

[Ces substances doivent posséder deux qualités importantes :
la durée et la ressemblance d'aspect avec les organes qu'elles
sont destinées à remplacer ou avec lesquels on les associe.

Sous le rapport de l'apparence les dents humaines sont les
meilleures, bien qu'à ce point de vue même, elles rencontrent
une rude concurrence dans les productions récentes de l'art
dento-céramique.

Leur durée dépend de la densité de leur texture, du bon
état de l'émail et de la condition de la bouche qui doit les
recevoir. On en a vu durer ainsi de huit à douze ans et même
davantage. Par contre, Harris cite un cas où elles ne ré-
sistèrent pas au delà de quinze mois.

Toutes choses égales d'ailleurs, une dent humaine appliquée
artificiellement résiste moins à l'action des agents chimiques
de la bouche que celles qui ont conservé leurs relations avec
l'organisme.

D'ailleurs les préjugés que rencontre leur emploi, et la difficulté de se les procurer les ont fait tomber peu à peu en
complète désuétude. Le seul cas où l'on peut songer à y recourir, c'est pour remplacer l'une ou l'autre des douze dents de
devant, dont la chute a été provoquée par une affection du

périoste. Ces dents montées sur plaque présentent souvent une apparence extrêmement naturelle.

Dents de bêtes bovines. — Leur application est rarement avantageuse; elles ne sont revêtues d'émail qu'à leur partie antérieure; leur tissu dentinaire est moins dense que celui des dents humaines, ce qui explique leur durée moins grande (2 à 4 ans). En outre les dimensions considérables de la cavité centrale bornent leur emploi au très-petit nombre de cas où l'on a besoin de dents courtes.

Au point de vue de l'apparence, elles sont trop blanches et trop brillantes, ce défaut pourrait flatter certaines personnes, mais le dentiste doit lutter contre ce manque de goût.

Ivoire d'éléphant et d'hippopotame. — Malgré la sanction que l'usage a donnée à ces substances, ce sont les moins propres aux usages dentaires.

La première est manifestement plus perméable que l'autre. Elle absorbe si facilement les liquides buccaux, qu'après trois ou quatre heures de séjour dans la bouche, elle en est complétement saturée. Aussi n'est-elle pas seulement exposée aux altérations chimiques, mais à la décomposition des sécrétions qu'elle a absorbées, si bien que les personnes qui portent plusieurs dents de ce genre ont l'haleine d'une odeur extrêmement fétide. Ce n'est pas tout, en raison même de la mollesse qui permet de les sculpter avec facilité, elle ne tarde pas, en se fonçant, à donner à la bouche un aspect repoussant.

Ces défauts sont un peu moins prononcés dans l'ivoire d'hippopotame, mais cette atténuation n'est pas suffisante pour le faire accepter.

DENTS DE PORCELAINE OU INCORRUPTIBLES.

Les progrès apportés à la fabrication des dents minérales leur ont donné la prééminence sur toutes les autres.

Cet art, né en France, a reçu ses derniers perfectionnements en Amérique. La facilité avec laquelle on peut les assujettir à la plaque, la commodité de leur emploi, leur imperméabilité, grâce à laquelle, lorsqu'on a soin de bien nettoyer le dentier, l'haleine conserve toute sa pureté; leur résistance aux agents chimiques, qui leur permet de conserver leur coloration et leur a mérité le nom d'*incorruptibles*, tels sont les avantages qu'ont les dents minérales sur toutes les substances animales.

En face de ces avantages, les inconvénients, tels que leur pouvoir de conductibilité qui les rend plus sensibles à l'action du froid et de la chaleur, etc., méritent à peine d'être cités.

C'est aux progrès de l'art dento-céramique qu'est due en majeure partie l'immense extension qu'a prise la prothèse dentaire; celle-ci sera bien près de la perfection le jour où l'on aura trouvé une substance qui réunira les propriétés précieuses de la vulcanite à la beauté des gencives artificielles de porcelaine.

Jadis la pharmacie était du domaine de la médecine pratique, comme la fabrication des instruments faisait partie de la chirurgie. Galien avait fait sa fameuse *thériaque* pour deux empereurs romains; Ambroise Paré et Wiseman construisirent beaucoup de leurs instruments; de même, l'art dento-céramique était considéré naguère encore comme appartenant à la pratique du dentiste.

Aujourd'hui on ne trouverait pas un praticien sur mille qui puisse rivaliser avec les fabricants spéciaux]; il en est même bien peu qui songent à préparer eux-mêmes leurs dents minérales; malgré cela, il n'est peut-être pas hors de propos de donner un exposé des procédés à l'aide desquels elles sont produites par nos grandes manufactures d'articles dentaires; prévenons cependant le lecteur de ne pas compter sur une description parfaitement exacte de ce genre de travail, car dans notre pays les fabricants gardent à tout prix les secrets de leurs usines avec la jalousie la plus scrupuleuse. Mais nous en savons assez pour nous former une idée claire des méthodes qui servent à la fabrication des dents minérales ; nous parlerons d'abord des dents isolées, puis des blocs sectionnels avec gencive et, enfin, comme opération connexe, du travail en gencive continue.

Composition. — Les dents de certains fabricants ont la même composition dans toutes leurs parties; tandis que d'autres sont formées au centre d'une matière moins dense, mais plus forte (le corps de la dent), et sont recouvertes extérieurement d'une préparation transparente mais assez fragile qui représente l'émail.

[Les substances employées à la fabrication de tous les genres de porcelaine sont des terres infusibles, la silice et l'alumine, et des alcalis fusibles, la potasse et la soude; quant à la coloration, elle est produite par une légère proportion d'oxydes métalliques.

Silice (acide silicique). — C'est après l'oxygène la substance la plus répandue dans la nature; elle constitue environ 50 0/0 de toutes les roches. Le granit, les roches granitiques, le grès et le sable ne contiennent pas moins de 34 0/0 de silice; le micaschiste, le schiste argileux et l'argile en renferment les deux tiers de leur poids, etc. La silice est dans le règne minéral ce que le carbone est pour le règne végétal, l'élément de stabilité. Sous ses formes les plus pures (cristal de roche ou quartz cristallisé) il est complétement incolore, libre de fer ou autres oxydes, absolument infusible et insoluble dans l'eau. C'est cette variété que l'on choisit pour la porcelaine dentaire. Elle se combine avec l'alumine, la magnésie, la chaux, la potasse et la soude pour former des silicates dont les plus importants sont, pour nous, ceux d'alumine et de potasse. La silice, telle qu'on la rencontre dans le feldspath et le kaolin est en partie à l'état pur, en partie sous forme de silicate d'alumine.

Feldspath. — Après la silice, l'alumine (oxyde d'aluminium) est le plus largement répandu de tous les minéraux; mais à l'inverse de la première, on la trouve rarement à l'état libre; toutefois le *corindon*, le *rubis*, la *topaze*, le *saphir*, l'*émeri* ne sont autres que de l'alumine cristallisée plus ou moins pure. L'art céramique n'emploie jamais cette substance que dans ses combinaisons naturelles avec la silice, la chaux, la potasse et la soude; et la porcelaine dentaire n'utilise que deux de ces composés : le feldspath (Pe-tun-tse des Chinois)et le kaolin. Le feldspath est un silicate d'alumine et de potasse contenant un peu de chaux et des traces de fer (il y a d'autres variétés de feldspath, mais elles ne sont pas employées pour la fabrication des dents); il est très-répandu dans la nature; ceux de Delaware et de Pensylvanie sont les plus estimés par les fabricants américains.

Le *kaolin* (mot chinois) est une argile blanche et friable qui résulte de la décomposition du feldspath des roches granitiques; on n'emploie que le kaolin le plus pur pour faire la porcelaine dentaire. Il contient 9 parties de silice et 8 d'alumine, tandis que le feldspath a 9 parties de silice pour 2 seulement d'alumine; ce dernier est encore rendu fusible par son silicate de potasse, que ne contient pas le kaolin. Le kaolin est donc du feldspath, privé des silicates solubles; il est mou et onctueux, et doué d'une grande plasticité; infusible, comme la silice, il subit un retrait considérable sous l'action d'une chaleur intense et prolongée, devient extrêmement dur mais reste toujours poreux et absorbant. La silice atténue la contraction du kaolin, le feldspath le rend fusible, et l'addition de ces deux substances diminue son pouvoir d'absorption, propriété si nuisible pour les substances qui doivent se porter dans la bouche.

Les diverses porcelaines ont des qualités très-différentes par suite des proportions diverses dans lesquelles le kaolin et le feldspath sont combinés, et aussi en raison du genre de flux employé. Ainsi les statuettes de Paros sont faites d'égales proportions de kaolin et de feldspath, avec un poids moitié moindre de flux, composé de feldspath, de quartz et de potasse. La porcelaine dentaire demandant moins de chaleur, moins de retrait et un aspect plus translucide, comprend une proportion bien supérieure de feldspath. Il a fallu bien des expériences pour arriver à trouver les poids de silice, d'alumine et de potasse convenables pour réunir la force et la beauté si essentielles aux dents minérales.

MATIÈRES COLORANTES.

Les substances précédentes donnent une porcelaine d'un blanc pur et d'une translucidité plus ou moins considérable. Il a donc fallu trouver des substances capables de donner des couleurs résistant à la haute température du fourneau ; grâce à des combinaisons délicates, on a réussi à donner à la porcelaine les variétés de teintes presque infinies qu'offrent les dents et les gencives naturelles.

Le *titanium* à l'état d'oxydes cristallisés donne, une fois broyé, une belle couleur jaune ou brun-jaunâtre. C'est avec lui, qu'on colore tout le *corps;* il sert ensuite de base pour la coloration de la catégorie des *émails* jaunâtres.

Le *platine*, précipité de sa solution dans l'eau régale, puis lavé et séché, donne l'éponge de platine; on en obtient une couleur bleu grisâtre, qui sert de base à la classe des *émails* de cette nuance.

L'*or*. — L'or précipité donne à la dent son apparence de vie et produit souvent un effet très-remarquable. L'oxyde d'or, connu sous le nom de *pourpre de Cassius* et que l'on considère généralement comme un composé d'oxydes d'or et d'étain, s'emploie pour obtenir la coloration rouge bien connue de la gencive artificielle.

Enfin, on se sert encore des oxydes de *manganèse*, de *cobalt* et d'*uranium* pour obtenir des teintes secondaires. — On arrive, à l'aide de combinaisons de ces diverses substances entre elles, à produire des teintes pour ainsi dire innombrables.]

Après avoir préparé les matériaux avec assez de soin pour les amener à un état fin de division, on les pèse suivant leurs proportions relatives, et on les réduit en pâte à l'aide d'eau distillée ou de pluie. Pour former les dents on se sert de moules de laiton ou de cuivre, composés de deux parties, l'une comprenant l'empreinte de la dent, l'autre qui en représente le dos et qui est percée de deux petits trous répondant à chaque empreinte et à travers lesquels passent les broches de platine. On comprime la pâte dans ces moules et l'on pose les broches à travers les orifices de la plaque supérieure. Les produits moulés, une fois secs, se détachent du moule à l'aide de quelques légers coups de marteau, puis on les enlève pour les soumettre à une chaleur blanche sur des plaques d'argile réfractaire; dès qu'ils se sont suffisamment refroidis, on les pare avec soin de manière à enlever de la surface toutes les rugosités et toutes les inégalités et on les replace sur la plaque d'argile la face regardant en haut (les broches de platine reposent dans une gouttière, et la plaque a dû être préalablement saupoudrée de silex).

Alors avec un pinceau on applique l'émail très-soigneusement et d'une manière uniforme, les diverses nuances se disposant sur la face de la dent suivant le résultat que l'on désire obtenir. Puis, après les avoir fait sécher de nouveau, on les reporte au four.

[On évite aujourd'hui les inconvénients de cette seconde cuite, en commençant par mettre dans les moules, à l'aide d'une petite spatule d'acier, la quantité voulue de pâte pour l'émail, en ayant soin de lui donner sa position exacte; au centre on ajoute le corps en masses répondant au volume des dents. On soumet le tout à la presse pour réunir les deux parties; puis on sèche à une chaleur lente; une fois la dessiccation obtenue d'une manière parfaite, on examine et l'on pare chaque dent avec le plus grand soin; il faut manier les produits avec délicatesse, car ils sont alors très-tendres. Il ne reste plus qu'à les porter au four sur des plaques d'argile saupoudrées de silex.]

La grande perfection qu'a su atteindre dans ces dernières

annécs cette branche d'industrie est des plus surprenantes; cependant il est facile de s'en rendre compte, quand on considère l'énorme débit provoqué par la fabrication et le stimulus si puissant qui a été ainsi donné au génie d'entreprise et d'invention, et sous l'influence duquel on a pu arriver à des résultats vraiment merveilleux.

Quant à cette jalousie religieuse avec laquelle les fabricants gardent les secrets de leurs laboratoires, elle s'explique aussi par la multitude des inventions et les variétés innombrables de procédés qui se rattachent à cette industrie.

Les auteurs américains publient un grand nombre de formules pour l'émail et le corps des dents; ces recettes sont-elles identiques avec celles employées par les fabricants du continent transatlantique, nous n'avons aucun moyen de nous en assurer; toutefois elles suffisent au but que nous avons actuellement en vue, puisque, comme chacun le sait, beaucoup de chirurgiens dentistes américains préparent eux-mêmes leurs blocs sectionnels.

Voici, d'après Harris, un bon composé pour les dents isolées:

Corps.

Feldspath	373 gr.
Quartz (silice)	62
Kaolin	23
Titanium	1,55 à 3,10

Email.

Feldspath	93 gr.
Éponge de platine, de	0,06 à 0,25
Flux	4,65

[Le flux en question s'obtient en fondant 124 grammes de quartz finement pulvérisé avec du verre de borax et du sel de tartre, ăă 31 grammes.] Ces formules produisent les nuances ordinaires des dents; mais elles sont susceptibles d'une variété infinie de teintes par l'emploi de l'un ou l'autre des métaux ou oxydes métalliques suivants, seuls ou combinés entre eux suivant les exigences des cas.

Métaux et leurs oxydes (1).	*Couleurs produites.*
Or réduit à un état fin de division..	Rouge rose.
Oxyde d'or.......................	Rouge rose clair.
Éponge et limaille de platine... ...	Bleu grisâtre.
Oxyde de titanium.................	Jaune clair.
Pourpre de Cassius................	Rose pourpre.
Oxyde d'uranium.................	Jaune verdâtre.
— de manganèse..............	Pourpre.
— de cobalt..................	Bleu clair.
— d'argent...................	Jaune citron.
— de zinc....................	Jaune citron.

Les blocs sectionnels s'obtiennent à l'aide d'une plaque d'or que l'on commence par estamper et que l'on munit d'un rebord autour de la crête alvéolaire; on s'en sert pour modeler le corps dont nous donnons plus loin les divers composés. Une fois que ces blocs se sont solidifiés, on les laisse sécher, puis on les façonne et on les sculpte, avec un instrument d'acier ou un canif, suivant la forme que l'on veut donner aux dents, en ayant bien soin de ne pas les faire éclater dans l'état de sécheresse où ils sont; alors on introduit les broches de platine, pendant que les blocs sont placés sur les plaques d'argile réfractaire, reposant sur leur bord inférieur, de telle façon que la partie qui s'adapte à la plaque vienne seule en contact avec le silex pulvérisé dont l'argile est recouverte. Ces blocs se font d'ordinaire en trois sections lorsqu'ils doivent entrer dans la formation de dentiers complets; une pour les quatre incisives et les canines, et deux pour les bicuspides et les molaires, chacun de ceux-ci comprenant deux bicuspides et deux molaires.

(1) Richardson's « *Mechanical Dentistry.* »

Composition pour le corps de dents en blocs.

1.	Feldspath de Delaware,...	373 gr.
	Silice....................	75
	Kaolin..................	11,50
	Titanium	1,15 à 2,30
2.	Feldspath	500 gr.
	Silice	109
	Kaolin..................	15,50
	Titanium................	1,30 à 3,90
3.	Feldspath	373 gr.
	Silice...................	75
	Kaolin...................	18,60
	Titanium................	1,50
4.	Feldspath	248 gr.
	Silice...................	46,50
	Kaolin..................	6,20
	Titanium................	1,40
5.	Feldspath..............	62 gr.
	Silice...................	12,40
	Kaolin	3,10
	Titanium	0,25

Émail bleu grisâtre pour les dents de porcelaine en blocs.

1.	Feldspath	62 gr.
	Éponge de platine.......	0,016
	Oxyde d'or.............	0,032
2.	Feldspath	62 gr.
	Éponge de platine	0,032
	Oxyde d'or.............	0,032
3.	Feldspath..............	62 gr.
	Éponge de platine........	0,048
	Oxyde d'or.............	0,032
4.	Feldspath	62 gr.
	Flux...................	1,50
	Éponge de platine........	0,032

Émail jaune.

1.	Feldspath..............	62 gr.
	Titanium...............	0,64
	Éponge de platine.......	0,032
	Oxyde d'or.............	0,032

2.	Feldspath	62 gr.
	Titanium	0,90
	Éponge de platine	0,032
	Oxyde d'or	0,032
3.	Feldspath	62 gr.
	Titanium	1,03
	Éponge de platine	0,032
	Oxyde d'or	0,032
4.	Feldspath	62 gr.
	Flux	1,30
	Titanium	0,65

Émail bleu grisâtre.

1.	Feldspath	31 gr.
	Fritte bleue	0,32
	Feldspath	31 gr.
	Fritte jaune	0,25
	Mixture d'or	1,30

Composition et préparation des émails pour gencive.

1.	Fritte à gencive n° 1	4^{gr},65
	Feldspath	14 à 18,60
2.	Fritte à gencive n° 2	4^{gr},65
	Feldspath	4,65 à 28

On préfère le feldspath de Boston à cause de sa plus grande
fusibilité. Le flux se compose de

Silex	124 gr.
Borax	31
Sel de tartre	31

Ces substances sont réduites en poudre impalpable et tassées
au fond d'un creuset propre, de couleur claire. Puis au sommet de ce creuset on adapte une plaque d'argile réfractaire
qu'on lutte avec du kaolin.

On expose le tout à la chaleur d'un fourneau jusqu'à fusion
complète du contenu, puis on retire le creuset, et aussitôt
qu'il s'est refroidi on le brise, on enlève avec soin toutes les

particules étrangères ou les portions de couleur altérée, et l'on pulvérise le reste parfaitement.

La fritte bleue se compose de feldspath 1/2 once, d'éponge de platine 6^{gr},20.

Ces substances se réduisent en poudre très-fine; l'on en fait une petite boule avec de l'eau, et on la fond très-légèrement sur une plaque à la chaleur du fourneau. On l'étonne ensuite en la plongeant dans l'eau pendant qu'elle est encore chaude, et une fois sèche on la pulvérise très-fin.

La fritte jaune s'obtient par le même procédé avec 15 grammes de feldspath et de 3,10 de titanium mélés intimement.

Le mélange d'or se fait en dissolvant huit grains d'or pur dans de l'eau régale et en y ajoutant 19^{gr},30 de feldspath très-finement pulvérisé. Quand ce composé est presque sec, on le roule en sphère que l'on fond sur une plaque pour le réduire ensuite en poudre grossière.

[C'est ici le lieu de parler du genre de travail connu sous le nom de plaques avec gencive continue. C'est à Delabarre que revient l'idée première d'unir des dents de porcelaine à une base métallique au moyen d'une composition siliceuse fusible, mais le composé de cet auteur exigeait une température trop élevée pour fondre complétement (2066° C. suivant le docteur Locke). Ce procédé, tel qu'il est appliqué aujourd'hui, consiste essentiellement en une pâte siliceuse de composition analogue (mais d'une fusibilité plus grande) à celle dont sont faites les dents minérales, et qu'on applique autour de la base et des points d'attache des dents préalablement soudées sur une plaque de platine très-pure, puis que l'on fond à la température d'environ 1205° C. Son nom lui vient de ce que, à l'inverse des dents en blocs ou des dents à gencive isolées, la pièce présente une gencive continue non interrompue en dehors de la crête alvéolaire.]

Ce genre de dentiers donne des résultats très-beaux et très-utiles, mais il exige beaucoup de soins, des commodités spé-

ciales et une expérience considérable pour arriver à un état
satisfaisant, puis quand le travail est terminé de manière à
ravir le chirurgien dentiste, il n'est pas estimé par la personne
pour qui il a été préparé, à cause principalement de son poids
extrême. Ces remarques s'appliquent surtout à ce pays, où
l'instruction des malades n'est pas à la hauteur des ressources
et de la capacité du praticien ; aussi ce genre de travail se
fait-il ici rarement, si on le compare avec les États-Unis par
exemple. Là il est beaucoup plus à la mode, d'une part, probablement, parce que c'est dans cette contrée qu'il a été inventé, et d'autre part aussi par suite de la plus grande bonne
volonté des malades américains, qui consentent à endurer de
l'incommodité et même un désagrément passager, pour obtenir un résultat parfait.

C'est au Dr Allen (1) que revient l'honneur de cette invention, aussi emprunterai-je les propres expressions dont s'est
servi l'auteur pour décrire l'opération et telles que les rapporte
l'ouvrage du Dr Richardson.

Mode de procéder du Dr Allen. — Les descriptions suivantes empruntées au Dr Allen représentent un exposé clair
et précis des manipulations qu'il exécute pour la construction
des dentiers artificiels avec gencives continues.

« La plaque ou base se compose de platine ou de platine et
d'iridium. Lorsqu'elle a été adaptée convenablement à la bouche et qu'on y a placé la cire pour prendre l'articulation
comme avec les plaques ordinaires, on y dispose les dents sui-

(1) Comme nous le disions plus haut, le véritable inventeur de ce genre
de travail est Delabarre ; on en trouvera la description dans un ouvrage
publié par lui, à Paris, en 1820 : « *Traité de la partie mécanique de l'art
du chirurgien-dentiste* ». Les prétentions du Dr Allen ont donné lieu à une
foule de procès et ont provoqué une grande agitation en Amérique, il y a
une vingtaine d'années. Aujourd'hui, il paraît prouvé que la formule publiée par M. Allen lui avait été vendue par un pauvre potier allemand,
dont il avait exigé le secret. Telle est du moins l'opinion de M. Robert
Hepburn (*Monthly Review of Dental Surgery*, vol. I, n° 8.)

(Note du traducteur.)

vant les exigences particulières du cas. Puis on les recouvre
d'une mince couche de plâtre détrempé dans l'eau en consistance de crême. Lorsque cette couche s'est bien solidifiée, on
la recouvre ainsi que la plaque d'une seconde un peu plus
épaisse et plus plastique que la première et composée de plâtre
et d'asbeste délayés avec de l'eau. Un moyen commode d'appliquer ce revêtement secondaire consiste à renverser le mélange du vase sur une plaque d'étain ayant de $0^m,10$ à $0^m,12$
de côté, de manière à former un cône dans lequel on enfonce
doucement la plaque avec les dents dirigées en haut, jusqu'à la
distance de $0^m,025$ au plus de la plaque d'étain. Puis avec une
spatule on relève le mélange sur les dents pour leur constituer
une enveloppe incapable de se gercer dans l'opération de la
soudure. On peut se servir de sable pour mélanger avec le
plâtre dans cette opération, mais je crois l'asbeste préférable.

« Quand le revêtement a pris une dureté suffisante, on enlève la cire et l'on adapte un rebord de platine au côté lingual
des dents, au-dessous des broches ainsi qu'à la plaque fondamentale. Cela fait, on recourbe les broches des dents sur le
rebord et on les soude avec de l'or pur, ou avec un composé
d'or et de platine, en même temps que le rebord est soudé à
la plaque. Ce rebord, qui forme la doublure intérieure des
dents, a d'ordinaire à peu près l'épaisseur de la plaque, sur
laquelle celles-ci sont fixées, c'est-à-dire, qu'elle répond aux
n°s 28 ou 30 (du calibre américain); mais, lorsque le cas réclame une force plus qu'ordinaire, on doit se servir d'un rebord d'une épaisseur double ou triple. Cette précaution peut
devenir nécessaire dans les cas où les dents molaires naturelles
ont une implantation solide dans la mâchoire opposée et
doivent résister à la pièce artificielle ou lorsqu'un effort exa-
géré est amené à porter sur les dents artificielles. Pour arriver
à de bons résultats, le dentiste a besoin de prendre en considération toutes les circonstances ou conditions de chaque cas
particulier, et l'exécution du travail réclame l'exercice de son
meilleur jugement.

« En soudant le platine avec de l'or pur, les surfaces plates
de ce métal doivent être amenées en contact positif pour
s'unir solidement. Aussi lorsqu'on monte les dents sur une
plaque de ce genre, la doublure ou rebord interne doit être
un peu plus large que l'intervalle qui sépare les broches des
dents de la plaque, c'est-à-dire qu'il faut lui donner de 0^m,003
à 0^m,006. Cet excédant du rebord sera courbé à angle droit le
long de la base des dents, de manière à se trouver pressé sur
la plaque après que le rebord aura été ajusté sur les dents et
les broches seront solidement abaissées sur lui. De cette façon,
on arrivera à mettre en contact les surfaces plates du rebord
et de la plaque pour les souder ensemble. En même temps on
soudera les broches dentaires au rebord. Une fois les parties unies de la sorte, elles se maintiendront dans cet état
pendant les cuites ultérieures ; tandis que, si l'extrémité du
rebord seul s'ajustait à la plaque et était soudé comme les
pièces d'or et d'argent, les températures auxquelles on va soumettre le métal pour cuire le corps et la gencive, détermineraient l'absorption de l'or par le platine et laisseraient les
joints non unis. Mais pourquoi, demanderez-vous peut-être,
n'emploie-t-on pas la soudure d'or ordinaire dans ce genre de
travail ? C'est parce que l'alliage contenu dans la soudure altérerait beaucoup la couleur de l'émail gingival pendant la
cuisson. Le cuivre lui ferait prendre une teinte verdâtre et
l'argent lui communiquerait une nuance jaune. Bien que l'or
exige pour se fondre une chaleur plus intense (1100° C. environ) que la soudure d'or ordinaire, cependant une fois fondu,
il coule beaucoup plus facilement que la dernière. La meilleure
manière de souder les dents à la plaque de platine consiste à
placer de petits fragments d'or sur les joints ou parties à assujettir, avec de la poudre de borax mouillée, puis à introduire
lentement la pièce munie de son revêtement dans un moufle
chauffé et de porter tout l'ensemble à la chaleur rouge ; cela
fait, on retire la pièce du fourneau et on l'amène rapidement
sous le chalumeau pour fondre l'or. Par ce procédé les dents

ne courent pas le risque d'être altérées comme elles y sont exposées lorsque la soudure se fait dans le fourneau.

« Une fois la pièce soudée et refroidie, on enlève le revêtement placé sur les dents, en ayant la précaution de ne pas briser la base de cette enveloppe qui devra servir à porter la plaque pendant les cuissons ultérieures du corps et de l'émail gingival.

« Toutes les particules de plâtre ou autres matières étrangères, doivent être détachées des dents et de la plaque à l'aide de la brosse et de lavages complets. Il est bon de plonger la pièce pendant quelques minutes dans l'acide sulfurique, puis de la rincer et de la brosser parfaitement avec de l'eau. Cela fait, on applique sur les dents et sur la plaque (à l'aide de spatules ou de petits instruments spéciaux) un composé minéral incolore, amené à l'état plastique et qu'on appelle le corps. Puis on le sculpte de manière à lui faire représenter la gencive, le palais et les rugosités de la bouche, en ayant soin de conserver les couronnes dentaires bien définies. La pièce remise sur la base qui la portait pendant l'opération de la soudure, on place le tout sur une plaque d'argile en face de l'un des moufles supérieurs du fourneau chauffé et, toutes les huit ou dix minutes, on l'enfonce dans le moufle en la faisant avancer chaque fois de $0^m,05$ à $0^m,10$ jusqu'à ce que la pièce soit arrivée au centre de ce dernier, qui doit être à la chaleur rouge. Puis on la retire pour la placer dans un moufle de l'étage inférieur où la température est plus intense et dans lequel le corps ne tarde pas à devenir semi-vitrifié, action suffisante pour la première cuite. A ce moment, on la retire et on la porte (avec la plaque sur laquelle elle reposait dans le four) dans un moufle en voie de refroidissement, dont on a la précaution de fermer l'orifice, pour que le changement de température ne soit pas trop rapide, ce qui donnerait de la fragilité aux dents. Quand la pièce est assez refroidie pour se laisser manier, on procède à une seconde application du corps, destinée à réparer tous les défauts qui ont pu résulter de la cuisson; puis on introduit, comme la première fois, la pièce d'abord dans le moufle supérieur, ensuite dans l'inférieur, en laissant la seconde cuite prendre un peu plus de dureté que la précédente, mais pas assez cependant pour qu'elle devienne brillante. Enfin on la retire pour la faire refroidir comme nous l'avons dit ci-dessus.

« Vient l'application d'un composé couleur chair, que l'on nomme émail gingival. On rend également ce composé plastique en le délayant avec de l'eau, on en étale une couche mince sur le corps, et autour des dents on en tasse une portion que l'on sculpte avec de petits instruments *ad hoc*, en ayant soin de conserver les couronnes dentaires nettes et bien définies. On se sert de petits pinceaux de poils de chameau imbibés d'eau pour fixer l'émail gingival ainsi que le corps plus intimement autour du collet des dents; d'autres pinceaux secs servent également à enlever toutes les particules du corps, de l'émail ou d'autres substances des couronnes dentaires.

« Après l'application de l'émail gingival, on soumet de nouveau les pièces à la chaleur du fourneau comme nous l'avons exposé pour la cuisson du corps, avec cette différence que la température doit être un peu plus intense que pour chacune des cuites précédentes. Cette fois la chaleur doit être assez forte et assez vive pour produire l'aspect lisse et brillant que réclame l'émail. Ces différents degrés de température pour la première, la deuxième et la troisième cuissons demandent à être observés avec soin pour obtenir une trempe égale dans la pièce et ainsi l'empêcher de se briser, de se gercer pendant le refroidissement.

« Une fois l'émail parfaitement fondu, on retire la pièce du moufle chauffé pour la porter dans un autre, en dehors du fourneau. Il importe que ce dernier soit bien chaud avant d'y placer le dentier, afin de prolonger l'opération du refroidissement; car on rendrait la pièce plus fragile si on la refroidissait trop brusquement. Il est bon de la laisser dans le moufle à refroidir, avec l'orifice de celui-ci fermé, plusieurs heures avant de l'exposer à l'air. Avec la précaution de cuire la pièce dans la soirée, on la trouvera le lendemain matin dans l'état convenable pour la finir.

« Cette dernière opération consiste simplement à égaliser et polir la plaque et à en brunir le rebord. Cela fait, la pièce sera prête à ajuster dans la bouche. Dans la cuisson, il faut apporter beaucoup de soin pour que le dentier ne soit pas altéré par la flamme du gaz. On parvient à éviter cet inconvénient en laissant le gaz s'échapper entièrement du charbon ou du coke en ignition dans le fourneau avant d'introduire la pièce dans le moufle. La présence du gaz est indiquée par la flamme bleue qui s'échappe du charbon. Quand le feu devient clair, on peut alors mettre le dentier à cuire dans le moufle (comme nous l'avons dit plus haut) sans courir aucun risque. Le charbon d'anthracite est celui qui convient le mieux pour cette opération, parce qu'il entretient une chaleur plus longue et plus forte que le coke. La houille ne saurait convenir à ce genre de travail à moins d'avoir été préalablement convertie en coke.

« Souvent il arrive que les gencives naturelles se modifient plus ou moins après l'insertion du dentier. Dans ce cas, il faut prendre une nouvelle empreinte de la bouche et s'en servir pour former un moule fusible. Plaçant alors le dentier sur cette matrice, l'on voit immédiatement quels sont les points où sont survenus des changements et, pendant que la pièce repose dans le moule, on enlève des éclats sur la gencive artificielle à l'aide d'un ciseau et d'un petit marteau. Quant à la plaque de platine, grâce à sa mollesse, elle se laisse très-exactement réadapter au moule avec un brunissoir, un marteau et un petit chassoir construit exprès. Il ne reste plus qu'à réappliquer une nouvelle couche de corps dans les points où la plaque a été réparée, puis à recuire, refroidir, émailler et recuire de nouveau la pièce — en suivant toujours les conseils que nous avons exposés en détail à propos de la construction des pièces nouvelles.

« Lorsqu'une dent vient à se briser (accident que détermine rarement l'usage du dentier dans la bouche), on peut la remplacer par une autre, en usant sur la meule la partie restante de la dent cassée, ainsi que la gencive qui recouvre la racine, et en en adaptant une seconde à la place. Cette nouvelle dent n'a pas besoin d'être soudée au rebord interne; il suffit de creuser une petite échancrure ou sillon dans l'émail qui recouvre le côté lingual du rebord pour y adapter la broche de la dent. La broche reposant dans le sillon, on la recouvre avec le corps; celui-ci s'applique en même temps autour de la base de la dent; une fois ce corps cuit, l'organe sera solidement assujetti à la place de la dent brisée. On peut replacer de cette façon un nombre quelconque de dents. Désire-t-on changer la position d'un ou plusieurs de ces organes, veut-on leur donner plus de longueur, on y parvient encore en suivant le procédé que nous venons de décrire; toutefois, on devra avoir en outre la précaution bien simple de presser de la cire ramollie sur la face interne des dents et sur la voûte palatine du dentier avant d'enlever les dents défectueuses; — cette cire servira de guide pour indiquer l'étendue de la modification que réclament les parties, aussi bien que pour maintenir les dents en position pendant qu'on les ajuste au dentier de la manière que l'on désire. La cire ne tarde pas à durcir et se laisse facilement enlever à mesure que chaque dent, usée à la meule, est adaptée à la place convenable.

« Quand les dents ont été ainsi successivement ajustées, les broches de chacune reposant dans les sillons qu'on leur a préparés, avec la cire placée à l'intérieur pour maintenir les dents dans la position voulue, on entoure de corps la base des organes nouveaux, que l'on sculpte, que l'on façonne et que l'on brosse de manière à avoir des couronnes nettes et bien définies. Cela fait, on détache la cire de la pièce avec précaution, l'on ajuste de nouveaux corps autour des dents à leur face interne et l'on remplit les sillons de manière à recouvrir les broches, puis l'on recommence à façonner, à sculpter, etc., comme on l'a déjà fait tout à l'heure, pour donner à cette partie la forme désirée. Alors, si les dents sont un peu écartées les unes des autres et que l'on veuille les conserver dans cette position, on prend un petit fragment d'asbeste et on l'insinue doucement entre les dents à leur extrémité tranchante ; cette sorte de coin les empêchera de se rapprocher pendant la cuisson du corps. La pièce est alors prête à aller au four, mais il faut se garder de lui donner par la cuisson assez de dureté pour que le corps nouvellement appliqué prenne un aspect brillant ; il doit se rapprocher plutôt de l'apparence du marbre de Paros.

« Cette opération terminée, on la retire du fourneau et on la transporte dans le moufle à refroidir, comme nous l'avons décrit ci-dessus. Quand elle est devenue assez froide, on y applique l'émail gingival que l'on cuit à une chaleur vive jusqu'à ce qu'il devienne poli et brillant. Pour empêcher la gencive ancienne de blanchir ou de prendre une coloration plus claire à la suite de ces cuissons répétées, on a la précaution d'étaler légèrement, à l'aide d'un pinceau, une couche très-mince de nouvel émail gingival sur toute la surface émaillée de la pièce. L'émail ainsi réappliqué doit être délayé avec de l'eau en pâte très-claire, de manière à couler également sur la surface, quand on l'étale avec le pinceau de poils de chameau. Cette application se fait avant la dernière cuisson, afin que le tout puisse fondre en même temps. L'expérience et le jugement sont indispensables pour arriver à de bons résultats pratiques. Ainsi, par exemple, si le corps n'avait pas été sculpté avec le soin voulu, la forme et la nuance de la gencive et du palais ne paraîtraient pas naturelles après l'achèvement du travail ; si l'émail avait été appliqué trop épais, il produirait une couleur rouge foncé ; trop peu consistant, il donnerait une coloration trop faible ; s'il avait pris trop de dureté par la fusion, il serait exposé à se briser ou à se fendiller ; tandis qu'il serait rugeux ou granuleux s'il n'était pas assez dur. La pièce a-t-elle reçu l'action de la flamme pendant la cuisson, elle deviendra poreuse et d'une couleur bleuâtre. D'autre part, les dents des différentes personnes ne varient pas moins que les traits de la face et présentent bien des expressions particulières. Aussi, dans la construction des dentiers artificiels, le praticien doit-il choisir et disposer les dents en se référant à chaque cas individuel. Il importe de varier la longueur, le volume, la forme, la nuance et la position des dents pour faire face à toutes les différentes exigences physiognomoniques qui se rencontrent dans la pratique dentaire.

« Le genre de travail dont nous nous occupons a en outre le grand avantage de permettre la restauration de la face dans les cas où les muscles se sont affaissés ou affaiblis par suite de la perte des dents et de la résorption consécutive des bords alvéolaires (1). Ici encore l'habileté artistique du dentiste est appelée à contribution. Il doit étudier la face de son malade comme l'artiste étudie son tableau, car il déploie son talent non sur la toile, mais sur les traits vivants de la face ; et le tableau vivant, qui reflète les émotions mêmes du cœur, est bien plus important que la forme inanimée qui se peint sur la toile. Il lui importe de connaître l'origine et les insertions de chacun des muscles qui entrent dans la composition de la face pour savoir quels sont ceux qu'il faut relever, sous peine de s'exposer à amener la distorsion des traits au lieu de les restaurer. Cette amélioration consiste à établir sur le dentier des saillies de forme et de dimensions capables de ramener chaque muscle ou portion déprimée de la face à sa plénitude originelle ; et quand ces saillies reçoivent la forme

____

(1) Harris fait remarquer que cet affaissement des joues ne saurait se réparer complétement à l'aide des dentiers ordinaires ; car si l'on donnait aux molaires une largeur insolite, l'effort de la mastication porterait en dehors de la crête alvéolaire, et les dents ne trouveraient plus alors en elle un point d'appui suffisant.

(Note du traducteur.)

convenable, elles échappent à l'observateur le plus minutieux. Chez beaucoup de personnes, il est quatre points de la face que les dentiers ordinaires ne sauraient restaurer, savoir : un de chaque côté au-dessous de l'os jugal ou malaire, et deux autres situés à droite et à gauche de la base du nez, dans une ligne se dirigeant vers la partie antérieure de l'os jugal.

«L'étendue de cette dépression varie chez les différents sujets, en raison de leurs tempéraments. Lorsque c'est le tempérament lymphatique qui prédomine, l'altération n'aura pas d'importance ; chez les personnes nerveuses ou sanguines elle peut être très-considérable. Les muscles situés de chaque côté de la face et qui appuient sur les dents molaires ou postérieures sont le grand zygomatique, le masséter et le buccinateur. La perte des dents en question amène l'enfoncement de ces muscles. Les muscles qui concourent le plus à la conformation antérieure de la face sont le petit zygomatique, l'élévateur de la lèvre supérieure et de l'aile du nez et l'orbiculaire des lèvres.

« Ceux-ci reposent sur les dents de devant, sur les canines et les bicuspides qui, une fois perdues, laissent les muscles se déprimer et altérer ainsi la forme et l'expression de la bouche.

« L'application des dents antérieures remédiera en grande partie à l'affaissement des lèvres, mais il est deux muscles à la partie antérieure de la face qui ne sauraient, dans bon nombre de cas, se ramener ainsi à leur position primitive : l'un est le petit zygomatique qui part de la partie antérieure de l'os malaire et va s'insérer dans la lèvre supérieure au-dessus de l'angle de la bouche ; l'autre est l'élévateur, qui naît de l'apophyse nasale et du bord de l'orbite au-dessus du trou sous-orbitaire pour se terminer dans l'aile du nez et la lèvre supérieure.

« Les saillies dont nous parlions plus haut, appliquées à ces quatre points de la face, au-dessous des muscles que nous venons de décrire, redonneront à la face son apparence et son ampleur primitives en faisant disparaître les dépressions produites du côté de la lèvre supérieure et des joues. Lorsque l'habileté et le jugement président à toutes les parties de l'opération, on arrive à des résultats non moins agréables qu'utiles. »

SECTION VIII

DENTS A PIVOT.

[Pour ne pas détourner trop longtemps l'attention du lecteur de la plaque que nous avons laissée prête à recevoir les dents, dont nous venons d'étudier la composition et le mode de fafrication, nous préférons différer l'exposé de l'application des dents à pivot pour poursuivre l'ordre des opérations que réclament les dentiers montés sur plaques d'or. Nous passons ainsi à la section IX.]

SECTION IX

CHOIX ET ADAPTATION DES DENTS MINÉRALES.

C'est ici plus qu'en aucune partie de son œuvre que le chirurgien-dentiste trouve vraiment l'occasion de déployer la rectitude de son jugement et son sentiment artistique.

La nature demande à être imitée, mais non servilement copiée. Sans oublier l'utilité, il ne faudrait pourtant pas lui sacrifier l'apparence et la beauté : mais, avant tout, il importe de songer aux services que les dents rendent à l'économie. Chacune des conditions voulues peut s'accomplir par l'exercice des facultés auxquelles nous avons fait allusion en commençant ce chapitre.

Dans les cas partiels, il importe par-dessus tout que la forme et la texture des dents soient reproduites dans leurs substituts artificiels, aussi bien que les simples qualités de couleur et de nuance. Les premières sont les indices de l'individualité, les dernières ne sont qu'une pure affaire de tempérament et sont sujettes à variation dans l'organe naturel.

La reproduction des difformités qui existaient dans la bouche par suite de malformation ou d'irrégularités dentaires est un point délicat et qui demande de la réflexion. Après s'être donné beaucoup de mal pour rester fidèle à la nature, combien trouverait-on de personnes assez instruites pour apprécier les difficultés qu'il a fallu surmonter et le mérite de l'œuvre? Lors donc qu'on veut imiter les défauts des organes naturels dans les dents artificielles, il faut le faire avec beaucoup de soin et de discrétion, car le même degré de déplacement qu'offraient par exemple les dents latérales dans l'arrangement originel ne serait pas toléré dans la reproduction.

Dans le choix des dents pour les cas partiels, nous avons naturellement, pour nous guider sur la forme et la nuance les dents restantes; mais, quand on a affaire à des mâchoires complétement édentées et que l'on n'a pas eu l'opportunité de voir quelques-unes des dents naturelles du sujet, il faut se régler dans son choix sur le volume et la forme des gencives et ensuite sur le tempérament et les traits caractéristiques du malade. On peut poser en thèse générale qu'il vaut mieux employer des dents artificielles de dimensions un peu inférieures à celles des organes naturels (1). Dans l'application d'une série entière, l'adoption de cette règle donne un résultat plus agréable que ne le ferait l'usage de dents volumineuses, alors même qu'elles seraient naturelles.

Laissons ces généralités pour aborder des considérations plus spéciales.

Manière d'ajuster et d'assujettir les dents pour les cas partiels.—Quelque soin qu'on ait apporté au choix des dents, il est bien difficile qu'elles arrivent à s'adapter dans leurs positions respectives, sans qu'on soit obligé de les user dans une certaine mesure sur le tour, muni de la roue de corindon. Lorsque les racines restent dans le maxillaire, ou que l'on ne constate qu'une légère résorption, on doit ajuster sur la gencive les bords antérieur et latéraux de la dent, mais la portion restante peut reposer sur la plaque. A-t-on un chicot à ajuster, il faut avoir soin de le réduire avec la lime au niveau de la gencive; sur le modèle de plâtre, on recouvrira la portion correspondante avec un mélange de résine et de cire en solution (si le modèle n'a pas été trempé) de façon qu'elle puisse résister à l'usure, dans les essais qu'on devra faire pour l'adap-

---

(1) De même pour la nuance, si elle doit pécher, il vaut mieux que ce soit par excès; une nuance un peu trop foncée est préférable à une teinte trop claire. *(Note du trad.)*

tation de la dent. Pour peu que la surface de cette partie fût altérée, la dent artificielle vacillerait sur le chicot lorsqu'elle serait dans la bouche, et, s'il n'en était pas ainsi, elle ne tarderait pas à se casser par suite de la pression exagérée qu'elle aurait à supporter.

Mais quand les dents n'ont à reposer que sur la gencive, les racines ayant été extraites, il est bon de gratter légèrement le modèle de plâtre à ce niveau, de façon qu'après l'adaptation de la plaque dans la bouche les dents artificielles se mettent en contact parfait avec les gencives.

Quant à l'ajustement des dents dans le cas d'articulations irrégulières, il est difficile de donner des conseils capables de rendre beaucoup de service dans la pratique. Pour les cas partiels, l'ajustement des organes situés à la partie antérieure de la bouche exige qu'on sacrifie le plus souvent l'utilité à l'apparence ; mais quand il s'agit de la région masticatoire, je n'hésite pas à renverser la proposition et à sacrifier l'apparence à l'utilité. Ce sont deux points sur lesquels il importe de se faire des principes absolus, sans en dévier jamais ; si l'on obéit une fois à la volonté et aux caprices des sujets, adieu le repos de l'esprit et la paix de la conscience ; mieux vaut perdre un client que de se soumettre au désagrément qu'amène fatalement la condescendance aux suggestions des malades ou l'accomplissement de leurs désirs lorsqu'ils sont contraires à la manière de voir du praticien.

Il est quelquefois désirable d'élever légèrement l'articulation (c'est-à-dire de ne pas laisser le patient fermer la bouche autant qu'il le faisait autrefois) ; cette modification doit se faire avec le plus grand soin et dans une mesure très-limitée, sous peine de produire beaucoup de gêne et, dans le cas où il resterait encore quelques dents dans la bouche, de provoquer un dommage irréparable en détruisant le parfait antagonisme de ces organes. Toutefois, quand les dents postérieures aux incisives des mâchoires supérieure et inférieure sont absentes, que les dents de devant sont usées et que les incisives supérieures sont poussées en avant par la pression qu'elles ont à supporter, on retirera un grand avantage en élevant l'articulation au fond de la bouche, à l'aide du dentier artificiel, dans une mesure suffisante pour soulager la pression exagérée qui s'est exercée à la partie antérieure.

Lorsque les dents ont été adaptées au modèle et fixées sur la plaque au moyen d'un mélange de résine et de cire, il faut les essayer dans la bouche et faire immédiatement toutes les modifications qui seraient nécessaires, parce qu'une fois soudées, il serait difficile de les rajuster (1).

(1) [Les dents qui se montent sur plaques se fabriquent selon trois formes différentes : les dents simples, les dents à gencives et les pièces sectionnelles. Ces dernières ont l'avantage de ne présenter que peu de jointures, mais elles sont moins faciles à réparer et n'ont pas une application aussi générale; comme les dents à gencives, elles-ne conviennent qu'aux cas où la résorption s'est étendue assez loin pour admettre l'excédant que présente la gencive artificielle. Aux points de vue de la force, de la durée et de la facilité de réparation, les dents simples sont supérieures aux autres; elles s'adaptent aussi plus facilement à la plaque.

A quelque genre que l'on s'arrête, il faut user les dents avec les roues de corindon, de manière à arriver à une adaptation parfaite et les disposer sur la plaque, de telle sorte que, dans les dentiers complets, elles rencontrent au même instant les organes correspondants dans toute l'étendue de l'arcade et que, dans les séries partielles, les dents naturelles touchent leurs antagonistes plus énergiquement que les dents artificielles. On obtient ces résultats à l'aide d'une articulation exacte.

Lorsqu'on dispose les dents d'une série complète soit pour un dentier supérieur, soit pour les deux mâchoires, il faut ajuster les molaires de façon que les tubercules internes ou palatins se rencontrent avant les tubercules externes, autrement la pression ferait jouer la plaque et la relâcherait. Pour la même raison, les molaires et les bicuspides supérieures ne doivent pas se poser de manière que la force de la mastication porte en dehors de la crête alvéolaire. On aura encore soin de laisser un petit espace entre la dernière dent de chaque mâchoire dans les cas où la couronne de la molaire inférieure regarde en avant, avec son bord postérieur un peu plus élevé que l'antérieur.

Les roues de corindon destinées à l'usure des dents minérales réclamée pour leur adaptation varient de $0^m,012$ à $0^m,075$ ou $0^m,10$ de diamètre ; elles doivent avoir beaucoup de mordant, être tenues constamment humides et

Revêtement de plâtre et de sable ou d'asbeste. — Dans l'emploi de dents *plates* certains praticiens se servent des deux dernières substances en n'ajoutant que la quantité de plâtre suffisante pour donner de la cohésion aux autres matériaux ; il faut les mélanger de manière à obtenir une pâte assez ferme que l'on place sur une surface lisse avec un carré de papier interposé, afin de pouvoir l'enlever facilement ; on y enfonce alors légèrement la plaque avec les dents fixées sur elle de manière que toute la face inférieure soit bien supportée, et l'on entoure les dents du côté de leur face labiale du mélange de plâtre et de sable de façon à laisser autour d'elles une épaisseur d'environ 0^m, 012 de pâte, après que cette couche a été façonnée.

Dès que celle-ci est devenue assez dure pour se laisser manier, on enlève complétement le mélange de résine et de cire et l'on adapte les supports (*backings*, dos) aux dents et à la plaque. Un procédé usité en Amérique consiste à retirer les dents de leur revêtement avec précaution et à y adapter les *dos*. La pratique la plus suivie en Angleterre, c'est de fixer les dos des dents après les avoir assujetties à la plaque, mais avant de les revêtir de plâtre, et, selon moi, cette méthode est préférable ; quoi qu'il en soit, le support doit être un peu plus mince que le métal employé pour la plaque, et il faut lui

tourner du côté de l'opérateur. On a généralement de la tendance à leur imprimer un mouvement trop rapide et à appuyer trop fortement la dent contre elles. Le premier défaut nuit plutôt qu'il ne sert à l'action de la roue ; le second fait courir le risque de voir la dent s'échapper des doigts et s'oppose à la délicatesse de toucher nécessaire à l'ajustement de l'organe.

Pour adapter les dents, de quelque genre qu'elles soient, aux courbures de la plaque, il faut recourir à des roues très-petites ; pour user les bords des dents à gencives et des pièces sectionnelles, le corindon doit être de grain très-fin ; pour former les joints, une roue de 0^m,075 de diamètre est très-utile ; sa face externe doit être très-plate, et dans son mouvement de rotation il faut qu'elle reste parfaitement perpendiculaire à l'axe de rotation. Une fois réduite par l'usage à un petit diamètre, cette roue a plus de valeur parce qu'elle peut agir sur des courbes inaccessibles à de plus grandes.]

donner de la rigidité en y ajoutant du platine sous forme d'alliage.

Les trous destinés à recevoir les deux rivets de chaque dent peuvent se faire avec le foret, à l'emporte-pièce ou à l'aide des béquettes dont la forme est représentée dans la figure 72.

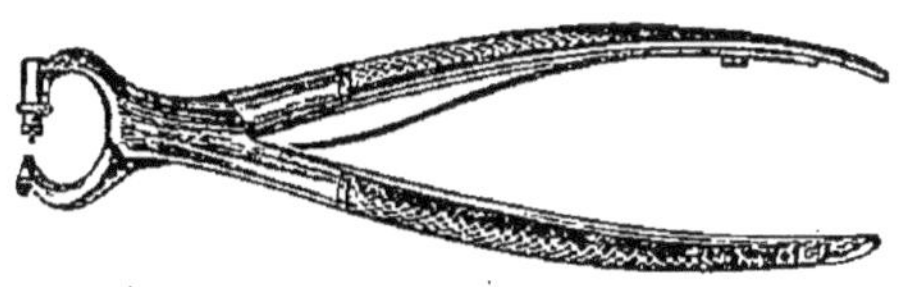

Fig. 72.

Ces pinces spéciales se construisent aujourd'hui de façon à permettre de renouveler autant qu'il est nécessaire les broches coupantes. Il suffit, pour exécuter ce changement, de dévisser la douille mobile, et de repousser la broche par la partie postérieure. Les broches sont aplaties à l'extrémité opposée pour les empêcher de tourner ou de s'échapper, et, une fois que la douille est vissée complétement dans la tête des pinces, l'assujettissement de la broche est assuré.

Quand on a adapté la plaque au dos de la dent, on fend les rivets avec une échoppe et on étale les divisions à l'extérieur; une fois tous les dos ajustés d'une manière satisfaisante, les joints doivent être renforcés au moyen de fil d'or fin que l'on coupe de la largeur de la dent et que l'on recourbe de manière à l'adapter exactement à la base du support, ce qui augmente la force de la pièce en lui donnant de la roideur et de la solidité. Quand l'articulation l'exige, on peut construire et souder aux supports des *boîtes* métalliques; toutefois en thèse générale il vaut mieux dans les cas semblables employer des dents qui offrent par elles-mêmes une surface de mastication. Les choses ainsi disposées, après avoir parfaitement nettoyé les rivets, on les recouvre de borax délayé dans l'eau partout où il est nécessaire de faire couler la soudure. Le borax peut se préparer en le frottant avec de l'eau sur un morceau d'ardoise ou de porcelaine jusqu'à ce que le liquide arrive à une consistance crémeuse.

[Il importe d'employer de l'eau distillée ou de pluie, l'eau dure rend la soudure impure et lui nuit dans une certaine mesure ; l'ardoise pour frotter le borax a le même inconvénient. Il faut se garder de mettre une trop forte proportion de borax ; il en faut moins pour l'or que pour l'argent. Quant au maniement de la chaleur, voyez les conseils que nous avons donnés au chapitre III.]

La soudure doit se placer avec soin dans tous les points qui en réclament, de manière à ne pas avoir besoin d'en ajouter lorsqu'on a chauffé la pièce ; après avoir tout disposé convenablement on met la pièce dans un fourneau à main et on la chauffe graduellement ; on peut alors enlever le couvercle du fourneau et appliquer la chaleur à l'aide du chalumeau jusqu'à ce que la masse prenne une couleur rouge clair ; en ce moment, en dirigeant bien la flamme du chalumeau, on fera couler la soudure dans toutes les directions voulues. Au lieu de ce mode d'opérer, on peut encore retirer du polastre la pièce revêtue du plâtre lorsqu'elle a pris une température suffisante et la placer sur une plaque de charbon (entourée de plâtre de Paris), puis élever alors la chaleur au moyen du chalumeau.

Toutefois, le premier procédé est le meilleur, à moins qu'on n'ait à souder qu'une pièce très-petite.

Pour les dentiers complets on se conduit d'après les mêmes règles et l'on applique les mêmes modes de procéder que pour les séries partielles ; toutefois il est nécessaire d'adopter quelque moyen pour empêcher le mélange de plâtre et de sable de se briser quand on chauffe la pièce dans le fourneau ou pendant l'opération de la soudure.

Certains opérateurs embrassent les dents de deux ou trois tours de fil de fer ou de cuivre avant de les revêtir du mélange plâtré ; d'autres emploient une bande de cuivre dont la forme se rapproche quelque peu du contour gingival pour offrir ainsi un support à la face extérieure du plâtre. Un moyen qui me paraît encore préférable consiste à se procurer une sorte de petit auget peu profond, ayant les côtés perpendiculaires, et composé d'argile réfractaire ou de plombagine ; après l'avoir rempli d'un mélange de plâtre et d'asbeste ou de sable, on y enfonce le dentier et l'on se sert immédiatement de ce réceptacle comme d'un support et comme un moyen de conserver la chaleur après l'avoir retiré du fourneau pour procéder à la soudure.

Après avoir achevé de souder, on enlève la pièce du fourneau et on la pose sur un charbon froid ou sur de la pierre ponce pour la faire refroidir.

Certaines personnes recommandent de la refroidir immédiatement en versant de l'eau bouillante sur le plâtre et le sable, sans craindre de voir les dents éclater, mais il vaut mieux attendre plus longtemps et laisser le plâtre se refroidir de lui-même.

Après avoir enlevé le plâtre et le sable ou l'asbeste, suivant le cas, la plaque sera parfaitement lavée dans l'eau, puis on la fera bouillir dans une solution d'acide sulfurique et d'eau (2 parties de celle-ci pour 1 d'acide) pour faire disparaître le borax, qui s'est fondu et fixé sur l'or. On peut alors se servir d'échoppes de formes semblables à celles que l'on emploie pour finir les pièces de vulcanite, pour retrancher toutes les parties saillantes de la soudure ou du fil que l'on a posé comme moyen de renfort ; ces parties peuvent encore s'enlever au tour muni d'une fine roue de corindon et en employant beaucoup d'eau. Il reste alors à unir toute la surface avec la pierre d'Ayr et de l'eau et au moyen d'un bâton chargé de pierre ponce, puis à la polir au tour, d'abord avec de la pierre ponce pulvérisée et une brosse dure, ensuite à l'aide d'une brosse plus douce chargée de blanc et enfin avec du rouge et une brosse encore plus molle, en commençant cette dernière opération avec la brosse mouillée que l'on manœuvre jusqu'à ce qu'elle devienne sèche. Pour tous les espaces où une brosse ne saurait s'appliquer, on peut recourir à l'emploi de deux ou trois fils, fixés par un bout à l'établi et que l'on insinue à travers ou entre les espaces à polir ; on fera ainsi passer les plaques de haut en bas de ces fils (que l'on aura soin de charger d'un peu de la substance à polir) de manière à produire une surface lisse et polie. On peut encore se servir dans le même but de bouts de ruban et de cordonnet, dont la grosseur varie suivant la nécessité. Cela fait, on n'a plus qu'à bien nettoyer la plaque avec une dissolution de soude dans l'eau chaude et à la faire sécher dans un sac rempli de poudre de buis. La pièce est alors prête à poser dans la bouche.

Adaptation des dents à tubes à un dentier complet. — On commence par ajuster ces dents par à peu près sur la plaque, aussi bien que sur la gencive, lorsqu'elles doivent dépasser le bord de la plaque, en ayant soin de fixer chaque dent à cette dernière avec du ciment à mesure qu'on les adapte de la sorte, suivant les instructions que nous avons données pour les dents plates ; le dentier doit être ainsi monté tout entier de façon à prendre la forme qu'il devra avoir après son achèvement, en ne laissant aux dents que juste l'excédant nécessaire pour l'adaptation définitive. Aussitôt que toutes ont été disposées convenablement, on insinue dans chaque tube un foret à pointe fine que l'on fait descendre avec beaucoup de précaution et auquel on imprime un mouvement de rotation, de manière à laisser une marque sur la plaque ; on peut encore, si on le préfère, tremper l'extrémité plate d'un bout de fil d'acier rectiligne dans un mélange d'huile et de vermillon et faire descendre doucement ce fil dans le tube de la dent, pour indiquer ainsi la position que devra occuper le rivet. On arrive également au but à l'aide d'un autre procédé : on enveloppe de plâtre la partie antérieure des dents et du modèle (après en avoir préalablement savonné la surface) jusqu'au niveau du sommet des dents ; puis on remplit également de plâtre la face palatine, pour maintenir de la sorte les dents en position ; dès que le plâtre a pris, on fore les trous dans la plaque à l'aide d'un foret d'Archimède insinué à travers les tubes dentaires; de cette façon, la direction du tube se continue dans la perforation de la plaque, et l'on peut alors appliquer et souder le rivet, de manière à éviter de le recourber ensuite. Avant de pouvoir assujettir les rivets à la plaque, il va sans dire qu'il faut enlever les surmoulages de plâtre avec les dents. Quand les rivets sont tous en bonne position, on arrive à ajuster exactement les dents à l'aide du mélange d'huile et de vermillon et d'une roue de corindon à grain fin.

Les dents à tube se fixent aux rivets et à la plaque au moyen de soufre grossièrement pulvérisé. On commence par chauffer la plaque munie de ses dents au-dessus de la lampe à alcool, puis on applique le soufre; à mesure que la chaleur le fait fondre, il descend dans les tubes dentaires et, en durcissant, il retient ces organes solidement en position. Cela fait, il reste à réduire au tour les extrémités saillantes des rivets de façon à leur faire affleurer la surface des dents.

[Nous avons terminé l'exposé du travail des plaques estampées; d'autres métaux que l'or possèdent les propriétés nécessaires à ce genre de manipulation, tels sont le platine, l'aluminium et l'argent.

L'argent ne saurait convenir en raison de son peu de résistance aux agents chimiques; l'aluminium, sans être aussi bon que l'or à 20 carats, est à peu près aussi inattaquable que l'or à 18 carats; mais le plus grand obstacle à son emploi consiste en ce fait qu'on ne possède pas encore une soudure convenable pour ce métal. Aussi faut-il recourir à la vulcanite pour l'assujettissement des dents.

Ce mode de fixation est des plus faciles, grâce à l'adhérence intime que l'on obtient entre les deux substances et qui n'est peut-être surpassée que par celle que l'on constate entre la vulcanite et l'or pur ou le platine pur.

Quant au platine, lorsqu'il est allié à 5 ou 10 0/0 d'or, il prend assez de rigidité pour être utilisé comme plaque fondamentale, mais sa couleur est un grand obstacle à son emploi. Toutefois nous avons vu que son énorme résistance à la chaleur l'a fait utiliser comme base de support pour les dentiers à gencive continue ; c'est la même propriété qui permet de l'employer pour la fabrication des broches et autres moyens d'attache insérés dans les dents de porcelaine.

Mais l'estampage n'est pas le seul procédé pour se procurer les plaques destinées à supporter les dents ; on peut encore en fabriquer à l'aide du moulage et c'est là ce qu'en mécanique dentaire on appelle le travail plastique ; on en trouvera la description dans le chapitre suivant.]

SECTION X

TRAVAIL PLASTIQUE. — VULCANITE, ETC.

[Ici la substance destinée à servir de plaque de support pour les dents est amenée en contact avec elles et avec le modèle des parties auxquelles elle doit s'adapter tandis qu'elle est à l'état fluide, ramolli ou plastique ; on la fait durcir ensuite et pendant la continuation même de ce contact, soit par l'application, soit par la soustraction de la chaleur. La plasticité, telle que nous l'entendons ici, e t la propriété qu'ont certaines substances de se laisser mouler ; il en a déjà été question à propos des matières d'empreinte ; mais cette propriété ne suffit pas, il faut qu'il s'y joigne la force, la durée et une harmonie avec les parties auxquelles elles seront appliquées telle, qu'elles ne s'influencent pas réciproquement d'une manière nuisible ; la forme, la couleur, l'odeur et le goût ne doivent non plus avoir rien de repoussant pour les malades ; mais les goûts sont si variables qu'il n'y aurait pas là nécessairement matière à exclusion pour une matière favorable aux autres points de vue.

Aux quatre métaux capables de se laisser estamper : l'or, le platine, l'aluminium et l'argent, s'opposent quatre substances propres à fournir des plaques par le moulage, savoir : l'argile de porcelaine, l'étain et ses alliages, la vulcanite et l'aluminium ; de là la subdivision de ce genre de travail en vulcano-plastique, métallo-plastique et céramo-plastique. (Il faut ajouter maintenant une nouvelle substance dérivée du collodion et que nous décrirons dans le chapitre suivant sous le nom de *base celluloïde*.)

Travail céramo-plastique. — Les plaques de porcelaine sont remarquables par leur propreté, et ont, entre les mains d'un ouvrier habile dans l'art céramique, une grande beauté artistique. Malheureusement d'autres considérations viennent s'opposer à leur extension. Ces plaques, comme les dentiers avec gencive continue, ne peuvent convenir qu'aux séries complètes. Elles sont fragiles ; la substance qui les compose subit par la cuisson un retrait considérable, de sorte qu'il est bien difficile de les ajuster parfaitement à la bouche ; enfin, pour réussir dans ce genre de travail, il faut une expérience et une habileté spéciales, aussi conseillerions-nous au dentiste désireux d'obtenir de semblables pièces de faire son modèle, de choisir et d'articuler les dents, de les disposer sur une plaque temporaire de cire, etc., et d'adresser le tout, avec un spécimen pour indiquer la nuance des dents, à un fabricant de dents de porcelaine. Ajoutons que rien n'est plus blâmable aux yeux de la science, que l'espèce de mystère que font de leurs procédés le petit nombre de dentistes qui fabriquent des plaques céramiques.

Travail métallo-plastique. — L'emploi de métaux fusibles pour la construction des plaques est loin d'être nouveau ; mais beaucoup des composés métalliques conseillés ou employés dans ce but sont de récente introduction. Tous, excepté l'aluminium, ont leur point de fusion inférieur à celui de l'étain (228°). L'étain est le plus anciennement employé ; mais sa mollesse l'a fait repousser. On parvient à le durcir en l'alliant à l'argent, au cuivre, à l'antimoine, au zinc, au plomb, au bismuth, au cadmium. Le cuivre et le plomb ne sauraient entrer dans la bouche ; l'antimoine, le zinc et le bismuth rendent l'alliage fragile. La majorité des alliages d'étain recommandés comme plaques fondamentales contiennent du cadmium, avec du zinc, de l'antimoine ou du bismuth, mais les inventeurs ne font pas connaître leurs formules. Ce n'est donc que d'après l'expérience qu'on peut juger de la durée de leurs produits et de leur action sur la bouche.

Blandy de Londres prit en 1856 un brevet pour un composé appelé par lui métal chéoplastique et dans lequel entrait de l'argent, du bismuth et des traces d'antimoine. Cet alliage a été complétement détrôné par la découverte du caoutchouc durci, pour le mode d'emploi duquel on a beaucoup emprunté aux procédés de Blandy. Nous croyons donc inutile de décrire les procédés imaginés par le docteur Blandy pour l'application de son métal. Nous ne dirons rien non plus des alliages d'étain, dont les plus connus sont ceux du docteur Wood et du docteur Weston.

Aluminium. — La découverte de l'aluminium, ou plutôt de sa préparation à l'état métallique (car il avait été découvert auparavant par Wœhler, le célèbre professeur de l'université de Gœttingen), a frappé vivement l'attention publique dans ces dernières années. Elle a conquis une juste popularité au savant chimiste M. H. Deville, dont la science n'était auparavant appréciée que dans le monde savant.

Extraire de l'argile, si commune partout, un métal analogue aux métaux précieux par sa résistance à l'action de l'air, aussi léger que le verre (la densité de l'aluminium n'est que de 2,56 à 2,67, suivant qu'il est fondu ou laminé), comparable à l'argent, quant à l'aspect, bien qu'un peu bleuâtre, doué de beaucoup de ténacité, et par suite susceptible de nombreuses applications, soit seul, soit à l'état d'alliages avec d'autres métaux, c'était à coup sûr obtenir de curieux et intéressants résultats, bien dignes de frapper vivement l'attention publique.

L'aluminium s'obtint d'abord par la décomposition du chlorure d'aluminium au moyen du sodium; mais le prix du sodium métallique rendait ce procédé très-coûteux; heureusement M. Sainte-Claire Deville est parvenu à le produire par l'action du chlorure de potassium sur un alumino-fluorure de sodium, dont on a découvert des dépôts considérables au Groënland.

Nous avons vu que ce métal est assez malléable pour per-

mettre de l'estamper en plaques; mais ce qui nous amène
à en parler de nouveau ici, ce sont les expériences que l'on
tente depuis dix ans pour obtenir des plaques à l'aide du moulage de l'aluminium fondu. Les essais qui ont été faits dans
cette direction avec le plus de soin sont ceux de feu J. B. Bean,
de Baltimore, qui a été enseveli sous une avalanche dans une
ascension du mont Blanc, en 1870. La description de ces
tentatives pourrait être curieuse, car elle montrerait les difficultés avec lesquelles l'auteur se trouvait aux prises pour
vaincre le retrait considérable du métal, sa paresse à couler, etc., etc., mais le peu d'utilité pratique de ce genre de
travail, les défauts reprochés à l'aluminium de ne pas toujours
résister à l'action des sécrétions buccales ne nous permettent
pas de nous arrêter plus longtemps sur ce sujet. Toutefois,
qui pourrait prédire le rôle qu'est appelé à jouer ce métal, le
jour où l'on en saura tirer parti?

Travail vulcano-plastique. — On comprend, sous ce nom,
toutes les substances végétales susceptibles, par leur incorpo-
ration avec le soufre, l'iode, etc., de prendre les propriétés
spéciales, que présente à un si haut degré le caoutchouc durci.
Les seuls composés de ce genre que l'on ait soumis à une
certaine expérience sont la *corallite* (gutta-percha sulfurée)
et la *vulcanite* (ou caoutchouc sulfuré, appelé encore sulfure
de caoutchouc, parce que les propriétés développées par
l'union des deux substances semblent indiquer plutôt un
véritable composé chimique qu'un simple mélange mécanique).

Corallite. — La gutta-percha, exsudation résineuse de
l'*Isonandra Gutta*, combinée avec moitié de son poids de
soufre, donne un composé qui, mélangé ensuite avec moitié
de son poids de vermillon, produit ce qu'on appelle la *corallite*.

Cette substance parut d'abord susceptible de devenir un
rival formidable du caoutchouc durci; malheureusement elle
a tant de fragilité qu'il a fallu renoncer à l'employer et que

son nom est même à peu près oublié. Ce vice dépend de la gutta-percha, et il est tel qu'il suffit pour faire condamner le caoutchouc sulfuré dans lequel on en peut soupçonner la présence.]

Vulcanite. — Dans un livre dont la nature est d'être purement pratique, il n'est ni sage ni nécessaire de s'engager dans l'historique de l'invention de chacune des substances qui y sont traitées. Aussi laisserons-nous de côté les brevets, les procès, les disputes et les ouvrages qui ont été publiés successivement sur la base de vulcanite, pour nous limiter de préférence à l'étude de sa composition, de ses propriétés et de ses usages.

[Comment cependant ne pas rappeler le nom de La Condamine qui, en 1735, découvrait, à Cayenne, la *gomme élastique*, exsudation du *Siphonia cahuca*, du *ficus elastica*, etc., et celui de M. Charles Goodyear qui trouva les remarquables propriétés de cette substance combinée avec une petite proportion de soufre ?]

La vulcanite de toute façon la plus souple et la plus forte est celle qui se vend sous forme incolore ou brune. C'est celle qui contient la plus forte proportion de la gomme naturelle, combinée avec l'une des formes diverses de soufre et qui n'est altérée par l'association d'aucune matière colorante. C'est cette variété de caoutchouc qui sert, on peut le dire, à la confection de toutes les autres.

La fabrication des différents caoutchoucs employés est un secret conservé religieusement par les manufacturiers. Toutefois, grâce aux expériences du professeur Wildman (de Philadelphie), exposées par lui dans ses « *Instructions in Vulcanite* », nous sommes à même de nous faire une idée fort nette de la composition et de la manière de traiter ce précieux produit naturel.

« Le caoutchouc peut être associé au soufre et à la matière colorante en le faisant passer à différentes reprises entre des cylindres chauffés à la vapeur; ou bien on peut commencer

par amener le caoutchouc à un état pulpeux ou gélatineux, à
l'aide de l'un de ses dissolvants, pour y mélanger ensuite le
soufre et la matière colorante; dans les deux cas, le soufre et
la substance colorante doivent être réduits en poudre extrêmement fine et tous les ingrédients parfaitement incor-
porés ensemble pour être sûr de produire un résultat satisfaisant.

« Le composé obtenu par le dernier procédé est facile à
réaliser par quiconque désire se livrer aux essais expérimen-
taux. Parmi les dissolvants, l'éther privé de son alcool, le chloroforme et le bisulfure de carbone sont inadmissibles à cause
de leur prix, et en raison de l'obligation où se trouve l'opérateur d'en respirer les vapeurs pendant la manipulation. Sous
ce rapport, l'huile de naphte (dérivée de la houille), ou la
benzine sont préférables; elles réduisent facilement le caoutchouc à la consistance voulue; mais après leur mélange et
après l'évaporation du dissolvant, le caoutchouc n'est pas
adhésif et ne se tasse pas bien. L'essence de térébenthine laisse
le caoutchouc assez adhésif et dans une bonne condition pour
se tasser. Aussi ai-je trouvé préférable de ramollir la gomme
élastique dans cette essence ou dans un mélange de naphte
ou de benzine froide et d'huile de térébenthine par parties
égales.

« Pour réduire le caoutchouc à un état gélatineux, il faut
employer une grande quantité du dissolvant relativement à
la proportion de la gomme. On remédie à cet inconvénient
en introduisant dans le dissolvant de 5 à 50 0/0 d'alcool; dans
ce cas, le caoutchouc devient gélatineux, mais il se diffuse
à travers le dissolvant, si bien qu'après l'enlèvement du
caoutchouc ramolli, il en reste une grande proportion pour
de nouvelles opérations.

« En général, je pulvérise la matière colorante et le soufre
dans de l'essence de térébenthine, amenant la substance colorante à un état de division extrême, puis ajoutant le soufre
que je broie également très-fin; cela fait, j'incorpore un peu

de caoutchouc en consistance pulpeuse que je mêle intimement et continue de la sorte jusqu'à ce que le tout soit réduit en une masse parfaitement homogène. Quand on broie la matière colorante dans de l'huile de lin, le caoutchouc se laisse ramollir dans le naphte ou la benzine, et il se tassera bien, parce que l'huile le rend adhésif; mais j'incline à croire que l'huile, même en faible proportion, altère la dureté et le poli de la vulcanite.

« Une fois que les matériaux ont été bien mélangés, on étend la masse sur une plaque de verre à l'aide d'une spatule, et on la laisse ainsi jusqu'à ce que le dissolvant se soit évaporé.

« L'appareil qui m'a servi pour faire les mélanges suivants consistait en une mollette et une plaque de verre pour le broiement des couleurs et du soufre, une spatule, des flacons à large orifice dans lesquels le caoutchouc se réduisait en consistance gélatineuse, et un verre à vitre pour l'étaler après son mélange avec les autres substances. Le caoutchouc que j'employai était du Para de la meilleure qualité et je me conformai pour le temps et la température à donner à la vulcanisation aux indications suivies pour la vulcanite rouge de la Compagnie américaine (Amer. Hard Rubber Company). »

« **Essai de la combinaison de caoutchouc avec du soufre seul.**

<pre>
    1.   Caoutchouc..................   48
         Soufre.....................   24
</pre>

« Cette formule donne une vulcanite brun foncé, de nuance variable suivant les différents mélanges; le produit obtenu était fort, compacte et souple, susceptible de recevoir un beau poli. En le blanchissant dans l'alcool, sa coloration se laissait ramener à celle du chêne foncé.

« 2. J'employai dans cette deuxième expérience du caoutchouc qui n'avait pas été enfumé; cette gomme était translucide et presque incolore, n'ayant qu'une légère teinte paille.

Quant aux proportions, elles étaient semblables à celles de la première expérience.

« **Résultat.** — Mêmes coloration et propriétés que dans le premier essai, ce qui prouve que la couleur naturelle du caoutchouc durci composé simplement de gomme élastique et de soufre est un brun foncé.

« **Expérience pour déterminer les propriétés colorantes de l'oxyde rouge de fer.** — Après de nombreux essais, voici la formule qui me donna les meilleurs résultats :

$$3. \quad \text{Caoutchouc} \dots \dots \dots \quad 48$$
$$\text{Soufre} \dots \dots \dots \dots \quad 24$$
$$\text{Oxyde rouge de fer} \dots \dots \quad 36$$

« **Résultat.** — Texture bonne ; coloration variant dans les divers mélanges du noir presque pur au rouge-noir ; la couleur tirait plus sur le rouge quand je broyais le peroxyde dans l'huile que lorsque l'opération se faisait dans l'essence de térébenthine ; le produit exposé dans l'alcool à l'action des rayons solaires développait mieux sa couleur rouge, mais dans ce cas même il restait beaucoup plus foncé que la vulcanite rouge de la compagnie. Le soufre décomposant l'oxyde de fer produisait ainsi un sulfure foncé qui en détruisait l'effet colorant.

« **Essai du vermillon comme matière colorante rouge.** — De nombreuses expériences furent tentées pour déterminer la quantité de vermillon nécessaire pour triompher de la couleur brune naturelle au caoutchouc et l'amener au rouge : on ne pourrait pas aller au-dessous de la proportion suivante :

$$4. \quad \text{Caoutchouc} \dots \dots \dots \quad 48$$
$$\text{Soufre} \dots \dots \dots \dots \quad 24$$
$$\text{Vermillon} \dots \dots \dots \dots \quad 36$$

« Les composés obtenus d'après cette formule étaient les uns plus sombres, les autres plus clairs, suivant les différentes variétés de vermillon employées. Le blanchiment du produit dans l'alcool rendait la nuance beaucoup plus claire. Pour l'amener à un rouge vif après la vulcanisation, il faudrait bien plus de vermillon, peut-être une proportion égale à celle du caoutchouc. Cette formule me donna une vulcanite bonne, forte, compacte. Si la composition de ce produit n'est pas identique à celle de la variété rouge de la Compagnie, il lui ressemble intimement par la texture, la force et l'aspect, et il doit s'en rapprocher de bien près à tous égards.

« **Essai pour obtenir une vulcanite jaune.** — J'expérimentai l'action colorante du jaune de chrôme ; il me donna une couleur ardoisée, par suite de la décomposition du chromate de plomb, qui mettait l'acide chromique en liberté et formait un sulfure de plomb ; l'ocre, le jaune de Naples, et l'orpiment ordinaire du commerce furent essayés sans plus de succès. L'orpiment pur ou jaune de roi donna, après blanchiment, un jaune-citron dans la formule suivante :

> 5. Caoutchouc.................. 48
> Soufre....................... 24
> Jaune de roi................. 36

« Bien que la coloration produite par cette substance fût beaucoup plus satisfaisante qu'aucune des précédentes, on ne saurait recourir à l'orpiment, d'abord parce que la texture de la vulcanite n'est pas bonne et ensuite parce que le jaune de roi, qui est un sulfure d'arsenic, est très-délétère.

« La *formule suivante* donne un jaune sur lequel on peut se fier à coup sûr :

> 6. Caoutchouc 48
> Soufre....................... 24
> Sulfure de cadmium.......... 36

« Ce produit demande à être blanchi pour développer pleinement sa coloration ; il est alors bien préférable à celui

qu'on obtient avec l'orpiment, il tire davantage sur la couleur jaune-orange, sa texture est bonne, et rien ne s'oppose
à son emploi.

« *Pour un jaune plus clair :*

7.	Caoutchouc	48
	Soufre	36
	Soufre, ed	36
	Oxyde blanc de zinc	12

« L'oxyde blanc de zinc amena le jaune foncé à une couleur se rapprochant davantage du jaune-citron, semblable à
celle produite par l'orpiment, en même temps la vulcanite
avait une bonne texture.

« Des expériences pour obtenir *des colorations rose et de
nuance chair* n'ont pas aussi bien réussi à produire les résultats désirés, cependant quelques-unes méritent d'être
citées.

8.	Caoutchouc	48
	Soufre	24
	Oxyde blanc de zinc	30
	Vermillon	10

« Une fois blanchi, le produit prenait une teinte rose foncé,
inférieure à la couleur de la vulcanite anglaise; texture serrée, force moins grande que celle des variétés brune ou
rouge.

« Autre formule :

9.	Caoutchouc	48
	Soufre	24
	Oxyde blanc de zinc	30
	Vermillon	10

« La nuance était, après blanchiment, plus claire que celle
du produit précédent.

« *Couleur chamois.*

10.	Caoutchouc	48
	Soufre	24
	Oxyde blanc de zinc	48
	Vermillon	10
	Sulfure de cadmium	6

« On obtient une nuance plus claire, chamois tendre, avec la formule suivante : .

11.	Caoutchouc	48
	Soufre	24
	Oxyde blanc de zinc	96
	Vermillon	5
	Sulfure de cadmium	3

« Dans le but de déterminer l'action de l'oxyde blanc de zinc sur la teinte brune naturelle du caoutchouc vulcanisé, j'entrepris de nombreuses expériences, en me servant de l'oxyde blanc Lehigh le meilleur.

12.	Caoutchouc	48
	Soufre	24
	Oxyde blanc de zinc	36

« Cette formule donna un *drab* (couleur blanc grisâtre) après blanchiment ; texture bonne.

13.	Caoutchouc	48
	Soufre	24
	- Oxyde blanc de zinc	48

« La nuance devint plus claire, et le produit avait une bonne texture et se rapprochait singulièrement dans son aspect de la vulcanite blanche de la compagnie américaine.

14.	Caoutchouc	48
	Soufre	24
	Oxyde de blanc de zinc	96

« Cette formule donna un blanc grisâtre, toujours après blanchiment. Les trois mélanges précédents furent répétés en variant la proportion du soufre qui s'éleva de 24 à 36 ; il en résulta une dureté plus grande de la vulcanite, effet que l'on désirait obtenir, mais en même temps ce changement de proportion altéra la coloration. Chacun de ces mélanges donne un produit de couleur brunâtre qui, pour se développer, demande à être blanchi par l'exposition aux rayons solaires dans l'alcool.

« *Vulcanite noire.*

15.	Caoutchouc	48
	Soufre	24
	Noir d'ivoire	24

« Ce mélange donne un bon noir.

16.	Caoutchouc	48
	Soufre	24
	Noir d'ivoire	48

« Excellent *noir de jais ;* produit dur et de bonne texture.

« Le noir d'ivoire, qui est en masses contenant de la gomme, produisit dans mes expériences un caoutchouc poreux, tandis que l'article que l'on trouve sous le même nom dans le commerce, dépourvu de gomme, me donna de bons résultats.

« Si l'on prend plusieurs de ces divers mélanges (variant suivant le goût de l'opérateur) et qu'on les découpe en bandelettes pour les incorporer ensemble ; puis qu'on découpe la masse en petits fragments capables de se fondre en un nouveau produit, on arrive à produire un caoutchouc marbré fort joli, qui convient pour *hurdles,* etc.

« Après avoir été vulcanisé et poli, il faut le blanchir dans l'alcool pour en développer pleinement les couleurs, bien que quelques-uns de ces mélanges offrent un aspect agréable sans cette opération supplémentaire.

« Pour *finir* le caoutchouc marbré, comme les mélanges diversement colorés ont un degré différent de dureté, on aura soin, après l'action de la lime, de le préparer à l'opération du polissage en effaçant les traces de la lime avec un morceau plat de pierre d'Écosse.

« J'ai essayé d'introduire la laque en écailles dans une expérience :

17.	Caoutchouc	48
	Soufre	24
	Vermillon	40
	Gomme laque	12

« L'addition de cette substance m'a paru améliorer aussi bien l'aspect que la texture du composé.

« Après avoir ainsi présenté les plus intéressants des résultats heureux de mes expériences sur la composition des mélanges pour obtenir le caoutchouc durci, j'appellerai l'attention des personnes désireuses de poursuivre ce sujet d'une manière expérimentale sur trois points essentiels pour la coloration de la vulcanite : 1° il faut que la matière colorante reste inaltérée à la chaleur requise pour la vulcanisation ; 2° elle doit résister à l'action du soufre à cette température ; 3° il faut en ajouter au mélange une quantité suffisante pour triompher de la couleur brune naturelle du caoutchouc vulcanisé, avant que sa teinte puisse se développer. Ce fait nous montre que tous les caoutchoucs fortement colorés, ou ceux qui ont été fortement dépouillés de leur couleur brune, doivent être affaiblis par la surcharge que leur a donnée cette grande proportion de matière colorante ou de substance étrangère ; comme preuve à l'appui, je n'ai trouvé aucun autre mélange doué d'autant de force et de souplesse que ceux composés simplement de caoutchouc et de soufre.

« Le tableau suivant donne, à très-peu près, la proportion de caoutchouc contenue dans plusieurs des formules précédentes. Il en est de même pour le rose n° 1 de Ash et fils, pour leur S. P., leur blanc et pour le blanc de la compagnie américaine. La proportion donnée par ces derniers a été obtenue par le calcul.

« D'après les résultats des expériences précédentes il est évident que nous pouvons substituer le noir de Ash et fils et le brun de la compagnie américaine au brun n° 1 du tableau. De même le rouge foncé anglais et le rouge de la compagnie américaine peuvent se substituer au rouge n° 4 de ce même tableau.

	Caoutchouc.	Soufre.	Ver-millon.			Pour 100 part.
1. Brun	66 2/3	33 1/3				100
4. Rouge	44	22	33			99
					Sulf. de cadm.	
6. Jaune	44	22			33	99
					Oxyde de zinc.	
8. Rose	43 2/3	21 1/3	9		27	100
				Sulf. de cad.		
11. Chamois	35,4	17,2 +	7,3	4,4	35,4	100
14. Drab	44	22			33	99
15. Drab plus clair	40	20			40	100
16. Blanc grisâtre	28,5	14,3			57,1 +	100
					Noir.	
17. Noir	50	25			25	100
18. Noir de jais	40	20			40	100
					Matière terreuse blanche.	
Rose de Ash et fils, n° 1.	24	12	18		48	102
					Oxyde de zinc.	
S. P. de Ash et fils	35,6	17,8	26,6		20	100
Blanc de Ash et fils	32 2/3	16 1/3			51	100
Blanc de la comp. américaine	32 2/3	16 1/3			51	100

« Le calcul pour trouver les parties constituantes du caoutchouc rose de Ash et fils est basé sur la méthode indiquée dans le brevet pour la fabrication du caoutchouc rose appliqué aux usages dentaires, sur la quantité de matière fixe qu'il se trouve contenir et en prenant la formule 4 comme exprimant la composition de la vulcanite rouge. On verra d'après l'examen de ces données que, s'il y a quelque erreur dans la proportion du caoutchouc attribuée à la variété rose, elle est en sa faveur. Un coup d'œil jeté sur le tableau montrera immédiatement l'infériorité de celle-ci et d'autres caoutchoucs clairs sur les variétés brune ou rouge pour les usages dentaires.

« Le calcul de la proportion de la qualité S. P. de Ash et fils est basé sur la quantité de matière fixe trouvée dans ce produit, cette matière fixe ayant été introduite dans un caoutchouc rouge composé comme l'indique la formule 4. Celui-ci est évidemment supérieur au rose, mais inférieur au rouge anssi bien qu'au brun.

« Le caoutchouc étant le *ciment* qui unit toutes les substances ensemble, si quelque composé n'en contenait qu'une faible proportion, et si quelque matière préjudiciable au système entrait dans sa composition (et dans le brevet auquel nous avons fait allusion pour la fabrication de la vulcanite rose, on recommande de semblables substances), sa faiblesse de texture déterminée par le manque d'une adhésion suffisante de ses particules l'exposerait à produire des effets nuisibles en raison de sa susceptibilité à s'écailler par le frottement dans la bouche. »

Quelques expériences fort intéressantes furent également faites par le professeur Wildman dans le but de déterminer, par l'application de la chaleur, la quantité de matière fixe contenue dans divers spécimens de composés de caoutchouc. Le tableau suivant donne sous une forme condensée le résultat de ces expériences.

	Proportion de matière fixe contenue dans 100 parties.	
1. Spécimens de rose foncé.........	60	
2. Rose anglais....................	48	argile blanche.
3. Rose pâle de Ash et fils, n° 1...	48	—
4. Rose foncé — n° 1 X.	47	oxyde de zinc.
5. S. P. —	20	—

6. Noir	—	4 cendres foncées.
7. Blanc	—	51 oxyde blanc de zinc.
8. Rouge anglais.................		6 cendres foncées.
9. Rouge de Dieffenbach..........	16	—
10. Rouge de la comp. américaine..	5	—
11. Blanc	— ..	51 oxyde blanc de zinc.
12. Brun	— environ.	4 cendres foncées.
13. Mon propre brun (caoutchouc, 2, soufre 1), environ............	3	—
14. Mon propre rouge (caout. 48, soufre 24, vermillon 36).......	2	—

« Ces expériences, observe l'auteur, nous montrent que les caoutchoucs roses et clairs pour les usages dentaires sont fortement chargés de matière étrangère, telle que l'argile blanche et l'oxyde de zinc, la proportion allant pour certains échantillons jusqu'à 51 0/0 de leur poids. Le S. P. de Ash et fils est manifestement le meilleur de leurs caoutchoucs clairs, puisqu'il ne contient que 20 0/0 de matière fixe.

« D'autre part, le noir (brun) de Ash et fils, le brun de la compagnie américaine et mon propre brun donnent des résultats qui indiquent une contenance respective de 4, d'environ 4 et d'environ 3 0/0 de matière fixe. Le mien se composait, je le sais, de caoutchouc pur et de soufre, si donc j'en juge d'après les résidus des deux premiers dont la quantité se rapproche tant de ceux laissés par le mien, aussi bien que d'après leur similitude de texture et d'apparence après leur vulcanisation, nous devons arriver à la conclusion qu'ils ont la même composition et qu'ils constituent par conséquent des caoutchoucs bruns bons et sur lesquels on peut compter.

« Quand on examine les résultats des expériences faites sur le rouge foncé anglais, sur celui fabriqué par la compagnie américaine et sur mon propre rouge, l'on trouve que la matière fixe est respectivement pour ces échantillons de 6,5 et 2 0/0. Le mien se composait de caoutchouc du Para pur, de vermillon et de soufre. La légère différence dans la proportion de matière fixe trouvée dans ces produits peut provenir du degré différent de pureté de la gomme élastique qui entrait dans leur composition.

« Il est évident que les spécimens du rouge anglais et du rouge de la compagnie américaine n'étaient pas chargés de matière terreuse, ni d'oxyde de zinc ou de plomb, autrement l'argile nous aurait donné une proportion plus grande de substance fixe. L'oxyde de zinc se fixe dans le feu à la chaleur blanche, et, s'il avait été présent, il aurait produit un semblable résultat. L'oxyde de plomb se serait manifesté par sa réduction et par le plus grand poids du résidu.

« La conclusion qui se dégage naturellement des résultats de ces expériences, c'est que le rouge de la compagnie américaine et le rouge foncé anglais sont les meilleures vulcanites rouges qu'on ait présentées pour les usages dentaires.»

Les propriétés de la vulcanite sont une dureté et une souplesse extrêmes quand elle a été soumise à l'action de la vapeur surchauffée pendant un temps variable (suivant sa composition); une mollesse et une élasticité non moins grandes lorsqu'on l'a composée dans ce but spécial ou lorsqu'on l'a vulcanisée d'une manière particulière sur laquelle je reviendrai plus loin; une légèreté remarquable; le pouvoir de résister à la plupart des agents chimiques, et une insensibilité absolue aux degrés ordinaires de température, comme par exemple à la chaleur de la bouche. Mais le plus grand avantage de cette substance, c'est la facilité avec laquelle elle se laisse adapter à toutes les formes voulues et qui lui permet de recevoir une empreinte vive et parfaite de toute contre-partie dure dans laquelle on peut la presser.

[Le caoutchouc bien vulcanisé doit se friser sous l'action du grattoir comme de la corne, se laisser plier à un angle d'au moins 45°, pour revenir ensuite à sa forme originelle.]

En ce qui concerne les usages de la vulcanite dans la chirurgie et la mécanique dentaires, ils sont innombrables; dans la plupart des cas où jadis l'or s'employait à peu près exclusivement, le caoutchouc peut aujourd'hui en tenir lieu; quant aux pièces d'ivoire, la vulcanite peut toujours s'y substituer avec un égal avantage et très-souvent avec plus de comfort pour le patient.

Toutefois cette substance a reçu une plus grande application pour les plaques de redressement (où elle a supplanté l'or et l'ivoire) que pour aucun autre usage de la mécanique dentaire, depuis que, en raison de ses propriétés spéciales et de son bon marché comme prix de revient, de plus grandes facilités ont été offertes à l'opérateur pour le renouvellement fréquent des appareils destinés à la régularisation des dents.

Nous traiterons des diverses formes et des divers modes d'emploi de la vulcanite dans des sections spéciales.

Au début de l'introduction de la vulcanite on rapporta de nombreux cas de salivation résultant de la présence du sulfure de mercure comme agent colorant. Quelques-uns de ces cas, sans doute, étaient nets et bien évidents, mais il n'est pas improbable que d'autres observations résultassent du préjugé avec lequel la nouvelle base fut acceptée par un grand nombre des personnes livrées à la pratique de l'art dentaire. Parmi les premiers spécimens de vulcanite, quelques-uns, préparés avec trop peu de soin, contenaient des agents nuisibles, mais aujourd'hui le produit que livrent les fabricants de bonne réputation peut être employé par les praticiens les plus scrupuleux sans qu'ils aient le moins du monde sujet de s'alarmer.

Nous donnerons dans une autre partie de l'ouvrage les indications relatives au temps et à la température que l'on a conseillés pour la préparation des diverses formes sous lesquelles s'emploie le caoutchouc; cependant il est certaines conditions générales qui ne sauraient mieux se discuter que dans la présente section. Lorsque l'appareil le permet, il faut placer le moufle au centre du vulcanisateur et ne pas le laisser reposer sur le métal, mais sur de la pierre ponce pour éviter une transmission irrégulière de la chaleur, qui en vertu du pouvoir conducteur des métaux se communiquerait plus à une partie qu'à l'autre. Pour toutes les variétés de caoutchouc les résultats sont d'autant meilleurs que la température s'élève plus lentement et avec un temps plus considérable ; ainsi une pièce sortira plus souple et plus forte à tous égards d'une vulcanisation prolongée pendant quatre heures à une basse température, que celle qui aurait été soumise pendant une heure un quart à une chaleur de 157° cent., et, pour le caoutchouc élastique en particulier six ou huit heures de vulcanisation constituent un grand avantage.

Le défaut le plus évident amené par une opération rapide est la porosité du caoutchouc ; or, le professeur Wildman a montré que ce vice dépend incontestablement de la rapide évolution du gaz hydrogène sulfuré qui est retenu dans la partie centrale de la masse du caoutchouc par le durcissement superficiel de la couche externe seule du dentier. Cette émission de gaz pendant la vulcanisation est, en fait, prouvée d'une façon péremptoire par les expériences suivantes du professeur.

« Désirant m'assurer s'il se produit réellement un dégagement de gaz hydrogène sulfuré pendant la vulcanisation, je procédai de la manière suivante : Après avoir soufflé un renflement sphérique à l'extrémité d'un tube de verre, je le remplis de caoutchouc rouge, puis j'étirai le tube de façon à lui donner un diamètre très-petit immédiatement au-dessus de ce renflement, et je le recourbai de telle sorte que la partie rétrécie pût s'insérer dans un ballon situé à proximité, pendant que l'extrémité renflée plongeait dans le bain de paraffine.

« L'appareil ainsi préparé, je plaçai le bout sphérique du tube dans un bain de paraffine, et j'engageai l'extrémité recourbée dans un ballon contenant une solution d'acétate de plomb. La chaleur élevée à 160° cent. fut maintenue à ce point pendant une heure un quart.

« Voici la moyenne des résultats de diverses expériences conduites de la sorte ; pendant les 30 ou 40 premières minutes qui suivirent le moment où la température s'était élevée à 160°, il s'échappa à de courts intervalles des bulles d'hydro-

gène sulfuré ; à l'expiration de ce temps le gaz se dégageait en
un courant continu qui, persistant quelques minutes, amena
un précipité abondant de sulfure de plomb. Ensuite le gaz ne
fut émis que faiblement et par intermittence jusqu'à l'expiration d'une heure un quart. Grâce à cette expérience, on a la
démonstration oculaire que ce gaz se dégage pendant la vulcanisation et en proportion considérable ; l'expérience prouve
en outre d'une manière concluante que, pour les pièces épaisses
surtout, il importe d'élever lentement la température et de
placer le caoutchouc sous une forte pression pour être sûr
d'arriver à un bon résultat. »

**Construction d'une série supérieure complète de dents
avec la base de vulcanite.** — L'empreinte de la bouche
doit toujours se prendre avec le plâtre de Paris ; quant au
modèle on le coulera de telle sorte que sa partie la plus mince
n'excède pas 0^m,012 d'épaisseur, et l'on en prolongera la partie
postérieure d'au moins 0^m,025 si l'on désire s'en servir comme
une moitié de l'articulateur ; grâce à la première précaution
on s'épargnera le souci de réduire le modèle après le montage
des dents pour la mise en moufle ; en outre il pourra rester
dans l'articulateur jusqu'au dernier moment, de façon que l'on
soit sûr que rien ne s'est déplacé dans la pièce. Supposons
pour le moment que le modèle a été articulé à l'aide d'un appareil mécanique, ce qui nous permettra de procéder au
montage des dents. Après avoir laminé une plaque de cire de
façon à lui donner 0^m,0015 d'épaisseur, on la ramollit au-dessus
de la lampe à alcool ou dans l'eau chaude et on la presse avec
soin sur toute l'étendue de la face supérieure du modèle,
c'est-à-dire sur le palais et la crête alvéolaire ; on peut encore
se servir d'une lame mince de gutta-percha ; cette substance
est même préférable quand on veut l'essayer dans la bouche
(surtout par le temps chaud). Une autre méthode dont j'ai fait
l'épreuve, et qui m'a donné des résultats fort analogues, consiste à prendre du bon papier buvard blanc ou rose, et n'ayant
pas trop d'épaisseur ; on le chauffe devant le feu, ou sur une

plaque chaude, puis on le plonge dans de la cire en fusion, et, après avoir fait égoutter l'excès de cire, on la laisse durcir sur le papier; on peut alors découper dans ce papier des patrons ayant les dimensions et la forme voulues, que l'on ramollit devant le feu et qu'on applique de la même manière que la cire ou la lame mince de gutta-percha. A ce mode de procéder se rattachent plusieurs avantages: ainsi l'on obtient une plus grande égalité d'épaisseur (en superposant le nombre de couches que l'on désire); l'on ne réduit pas, par une pression exagérée, la substance dans les points où les gencives offrent des crêtes saillantes, comme il arrive avec la cire ou même avec la gutta-percha; en même temps l'on a une base plus souple sur laquelle on peut se fier quand on essaie la pièce dans la bouche du patient; chacun de ces détails présente de grands avantages.

Un troisième procédé, plus ennuyeux, mais infiniment supérieur dans ses résultats, c'est celui que l'on connaît sous le

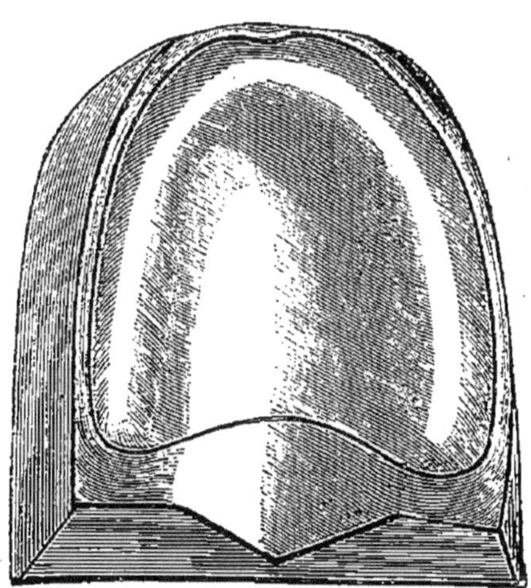

Fig. 73.

nom de « procédé de Stent »; il consiste à monter la plaque en un métal mou en feuilles minces (approchant du n° 6 du calibre); il faut l'estamper avec un modèle de zinc ou d'étain

dans une matrice de plomb ; la plaque peut se composer
d'une ou plusieurs couches de métal, mais, une fois terminée,
elle est forte et très-propre ; on peut d'ailleurs y adapter les
dents à l'aide de cire, de la même manière que lorsqu'on se sert
de cire, de gutta-percha ou de papier.

La plaque, de quelque matière qu'elle se compose, après
avoir été parfaitement ajustée sur le modèle, doit être façonnée
suivant les dimensions voulues, comme le montre la figure 73.
En thèse générale, elle peut s'étendre tout autour jusqu'aux
limites de l'empreinte, excepté en arrière si, en prenant l'empreinte, on a laissé le patient fermer à peu près la bouche,
tellement le plâtre de Paris reproduit d'une manière fidèle
toutes les délicates plicatures de la muqueuse, qui échappent
à la cire, lorsqu'on emploie cette dernière substance. La plaque
ainsi complétée, on prend une bandelette étroite de cire, de
0^m,012 de largeur d'avant en arrière, que l'on applique après
l'avoir chauffée en la recourbant tout autour, suivant la forme
de l'arcade dentaire, et dont l'épaisseur varie suivant la hauteur de l'articulation, c'est-à-dire suivant la distance qui sépare la gencive supérieure du sommet des dents inférieures.
Les dents se montent sur ce rebord de cire ; il suffit pour cela
de les chauffer et d'en enfoncer la partie radiculaire dans la
substance plastique ; lorsqu'elles sont toutes ajustées : 1° en vue
de leur parfaite articulation avec les organes correspondants
du maxillaire inférieur ; 2° relativement à la restauration du
contour de la mâchoire qui a été détruit sous l'influence de la
résorption ; et 3° en déployant un certain sentiment artistique

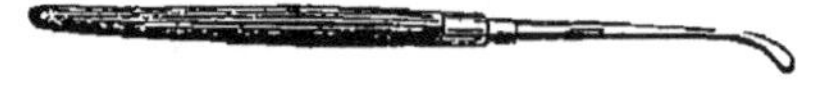

Fig. 74.

au point de vue de l'apparence générale et de la disposition,
on remplira avec de la cire les espaces qui les entourent, sur
la face labiale, en ayant soin que la substance plastique se

continue avec les restes des gencives, et sur la face linguale avec la voûte palatine. Évitez de donner à la face extérieure un état lisse et continu qui ne se rencontre jamais dans les conditions naturelles et qui attesterait un manque de goût s'il se retrouvait sur la pièce finie ; du côté lingual, prenez garde de laisser des dépressions et des crêtes ou un contour saillant qui pourraient loger des parcelles alimentaires et irriter la langue. Souvenez-vous que, sous ces divers rapports, telle est la cire, telle sera la pièce achevée et que, au point de vue de l'économie de temps et de matériaux, le modèle de cire doit être l'image fidèle de la forme que vous voulez donner à votre œuvre une fois terminée. Les figures 74 et 75

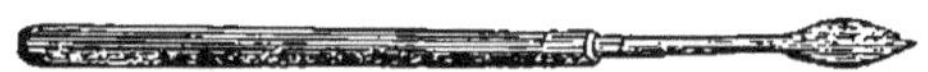

Fig. 75.

représentent des instruments commodes pour modeler la cire autour des dents.

[Il serait peu prudent de laisser la vulcanite aussi mince que les plaques d'or ou d'aluminium, ou même que celles des meilleurs alliages d'étain ; souvent on compte sur l'élasticité du caoutchouc le mieux fabriqué pour réduire considérablement l'épaisseur de la plaque ; cela est permis pour quelques pièces partielles, mais, pour les dentiers complets, on s'exposerait, en la faisant aussi mince, à voir les joints s'ouvrir ou les blocs se casser ; il faut dans ces cas qu'elle soit assez épaisse pour ne pas céder sous l'effort de la mastication.

Quant aux dents, toutes les formes conviennent à ce genre de travail. Cependant on en trouve dans le commerce de faites spécialement pour le caoutchouc, avec une variété de couleur, de forme et de dimensions pour tous les cas possibles.

En usant les dents sur la meule, il faut avoir bien soin d'ajuster exactement les joints ; quant à l'adaptation de la base, elle ne demande pas autant d'exactitude que pour les plaques d'or, excepté quand la dent doit reposer directement sur la gencive. Toutefois, on se tromperait en supposant qu'on peut laisser en toute impunité un intervalle de $0^m,01$ entre les dents et la plaque, car la vulcanite subit un léger retrait par le refroidissement. Différant de la contraction du métal qui est irrésistible, celle de la vulcanite est entravée par la matrice au point qu'il n'en résulte aucune altération dans la forme de la plaque; l'on en a la preuve par l'intimité de son adhérence avec le modèle à l'ouverture de la matrice. Mais le retrait s'exerce dans le sens de l'épaisseur de la plaque; si donc un volume considérable de matière est interposé entre les dents et la crête, il se fera une contraction sensible soit à partir de la crête, soit à partir des dents, ce qui, dans le premier cas, nuira à l'adaptation de la pièce, et dans l'autre affaiblira la prise du caoutchouc sur la dent. D'épaisses masses de vulcanite sont encore exposées à devenir poreuses par suite du dégagement gazeux constaté par le professeur Wildman.]

Mise en moufle. — Une fois le montage terminé, il faut procéder à la mise en moufle. On n'est pas d'accord sur la meilleure forme de moufle à employer; cependant, pour une

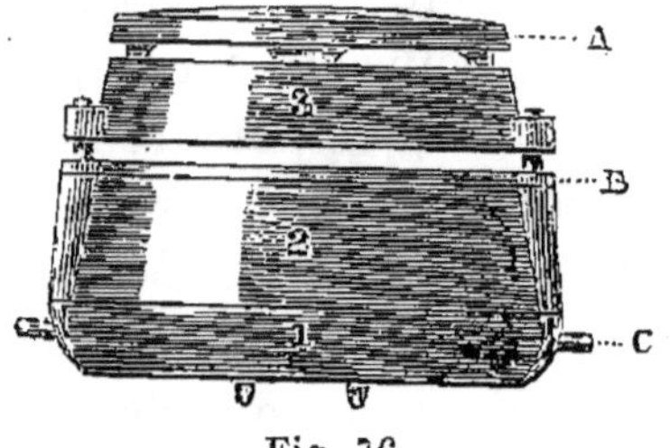

Fig. 76.

série dentaire supérieure, le modèle représenté figure 76 est généralement considéré comme le plus avantageux.

Ce moufle se compose de trois sections (n°s 1, 2 et 3), et l'on en doit l'invention à MM. Bell et Turner; il a été conçu dans le but d'éviter les inconvénients reprochés aux appareils construits d'après les anciens systèmes, qui ont le défaut de laisser une couche de vulcanite entre les deux moitiés du moule et

d'altérer ainsi l'articulation de la pièce; en outre, ils amè-
nent souvent un dérangement dans l'arqûre ou position des
dents, par suite de la difficulté qu'on éprouve à placer les deux
moitiés du moule, de manière à le fermer dans la position
voulue.

Grâce à l'emploi de la plaque intermédiaire B (de l'invention de M. Bennett), on arrive à produire sur la face extérieure de la pièce de vulcanite un fac-similé exact du palais
du patient.

Lorsqu'on se sert de l'un ou l'autre des genres de moufles représentés figures 77, 78, 79, 80, il faut, comme on dit, « plonger »

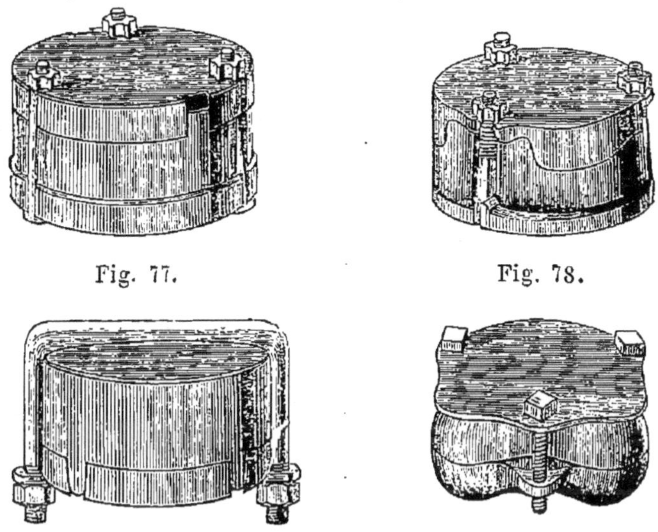

Fig. 77.   Fig. 78.

Fig. 79.   Fig. 80.

le modèle dans la portion inférieure comme le montre la figure
81, de telle sorte que le plâtre s'élève au niveau de la cire qui
entoure le modèle, sans la dépasser. Le plâtre gâché clair, on
y enfonce le modèle avec assez de force pour le faire reposer
sur le plancher du moufle; une fois le plâtre solidifié, on en
badigeonne la surface avec une solution de savon, à l'aide
d'un pinceau de poils de chameau, que l'on promène sur les
dents, le plâtre et la cire tout ensemble; on peut encore sau-

poudrer de la craie à la surface, une fois qu'elle a séché et
durci ; cette précaution a pour but de prévenir l'adhé-

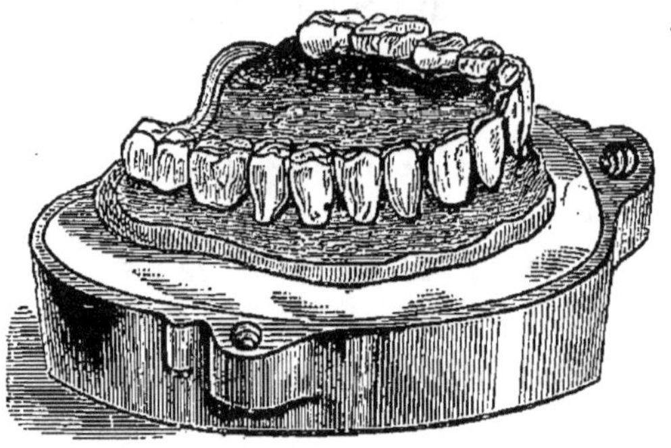

Fig. 81.

rence du plâtre avec celui qu'on va couler dans la partie supérieure du moufle. Pour remplir la partie en question, on
commence par l'adapter sur la première, le couvercle enlevé
pour pouvoir verser le plâtre par en haut ; il faut prendre en
le coulant des précautions telles qu'il ne puisse s'interposer

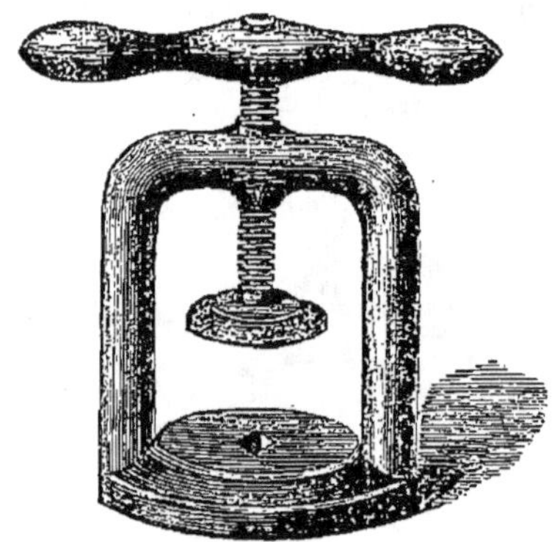

Fig. 82.

de bulles d'air entre les portions qui vont tout à l'heure représenter le moule et sa contre-partie ; une fois l'espace complétement rempli, on remet le couvercle en place et, pendant
que le plâtre est encore mou, on porte le tout sous la presse
représentée ici (fig. 82), de manière à être sûr que toutes les

parties du moufle se rejoignent et soient en parfait contact, ce dont on peut s'assurer après avoir bien essuyé le plâtre qui a pu déborder sur la surface extérieure de l'appareil.

L'ouverture du moufle ne doit se faire que lorsque le plâtre s'est tout à fait solidifié ; à ce moment on peut le retirer de la presse et le mettre dans un bassin rempli d'eau bouillante ; puis on insinue entre les joints la pointe d'un couteau ou d'une échoppe et l'on sépare la partie supérieure de l'inférieure ; il faut avoir la précaution d'ouvrir le moufle également dans tout son pourtour, pour ne pas courir le risque d'arracher quelque portion du plâtre.

Enlèvement de la cire. — Pour enlever la cire, versez sur la partie supérieure du moufle — dans laquelle les dents sont enfouies — de l'eau bouillante jusqu'à ce que les dernières particules aient disparu et que la surface du moule ne conserve même plus un aspect lustré.

Nous arrivons maintenant au *tassement* du caoutchouc. Après l'avoir découpé en fragments de dimensions appropriées au cas, on le chauffe dans un bassin d'eau chaude (fig. 83).

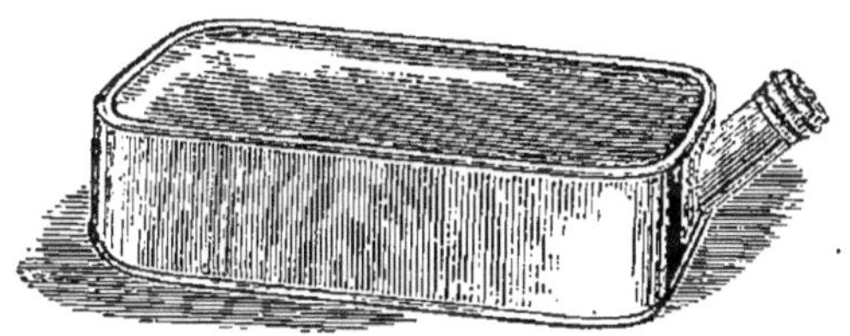

Fig. 83.

Un point encore plus important, c'est que ces fragments soient parfaitement ramollis et très-propres, de façon qu'ils puissent se tasser ensemble d'une manière intime ; on doit veiller à ce qu'il ne reste à leur surface ni soufre ni corps étrangers qui nuiraient à la parfaite continuité de toute la masse. Le tassement peut se faire avec le même genre d'instruments que nous avons indiqués pour le modelage de la cire. Lorsqu'on emploie plusieurs sortes de caoutchouc, il faut prendre soin d'en con-

server la ligne d'union aussi fidèlement que possible pour que,
la pièce une fois terminée n'offre pas une apparence bigarrée.
Il importe de commencer toujours le tassement à la partie
qui tendra à maintenir les dents le plus fermement en position
et dans la plupart des cas ce sera en bas et tout près des
broches des dents, comme on le voit figure 84. Lorsqu'on juge

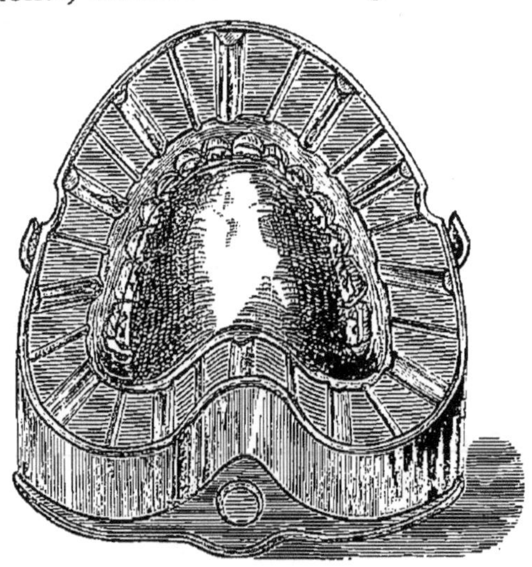

Fig. 84.

qu'il y a assez de caoutchouc pour remplir complétement le
moule, on le met dans la presse adaptée à une cuvette employée pour la base celluloïde (fig. 85); celle-ci contient de
l'eau bouillante dont on entretient la température à l'aide de
la lampe à alcool ou du gaz ; alors on ferme graduellement le
moufle dans les limites où on peut le faire sans trop de pression, puis on le retire de la presse, on le plonge une minute
dans l'eau froide et on l'ouvre ; s'il n'y a pas assez de caoutchouc,
on en ajoute ; s'il y en a un excès, comme il faut que cela soit,
on creuse tout autour de la pièce des gouttières, comme le
montre la figure 84; ces sillons permettront au superflu du
caoutchouc de s'écouler quand on soumettra de nouveau
le moufle à l'action de la presse, de façon à pouvoir fermer
l'appareil hermétiquement.

Le grand avantage de l'emploi de ce réservoir, c'est qu'il permet de chauffer le moufle et le caoutchouc tout en exerçant la compression.

En soumettant le caoutchouc à l'action de la presse avant de creuser les gouttières, on a le bénéfice de faire pénétrer

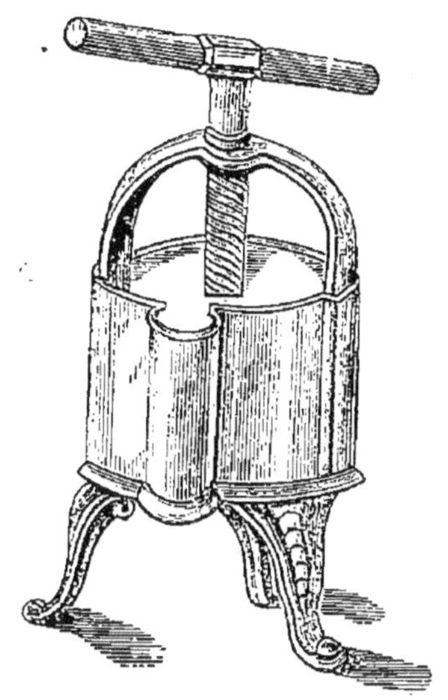

Fig. 85.

complétement cette substance dans toutes les parties les plus profondes du moule et de le bien comprimer autour des dents.

Certains auteurs conseillent de revêtir le plâtre d'une couche de craie, de silex liquide, de collodion ou d'une feuille d'étain pour prévenir son adhérence avec le caoutchouc; quant à moi, je préfère laisser le plâtre intact, parce que toutes les substances qu'on pourrait y appliquer donneraient à la surface du caoutchouc une fois durci un état lisse qui est fort nuisible lorsqu'on veut faire tenir la pièce par succion; et les fragments de plâtre qui pourraient adhérer à la partie exposée de la plaque — que l'on doit finir à la lime et à l'aide de grattoirs — n'ont aucune importance.

La pièce une fois garnie de caoutchouc est prête à être vulcanisée, on l'adaptera dans son propre clamp ou anneau, ou, si le moufle est muni de vis, on aura soin de les serrer complétement pour éviter qu'il ne s'entr'ouvre au moment où le caoutchouc commence à se gonfler dans le vulcanisateur.

Vulcanisateurs. — Les *vulcanisateurs* sont si nombreux qu'il est assez difficile de faire son choix; parmi ces appareils ce sont ceux de MM. Ash qui sont construits avec le plus de soin et le plus parfaitement finis; les moins coûteux et les plus ingénieux sont ceux que fabriquent MM. White, de Philadelphie; le plus simple est celui fait par G. W. Rutterford, de Londres, et que l'on connaît sous le nom de « vulcanisateur à vis unique». Il y en a de bien d'autres fabricants, mais les trois qui précèdeut peuvent être considérés comme les types d'où dérivent tous les autres. Parlons d'abord de l'appareil de MM. Ash (fig. 86).

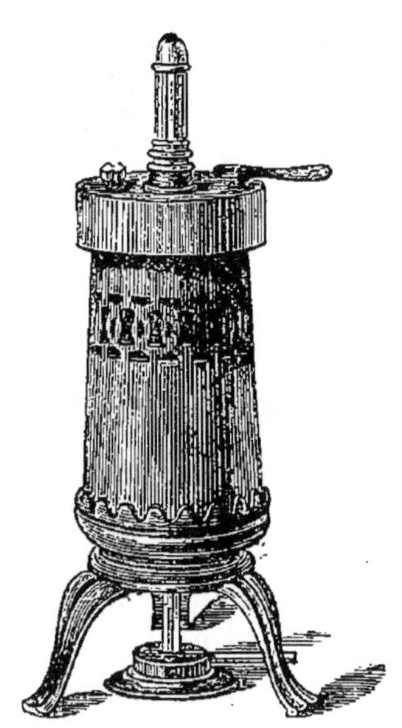

Fig. 86.

La chambre de vulcanisation est faite en cuivre *forgé*, d'environ 0^m,006 d'épaisseur, et le couvercle, de fer *malléable*, est retenu à l'aide d'un fort collier à vis de fer forgé par des vis fixes.

Le thermomètre va jusqu'à 175° cent., et le petit tampon de métal fusible fixé dans le couvercle ne fondrait qu'autant que la chaleur dépasserait cette limite.

Avant de livrer ces appareils, on a soin de les éprouver à une pression excédant 600 livres par pouce carré, c'est-à-dire près de sept fois supérieure à celle requise pour la vulcanisation. On livre avec chaque appareil un anneau de fer avec manche pour tenir la chaudière pendant qu'on visse le collier de fer forgé. Cet accessoire n'est pas moins utile pour enlever les moufles quand la vulcanisation est achevée. Il importe de renouveler de temps en temps les rondelles de caoutchouc pour conserver la chambre étanche à la vapeur.

[Aucun appareil, quelle qu'en soit la force, ne devrait être confié à des mains inhabiles ou négligentes. De plus, comme l'action chimique des vapeurs sulfureuses finit avec le temps par attaquer la face interne du vulcanisateur et réduit l'épaisseur du métal, il est bon de les examiner et de les éprouver de temps en temps. Grâce à ces précautions, les accidents sont impossibles.]

Parmi les appareils américains, celui de Whitney est, tout bien considéré, le meilleur pour les usages ordinaires; la figure 87 en représente un dont les dimensions conviennent le mieux aux besoins généraux.

La chaudière faite entièrement de cuivre et de laiton ne se compose que de deux parties, une marmite de cuivre et un chapiteau de laiton qui se visse sur la première, de manière à dispenser de tout écrou et boulon. Leur diamètre intérieur est uniformément de $0^m,10$; la hauteur est de $0^m,125$ pour deux moufles et de $0^m,18$ pour trois moufles. Le tout prêt à servir pèse seulement de 4 à 5 livres un quart, suivant les dimensions des appareils destinés à recevoir deux ou trois moufles. Des instructions spéciales pour l'emploi de chaque machine sont adressées avec elle.

Un petit appareil connu sous le nom de vulcanisateur à
revêtement de fer de Hayes est très-utile en voyage ou

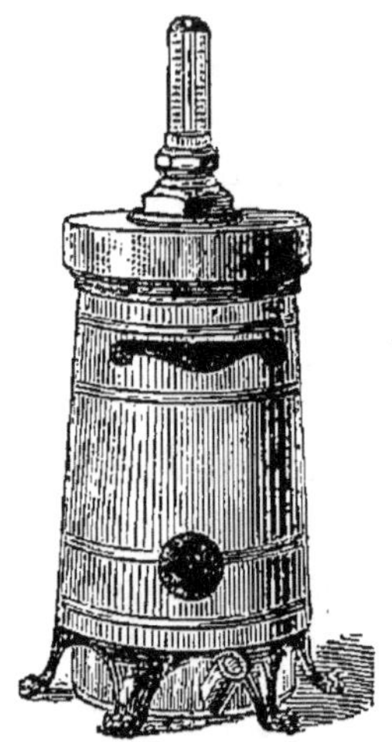

Fig. 87.

lorsqu'on n'a pas de gaz à sa portée; il se construit pour un
ou deux moufles, mais au point de vue de la commodité réelle,
le meilleur est celui qui ne peut recevoir qu'un seul moufle;
la lampe automatique convient parfaitement à l'emploi de cet
appareil, parce que l'alcool se trouvera intercepté quand la
vapeur sera surchauffée à l'excès (fig. 88).

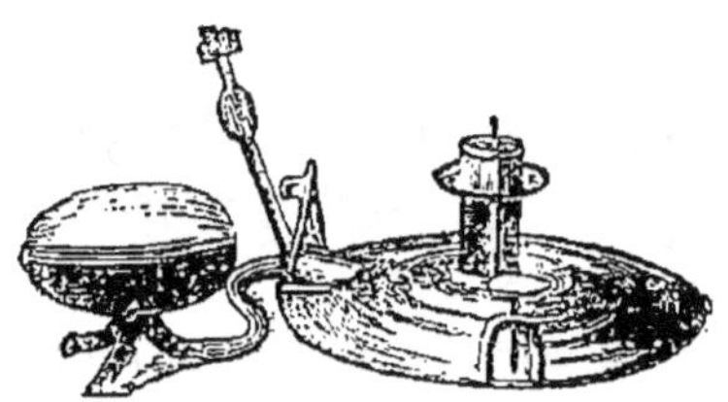

Fig. 88.

Ce genre de lampe peut servir pour le gaz ou l'alcool et avec
ou sans la disposition automatique. Lorsque cet accessoire
est convenablement ajusté, le courant du gaz ou de l'alcool
est soumis à l'empire d'un intercepteur à ressort, qui est

maintenu ouvert par un alliage fusible ; celui-ci se dégage et
éteint la flamme quand la chaleur arrive à un degré légèrement supérieur à celui que réclame l'achèvement de l'opération et avant que la pièce ou le contenant ait eu le temps de
s'altérer. La mèche, mise à l'abri de la combustion, n'a pas
besoin d'être renouvelée.

Un appareil parfait malgré sa complication et qui dispense
complétement de l'emploi du thermomètre, est représenté

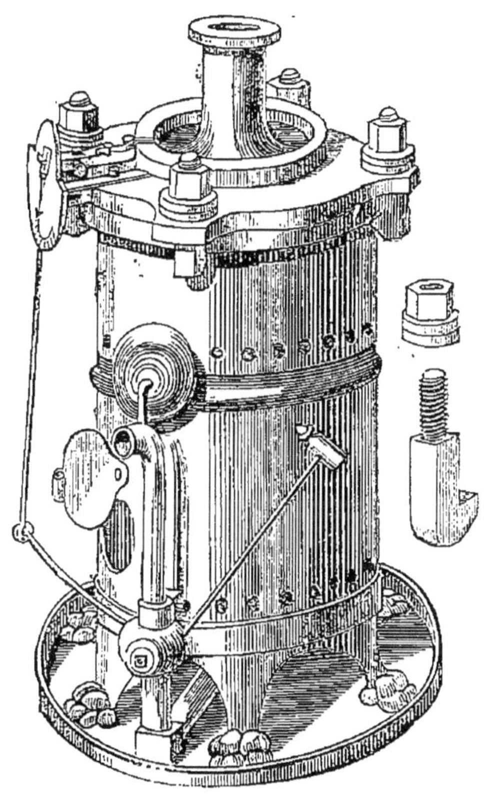

Fig. 89.

dans les figures 89 et 90 ; on le connaît sous le nom de vulcanisateur automoteur de Hoffstadt.

Bien des tentatives ont été faites dans le but de régler la

flamme employée pour chauffer les appareils à vulcaniser ; or, dans celui-ci, non-seulement on règle la flamme comme on le veut, mais le degré de température est indiqué sans thermo-

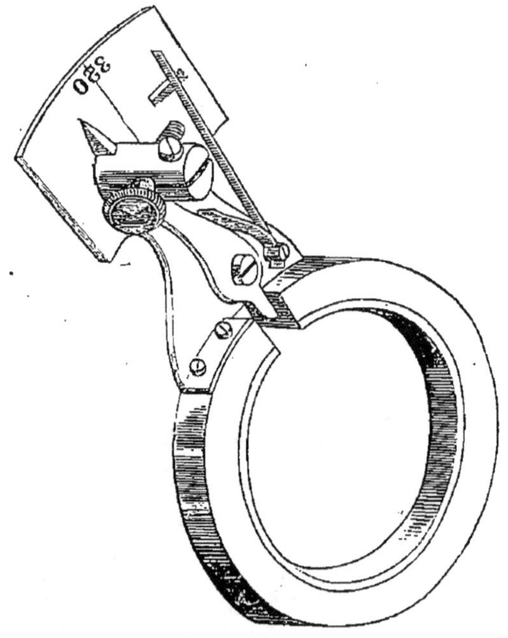

Fig. 90.

mètre et l'attention de l'opérateur est attirée par le bruit d'un timbre quand la chaleur s'élève à un point déterminé.

La chaudière est très-forte ; elle est embrassée extérieure-ment par un anneau de laiton qui y est fixé à l'aide d'une bonne brasure. Le couvercle, en métal de cloche, est assujetti à la chaudière par trois vis d'acier recourbées inférieurement en forme de crochet. A l'extérieur du couvercle et fondu en une seule masse avec lui est un anneau qui entoure l'anneau interne ou régulateur ; les mouvements d'expansion ou de contraction qu'il éprouvera sous l'influence des changements de tempéra-ture feront agir le levier qui s'étend sur la plate-forme. Ce le-vier est en communication avec l'aiguille qui indique sur le cadran le degré de température ; or, quand la chaleur s'élève à un point déterminé — 160° cent. par exemple — elle interrompt la communication du levier avec un robinet d'arrêt à ressort, ce qui rabat la flamme autant que le permet la vis de pression que l'on peut fixer à quelque point que l'on désire.

Le vulcanisateur à vis unique de Rutterford se compose d'une chaudière de cuivre forgé, d'un couvercle en forme de dôme qu'une seule vis maintient fermé en agissant sur sa partie centrale; d'une cage extérieure qui supporte la chaudière; cette partie est en tôle avec dessous de fonte muni de trous taraudés pour fixer l'appareil à l'établi.

La vapeur se dégage à l'aide d'une vis d'échappement distincte, disposition qui n'expose pas la soupape de sûreté à se déranger; l'appareil est en outre muni d'un manomètre et d'un thermomètre; on peut le chauffer soit au gaz, soit à l'esprit-de-vin. La figure 91 représente un vulcanisateur de ce genre dû à MM. Ash.

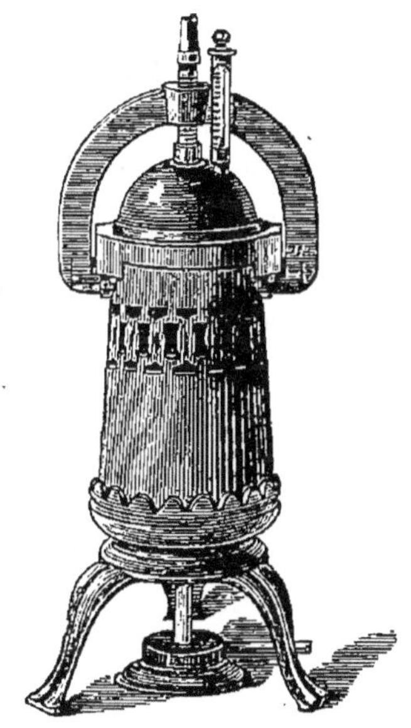

Fig. 91.

Après avoir fait choix d'un appareil, on y placera le moufle le plus près possible du centre et sur quelques fragments de

pierre ponce si la capacité du vulcanisateur le permet. [L'uni-
formité de texture ne peut s'obtenir qu'en vulcanisant une
seule pièce à la fois ; car, la perte de chaleur occasionnée par
le rayonnement, ayant son maximum par en haut, la moitié
inférieure du four est nécessairement plus chaude que la moitié
supérieure. En mettant de l'ordre dans son travail, on arrive à
produire les deux parties d'une double série en les soumettant
isolément à l'action de l'appareil, à très-peu près dans le
même temps que si les deux étaient vulcanisées ensemble,
puisque l'une peut cuire, pendant qu'on prépare l'autre]. La
quantité d'eau doit varier suivant la capacité de la chaudière ;
avec le vulcanisateur de dimensions moyennes de Rutterford,
j'en mets environ un quart de litre à une température modérée. Une fois l'appareil fermé, il faut élever graduellement la
la chaleur — le plus lentement vaut le mieux — et la maintenir au degré voulu pendant le temps nécessaire ; pour la plupart des caoutchoucs la meilleure température est 155° cent.
entretenue pendant une heure et demie ; en prolongeant l'opération, on peut réduire la température à 150°, et réciproquement on peut élever la chaleur pour abréger le temps en proportion. Toutefois cette dernière variante ne doit s'adopter
que pour les cas de grande urgence, comme par exemple une
réparation pressée.

Lorsqu'on est arrivé au terme de la vulcanisation, il faut
autant que possible laisser la chaudière se refroidir avant de
lâcher la vapeur et d'ouvrir l'appareil ; en effet, avec cet
abaissement graduel de la température on obtient de meilleurs
résultats que si l'on enlevait brusquement la pièce pour la
refroidir avec l'eau.

Au moment de l'ouverture du vulcanisateur, si le moufle
n'est pas tout à fait froid, on peut le mettre au-dessous d'un
robinet et faire couler dessus un filet d'eau ; puis, après avoir
desserré les vis ou relâché la bride ou l'anneau du moufle, on
introduit entre les joints un couteau à lame mince pour séparer graduellement les parties sur tout leur pourtour ; on peut

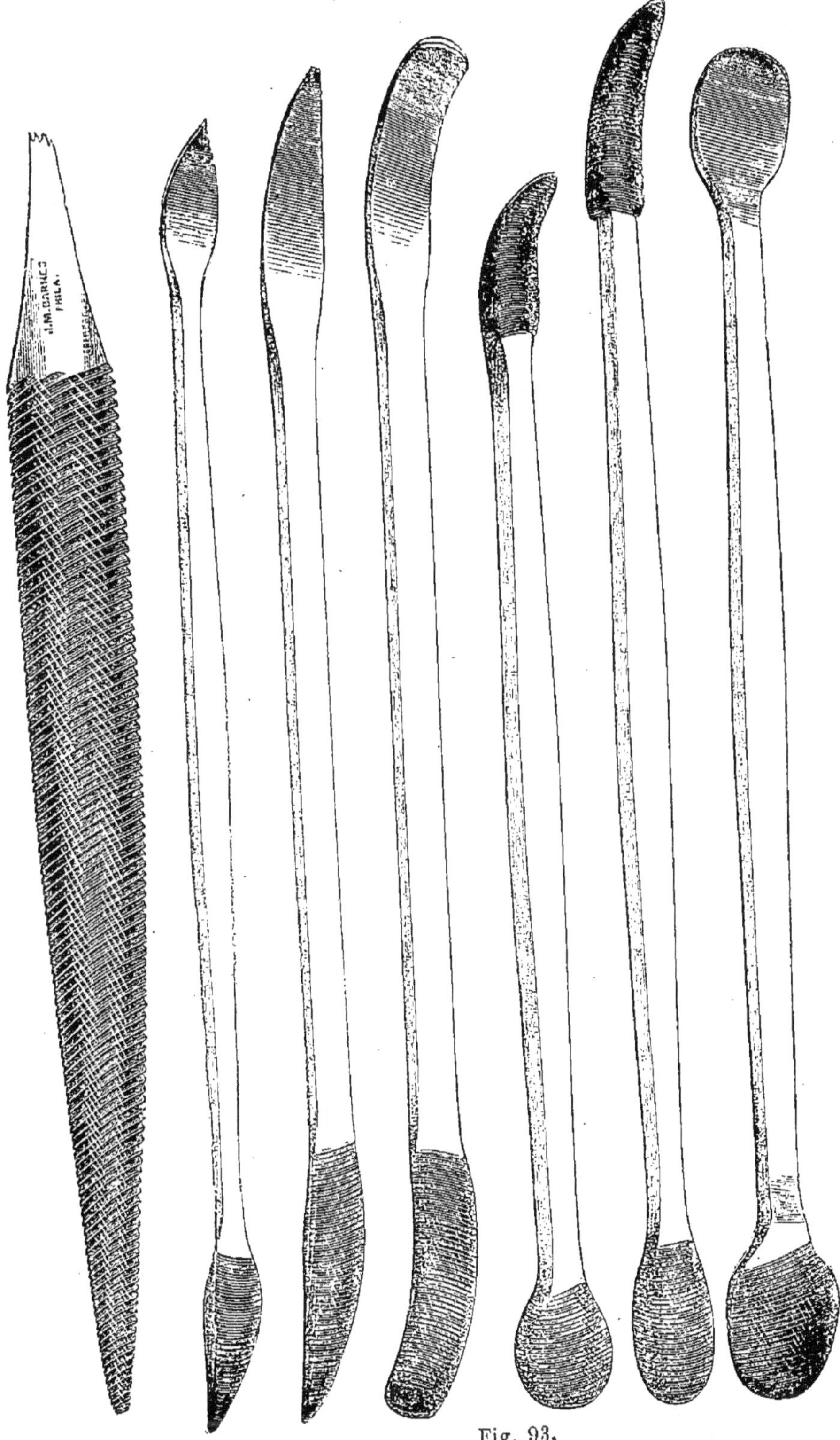

Fig. 92.

Fig. 93.

encore commencer par enlever la partie supérieure et faire
pénétrer de l'eau pour détremper le plâtre. Quelle que soit la
manière dont on ouvre le moufle, l'opération ne réclame que
du soin et de l'attention; il faut cependant encore bien se
souvenir de la position que les dents occupent dans le moufle.
Après en avoir retiré la pièce, on la nettoiera parfaitement à
l'eau froide et à l'aide d'une brosse à dents ou à ongles dure et
bonne pour la débarasser du plâtre.

Fini de la pièce. — Elle est maintenant prête à être soumise à l'action de la lime; avec des rifloirs droits et courbes
on enlèvera le caoutchouc inutile et l'on réduira toute la surface (excepté l'intérieur qui doit s'adapter aux gencives et
au palais) à l'épaisseur, aux dimensions et à la forme convenables. Les limes les mieux appropriées à cet usage sont représentées figures 92 et 93.

Un procédé plus rapide, mais qui n'est pas sans danger,

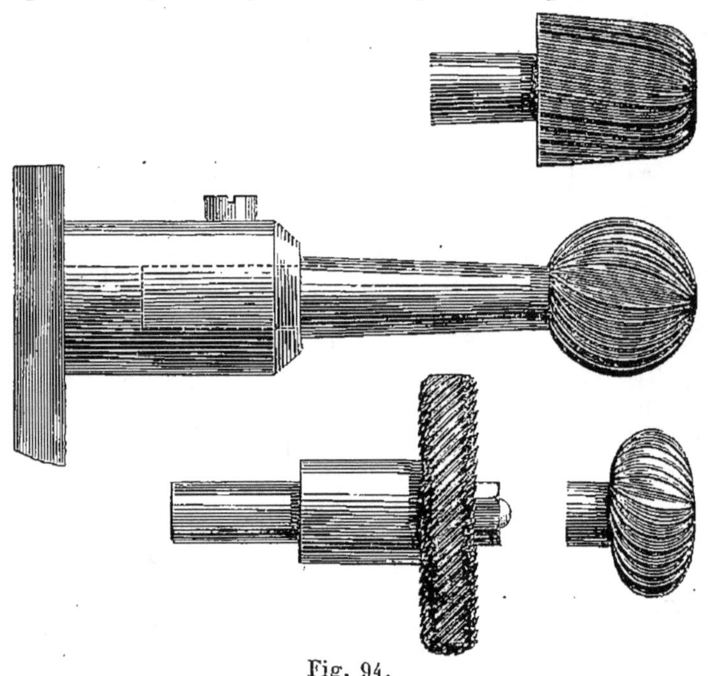

Fig. 94.

consiste à réduire la pièce au tour avec des fraises ou des

roues d'acier (taillées en lime). Ce mode d'opération fait évidemment courir le risque de traverser d'outre en outre la portion palatine de la plaque, à moins d'y mettre beaucoup de soin. La figure 94 représente les fraises que font MM. Ash pour s'adapter aux têtes de tour de leur fabrication.

Après avoir obtenu par l'un ou l'autre de ces moyens une surface égale, il faut débarrasser le pourtour des dents de la vulcanite de manière à laisser au contour de la gencive artificielle une apparence aussi naturelle que possible. Les meilleurs instruments pour exécuter cette opération sont les échoppes ou *sculptors*, comme on les appelle encore, dont la figure 95 repré-

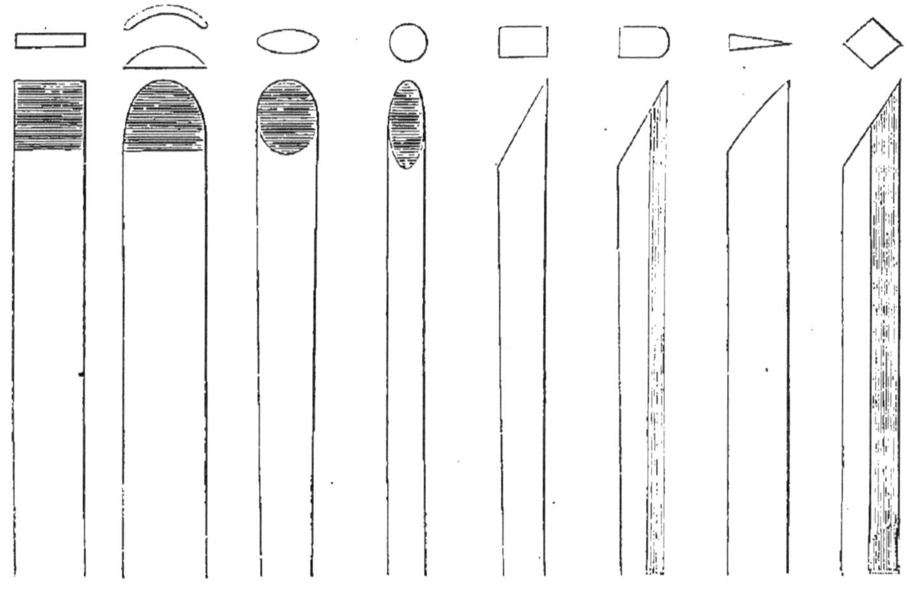

Fig. 95.

sente à la fois la coupe et l'élévation ; on se sert des diverses formes suivant la position qu'occupe le caoutchouc à enlever (fig.95).

La plaque limée, elle est prête à recevoir la dernière main, c'est-à-dire à être réduite à une surface lisse au moyen de grattoirs, limes fines, du papier de verre, de pierre ponce et du tour. Les figures 96, 97 et 98 représentent quelques formes très-utiles de grattoirs; mais elles sont susceptibles de modifi-

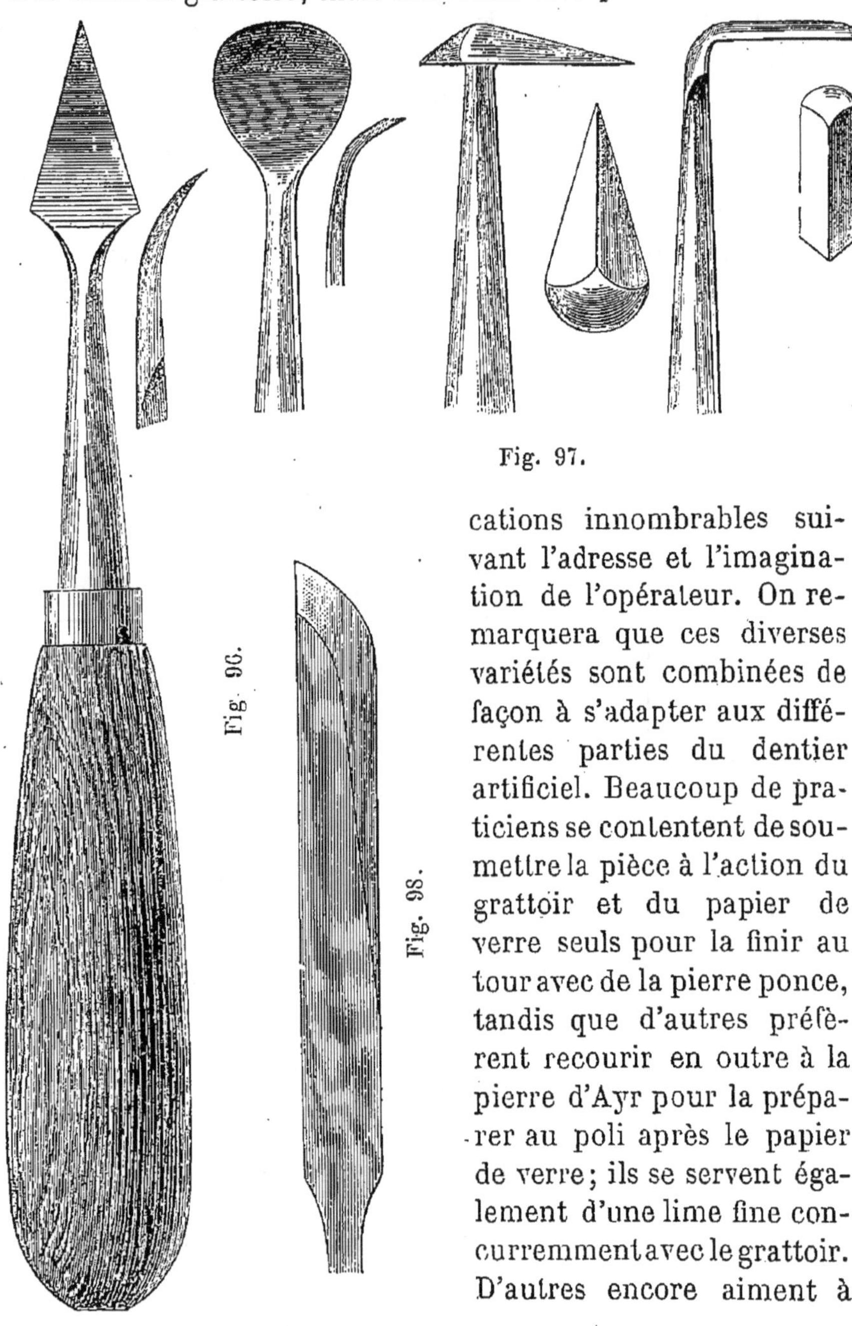

Fig. 97.

Fig. 96.

Fig. 98.

cations innombrables sui-
vant l'adresse et l'imagina-
tion de l'opérateur. On remarquera que ces diverses
variétés sont combinées de
façon à s'adapter aux différentes parties du dentier
artificiel. Beaucoup de praticiens se contentent de soumettre la pièce à l'action du
grattoir et du papier de
verre seuls pour la finir au
tour avec de la pierre ponce,
tandis que d'autres préfèrent recourir en outre à la
pierre d'Ayr pour la prépa-
-rer au poli après le papier
de verre; ils se servent également d'une lime fine concurremment avec le grattoir.
D'autres encore aiment à

frotter sur la surface un bout de bois, avec de l'eau et de la
poudre de pierre ponce pour faire disparaître les inégalités. Ce
sont là des procédés qui varient avec le goût individuel. Le
seul point qu'il importe de se rappeler, c'est que l'on doit effacer
toutes les inégalités à l'aide d'un moyen ou de l'autre avant
de commencer à polir au tour. Le tour à polir le mieux disposé est représenté dans la figure 99. Il empêche les éclabous-

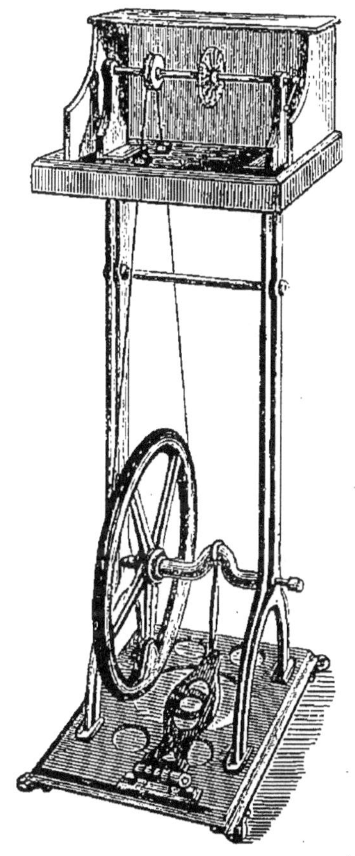

Fig. 99.

sures de se projeter çà et là et les mains ont amplement l'espace nécessaire pour faire mouvoir la pièce de caoutchouc
dans toutes les directions. Lorsqu'on emploie la poudre de

pierre ponce et la brosse dure pour le polissage, il faut avoir
soin de se servir de beaucoup d'eau ; on obtient ainsi un meilleur résultat avec moins de temps. Quand on a obtenu une
surface lisse continue, on remplacera la brosse dure par une
molle ou par une roue ou cône de bufle américain et l'on recourra
au blanc et à l'eau pour arriver au dernier poli. Dans cette
dernière partie de l'opération on commence par employer
beaucoup d'eau, puis l'on termine en faisant agir la brosse
jusqu'à ce qu'elle soit sèche ; cette manière de faire m'a toujours donné les meilleurs résultats. Certains opérateurs, ne se
contentant pas de ces moyens, terminent le polissage de la
surface à l'aide d'huile et de rouge d'Angleterre. Quant à
moi, je préfère m'en tenir au blanc d'Espagne. Enfin il ne
reste plus qu'à laver soigneusement la pièce à l'eau de savon
modérément chaude et au moyen d'une brosse molle pour
qu'elle soit prête à poser dans la bouche.

Les dentiers inférieurs complets peuvent, cela va sans
dire, se faire exactement de la même manière que les séries supérieures. Passons maintenant à la description des cas
partiels.

Pièces partielles pour la mâchoire supérieure. — Nous
supposerons qu'on s'est procuré les modèles supérieur et inférieur et qu'ils sont pourvus de leurs articulations. Les dents

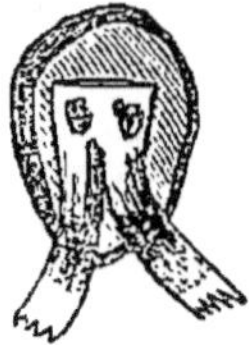

Fig. 100.

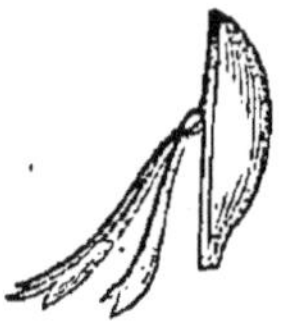

Fig. 101.

doivent alors, dans la plupart des cas, être ajustées à la gencive avec assez de soin pour qu'on ne soit pas exposé à voir
du caoutchouc au-dessous, une fois la pièce terminée. Lorsque
l'articulation est très-étroite, il peut être nécessaire de se ser-

vir de dents plates. Dans ce cas, à moins que les broches ne soient très-longues et très-fortes, il sera plus prudent de les renforcer au moyen d'une bandelette d'or qu'on y soude et dont la forme varie suivant les circonstances. En général, ce sont les formes représentées figures 100 et 101 qui répondent le mieux au but. On donne ainsi beaucoup de prise au caoutchouc et les dents tiennent très-solidement. On peut encore former une anse comme on le voit dans la figure 102 ou, comme le représente la figure 103, terminer le crochet par

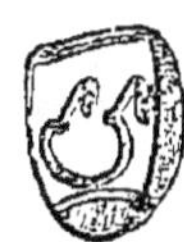

Fig. 102.

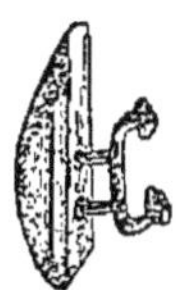

Fig. 103.

des extrémités renflées. Il suffit d'un coup d'œil pour voir quelles nombreuses variétés de formes on peut donner à cette partie pour l'adapter aux particularités du cas. Les dents une fois adaptées sur le modèle en leurs situations respectives, on peut les fixer à la plaque provisoire construite suivant les instructions déjà données, mais modifiée dans ses dimensions en raison du nombre des dents qu'elle doit porter et suivant qu'on la fera tenir par succion ou à l'aide de crochets. Lorsqu'il est nécessaire de maintenir la pièce au moyen de bandes embrassant quelques-unes des dents, rien n'égale les crochets d'or pour la propreté, mais la vulcanite est selon moi la substance la moins nuisible.

Tout dentier artificiel est fatalement soumis à une certaine somme de frottement déterminée par les mouvements de la plaque pendant la mastication ; or, si l'on s'est servi de l'or, comme le métal est plus dur que la dent, il use les tissus de cette dernière ; tandis que, si l'on recourt à la vulcanite, qui est plus molle que la dent, c'est au contraire cette substance qui s'use ; telles sont les raisons qui me font conseiller l'emploi de bandes de vulcanite, lorsqu'on le peut, au lieu de crochets d'or.

Des bandes de vulcanite sont-elles nécessaires, on les formera naturellement sur le modèle avec de la cire avant la mise en moufle ; si l'on juge à propos de recourir aux crochets d'or, il vaut mieux les ajuster après l'adaptation des dents, on les formera alors de la manière suivante : — on prend une bandelette d'or à crochets répondant à peu près au n° 7 du calibre

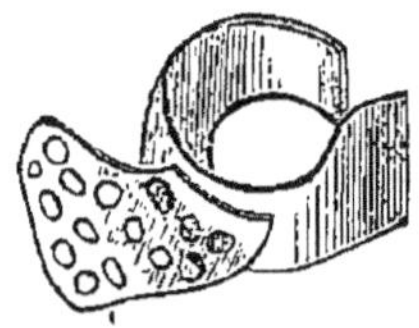

Fig. 104.

Bandelette perforée soudée
au crochet.

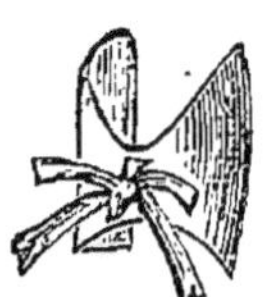

Fig. 105.

Crochet pour une dent canine
portant 3 bandelettes soudées en un
point d'où elles divergent.

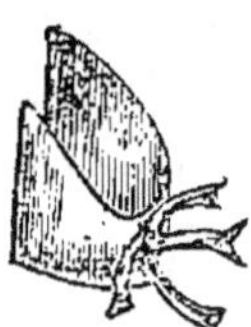

Fig. 106.

Bandelettes claviformes
soudées au crochet et re-
courbées à l'extrémité.

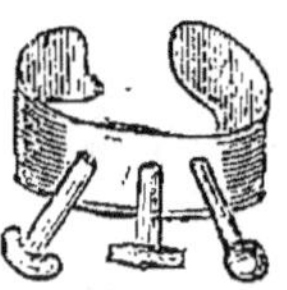

Fig. 107.

Trois clous soudés sur
le crochet.

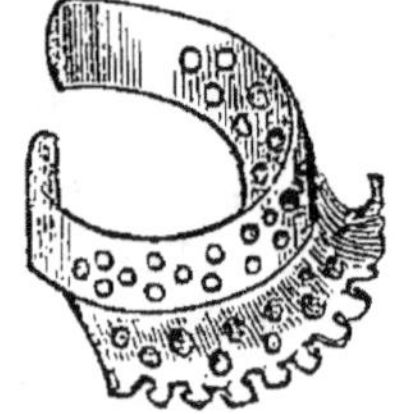

Fig. 108.

Bande perforée munie d'un
prolongement à bord dé-
coupé.

(d'une largeur variable suivant la longueur de la dent), on la recourbe de façon à lui faire embrasser l'organe exactement, comme nous l'avons dit dans la section consacrée à la construction des pièces d'or ; il faut qu'elle s'élève assez haut pour avoir une prise solide dans la vulcanite. Les dessins ci-dessus montrent diverses manières de construire ces bandes, suivant l'espace et l'épaisseur du caoutchouc que l'on a pour noyer le crochet.

Quand les dents et les bandes ont été convenablement ajustées au modèle et les unes aux autres, la pièce est prête à
mettre en moufle ; il reste cependant encore une autre chose
à faire, c'est de couper à la moitié de leur longueur les dents
de plâtre du modèle, nous allons voir tout à l'heure pourquoi.
Le modèle et la pièce se plongent alors dans la portion inférieure du moufle (où l'on a préalablement versé le plâtre détrempé en consistance crémeuse). Alors, au lieu de laisser les
dents à découvert, on porte le plâtre sur elles de façon à ce
qu'on n'en voie plus que le côté interne (fig. 109). On peut

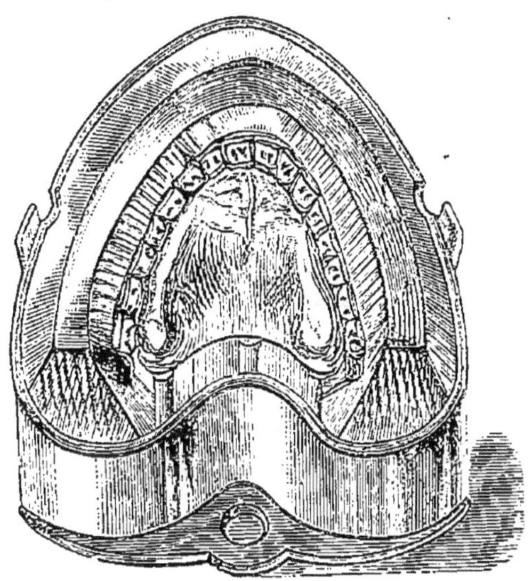

Fig. 109.

adopter également cette manière de faire pour les dentiers
complets, ainsi que le représente le dessin en question.

Grâce à ce procédé, le déplacement des dents est à peu près
impossible ; on évite encore ainsi le risque de voir le caoutchouc gagner une position vicieuse (je veux dire aller sous
les dents). Le reste de l'opération s'exécute comme nous l'a-
vons dit pour une série supérieure complète. Il ne faut y
ajouter qu'une seule précaution, c'est de bien tailler en biseau

les côtés du recouvrement en plâtre des dents, de façon que la portion centrale puisse se retirer aisément et sans être exposée à se briser. Les cas partiels doivent se faire d'épaisseur variable suivant la nature de la pièce et peuvent quelquefois être renforcés à l'aide de bandes de fil d'or aplati, que l'on dispose en travers de toute partie étroite ou faible.

Le renforcement d'une plaque de vulcanite est quelquefois utile soit pour la mâchoire supérieure, soit pour l'inférieure. Pour les pièces du haut, c'est généralement lorsque, par suite de la faible épaisseur que l'on veut donner à la plaque ou en raison de la conformation de l'arcade, la pièce, ayant à supporter un plus grand effort en des points affaiblis, est plus exposée que d'ordinaire à se fracturer.

La pièce de renfort doit se faire en recourbant en haut une bande d'or de 0^m,0015 de largeur, de manière à ce qu'elle s'adapte exactement d'un côté à l'autre du palais, à peu près au niveau des secondes molaires. Il faut la percer de trous le long de ses bords. Cela fait, on la pose de champ sur un autre morceau de plaque d'or sur lequel on trace le contour du bord concave de la première ; parallèlement à cette ligne on en tire une seconde à 0^m,0015 de distance, et l'on découpe le patron indiqué par ces deux lignes ; on obtient ainsi deux pièces ayant la forme représentée (fig. 110). Il est évident alors que

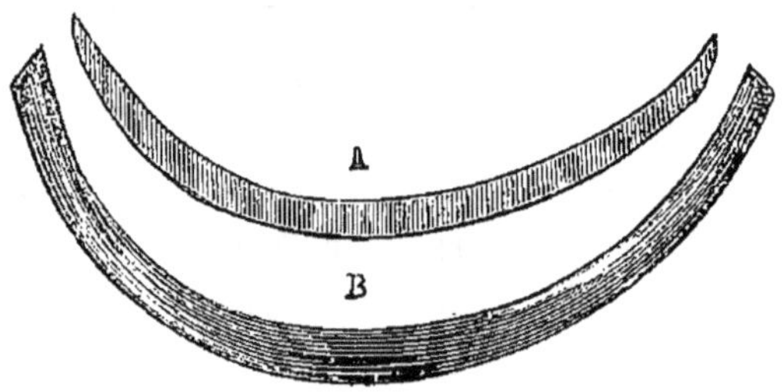

Fig. 110.

le *bord* convexe de A s'adaptera à la *surface* concave de B et qu'en plaçant la première au centre de B, les deux pourront se souder ensemble. Or, une section transversale de cet ensemble, telle que le représente la figure 111, fait voir immédiatement que la plus grande force se trouve combinée à la plus grande légèreté avec une très-faible dépense de matière ; de

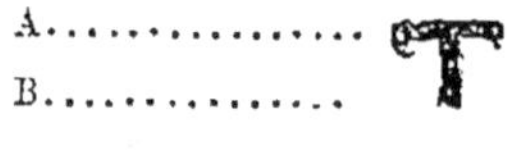

Fig. 111.

plus, en supposant que le mécanicien ait été assez malheureux pour emporter avec la lime une quantité de caoutchouc telle que le palais soit mis à nu, il n'y aurait, grâce à cette disposition, que le bord mince de A d'exposé. Les dimensions des deux lames d'or peuvent, cela va sans dire, varier selon les circonstances, mais le principe reste le même. *La mâchoire inférieure* comporte l'application d'un procédé identique (en laissant l'une des lames reposer contre les dents de devant naturelles, s'il en existe). Grâce à cette combinaison, on arrive à donner aux pièces de caoutchouc une très-grande force et une résistance considérable sans les rendre beaucoup plus lourdes pour la bouche. Quand la pièce doit se soutenir à l'aide de ressorts spiraux, l'on peut découper toute la portion centrale du palais, en ne laissant à la partie postérieure de la bouche qu'un pont transversal de caoutchouc que l'on renforce de cette façon. On parvient également, à l'aide de ce système, à atténuer considérablement la masse des pièces inférieures. Il suffit d'un coup d'œil pour voir combien cette disposition est plus forte qu'un morceau de fil cylindrique aplati ou même qu'une plaque ordinaire de renforcement. On peut encore l'appliquer comme moyen d'augmenter la force des dents qui s'élèvent isolément appuyées sur une bande étroite de vulcanite entre de grosses dents naturelles.

[Le docteur Stuck a pris en 1868 un brevet pour une modification apportée par lui au travail de la vulcanite. Elle consiste surtout à vulcaniser le caoutchouc entre deux plaques de feuilles d'étain polies. Le retrait du métal rend la pièce un peu plus petite que la bouche, ce qui, suivant l'auteur, lui donnerait le plus souvent une meilleure adaptation ; l'inconvénient, c'est qu'il est des cas où il n'est pas facile de séparer la plaque achevée du métal. Une seconde particularité des plaques du docteur Stuck, c'est leur élasticité lorsqu'on les compare aux pièces préparées suivant la méthode ordinaire et vulcanisées dans le même appareil. Cette propriété est due probablement à la rétention du soufre par les feuilles de métal qui recouvrent le caoutchouc. — Ce procédé, bien que passible de certaines objections, n'en mérite pas moins toute la sollicitude des praticiens.]

La réparation des plaques de vulcanite n'est pas très-satisfaisante parce que la seconde vulcanisation rend nécessairement la pièce cassante et lui donne une coloration plus foncée qu'à l'état naturel. Le procédé applicable est essentiellement le même pour tous les cas, aussi nous suffira-t-il de donner ici des instructions générales. Supposons qu'il s'agisse de réparer une fêlure ou de remplacer une dent fracturée, on commencera, après avoir bien entendu pris le modèle du cas à réparer, par emporter à l'aide d'une scie fine toutes les parties de caoutchouc altérées, puis, aux points où l'on veut faire la soudure, on découpera dans la vulcanite des espaces en queue d'aronde. S'agit-il d'une pièce inférieure offrant un volume suffisant de substance, on creusera des dépressions dans la surface des queues d'aronde pour offrir au caoutchouc une prise plus forte. Les choses ainsi préparées, au lieu de combler la brèche autour de la dent ou de la fracture avec de la cire, on se servira d'argile à modeler, on aura ainsi une surface également lisse et, une fois la vulcanisation effectuée, l'assemblage sera à peine perceptible — détail que recherchent par-dessus tout les opérateurs qui se préoccupent comme il convient de l'apparence qu'aura leur travail dans la bouche du patient. Dans la mise en moufle d'une pièce en réparation, il faut recouvrir de plâtre toute la surface à l'exception de la portion où l'on doit tasser du caoutchouc et, au lieu de plonger la pièce dans la section inférieure du moufle, on se servira de la section supérieure, d'abord parce qu'étant plus profonde, elle évite au caoutchouc le danger de se trouver près du fer et de s'y noircir ; et en second lieu parce que l'enlèvement du couvercle permet de retirer plus facilement le dentier quand la vulcanisation est achevée.

[Au lieu d'assembler à l'aide de queues d'aronde, qui souvent déparent la pièce et sont quelquefois impraticables, on peut se servir d'une préparation liquide connue sous le nom de *soudure de caoutchouc du docteur Welch* et que l'on trouve chez Snowden et Cowman, de Baltimore. On en badigeonne la surface de l'ancienne plaque juste avant de tasser le caoutchouc. L'adhésion est tellement parfaite que l'on briserait la plaque à travers l'ancienne ou la nouvelle vulcanite plutôt que de les séparer.]

Les taches qui auraient pu altérer la pièce en réparation peuvent s'enlever dans une certaine mesure, suivant le docteur Richardson (« mechanical Dentistry », p. 42), « en commençant par humecter la surface avec de l'acide nitrique dilué pendant quelques minutes, puis on lave parfaitement la pièce et on la place pendant un peu de temps dans une solution alcaline pour faire disparaître toutes les traces d'acide qui auraient pu résister au lavage ; » « on peut encore exposer le dentier, dans l'alcool, à l'action des rayons solaires pendant cinq ou six heures. »

Réfection d'une pièce de vulcanite. — On commence par faire un faux modèle en savonnant le caoutchouc du côté palatin, versant le plâtre et construisant autour un rebord comme pour un modèle ordinaire ; puis autour de la face extérieure du plâtre on creuse quatre sillons verticaux ou l'on fait quatre dépressions coniques avec une échoppe ou un couteau ; l'on savonne ou l'on huile toute cette surface ainsi que la partie antérieure des dents et l'on verse sur elle du plâtre de consistance assez ferme pour qu'il ne s'échappe pas aisément de côté et d'autre ; il faut qu'il s'étende au delà du modèle dans une épaisseur de 0^m,012 et qu'il s'élève en hauteur jusqu'au niveau du bord tranchant des dents ; l'état de choses obtenu de la sorte se voit figure 112. Ces deux portions, une fois séparées avec précaution, se laissent de nouveau remettre en place, le palais de la pièce est savonné aussi bien que le bord supérieur de l'enveloppe extérieure pour obtenir une articulation en capuchon en coulant du plâtre sur le tout.

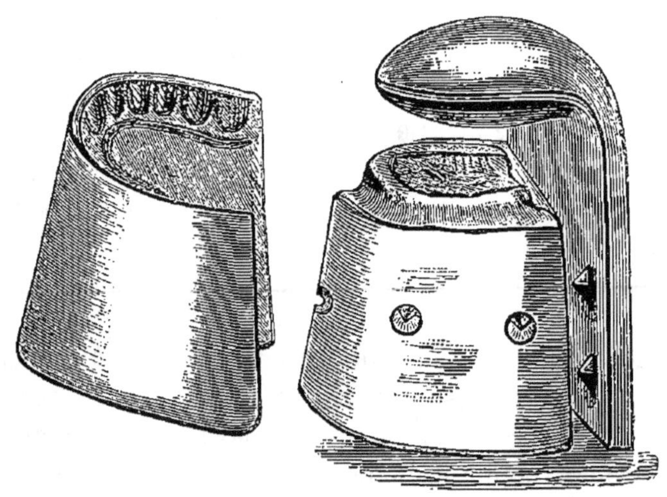

Fig. 112.

Ces trois parties séparées et la pièce à renouveler retirée du modèle, on verra que l'on a toutes les dimensions de l'ancienne plaque sous une forme qui permet de les reproduire avec les mêmes dents, mais avec de nouveau caoutchouc ou, s'il s'agit d'obtenir un duplicata de la pièce, avec une autre série de dents s'adaptant dans les mêmes moules.

Admettons qu'on ait simplement à rétablir la pièce, cette manière de faire permet d'éviter le danger de briser les dents en les détachant de leur ancienne position dans le caoutchouc au moment de la mise en moufle, et, s'il survenait par hasard quelque accident, il serait plus facile d'y remédier. Une fois

les moules achevés, les dents séparées de l'ancienne plaque et
nettoyées avec soin et les broches rajustées, on les replace
dans leurs dépressions respectives sur l'enveloppe extérieure
où on les soude avec de la cire, et l'on remplit le reste de la
plaque suivant l'espace offert par les moules ; ce mode de procéder permet de modifier les pièces comme on le désire, tout
en conservant des modèles exacts de la forme originelle.

Par ses divers modes d'emploi la vulcanite se présente d'elle-
même comme une substance commode pour rajuster les plaques d'or qu'une mauvaise adaptation, résultant d'une résorption trop considérable des bords alvéolaires, ne permet plus
de porter avec aisance. Deux procédés se présentent pour déterminer la quantité de nouvelle substance à ajouter à la plaque : quel que soit celui que l'on adopte, on commencera par
perforer la plaque à rajuster de nombreux petits trous ; le
diamètre le meilleur à donner à ces perforations est celui des
broches à dents ; quant à leur situation, on choisira autant
que possible les bords de la plaque et en outre tous les points
que l'on jugera capables d'offrir une bonne prise au caoutchouc
quand il aura été vulcanisé ; la chose la plus simple à faire
ensuite et en même temps la plus sûre consiste à remplir la
partie concave de la plaque d'or de plâtre de Paris un peu
plus consistant que celui dont on se sert pour une empreinte
ordinaire, puis on l'introduit dans la bouche et l'on recommande au patient de fermer la mâchoire en veillant à ce que
l'articulation soit exacte. Quand le plâtre s'est bien solidifié, on
retire la pièce, on en savonne la surface et on la moule dans
la partie inférieure d'un moufle comme s'il s'agissait d'une
empreinte ordinaire ; puis l'on enlève les petites portions de
plâtre qui ont pénétré dans les perforations, on recouvre
toutes les irrégularités avec de la cire, si c'est nécessaire, on
savonne le tout et l'on remplit la section supérieure du moufle
comme pour un cas ordinaire ; une fois que le plâtre a durci,
on sépare les parties avec précaution ; alors on trouvera selon
toute probabilité dans la section supérieure du moufle la pla-

que d'or et les dents séparées de l'empreinte de plâtre ; celle-ci doit être enlevée ; et, après avoir débarrassé les trous de la cire ou du plâtre au moyen d'eau bouillante, on procédera au tassement du caoutchouc à la manière ordinaire. La pièce porte-t-elle des dents à tubes, on aura soin de les retirer avant de plonger la plaque dans le plâtre pour les refixer ensuite à l'aide de soie floche et de mastic ; s'il n'y a que des dents doublées d'une plaque de support à leur face postérieure, il sera inutile de se donner ce surcroît de souci.

L'autre procédé consiste à prendre un modèle et l'articulation, puis de garnir la plaque de cire ou de gutta-percha et de la presser non plus dans la bouche, mais sur le *modèle*, pour s'assurer de la situation des parties à rajuster ; toutefois nous n'avons pas besoin de dire que la première méthode vaut infiniment mieux lorsqu'on l'exécute avec soin.

Une fois l'empreinte obtenue avec la matière plastique, le reste de l'opération s'effectue, cela va sans dire, d'une manière identique avec le procédé décrit tout d'abord.

Quand le caoutchouc a été vulcanisé à l'or et qu'il est nécessaire de tailler la plaque en biseau en quelque point pour qu'elle se continue avec le caoutchouc, on se gardera d'emporter la substance avec la lime, mais on l'usera au tour à l'aide d'une roue très-fine. De cette façon on évitera le danger de retrousser le bord mince de l'or produit par le tour, tandis qu'avec la lime on a parfois bien de la peine à obtenir une surface lisse aux points de jonction de l'or et de la vulcanite.

Pour les cas partiels de la mâchoire inférieure on suivra naturellement les mêmes règles que pour une série supérieure.

Pour améliorer la couleur du caoutchouc vulcanisé, on peut le placer dans un bocal de verre couvert et rempli d'alcool, que l'on expose aux rayons solaires pendant six ou huit heures ; la coloration vient d'autant mieux, naturellement, que l'exposition est plus prolongée.

[**Combinaison de la vulcanite avec des plaques métalli-**

ques. — On peut assujettir des dents avec gencive à une plaque d'or à l'aide de la vulcanite, au lieu de les souder. Le côté interne de la gencive de chaque dent est perforé d'un trou, répondant à peu près au n° 15 de la filière ; ce trou ne doit pas s'approcher assez de la partie antérieure translucide de la dent pour permettre à la couleur du caoutchouc d'assombrir cette partie. L'estampage, l'articulation et l'ajustement des dents au tour se font comme à l'ordinaire, avec cette différence qu'il n'est pas aussi nécessaire de les adapter exactement à la plaque que dans le cas où l'on recourt à la soudure. Le genre de dents dont nous parlons ici exige que l'on presse chacune d'elles, dans la position voulue, sur une mince couche de cire qui recouvre la plaque d'or. La saillie de cire produite par chaque trou montre les points où il convient de forer la plaque pour y river les broches. Après avoir exécuté cette opération, on attache les dents provisoirement avec de la cire, puis on plonge la pièce dans le moufle à vulcaniser, de telle sorte qu'en séparant la matrice, la plaque vienne dans une moitié, et les dents dans l'autre. Il ne reste plus qu'à remplir les trous de caoutchouc et à placer une bande de cette substance sur la base des dents pour procéder à la vulcanisation.

Enfin le docteur S. S. White a imaginé des pièces sectionnelles de caoutchouc qui se laissent très-solidement assujettir aux plaques à l'aide de divers artifices.

Ce sont là des applications importantes et extrêmement utiles de la vulcanite ; car, si l'on perd ainsi l'un des avantages spéciaux de ce genre de travail, l'adaptation exacte de la plaque, on retrouve une force bien plus grande et une propreté supérieure à celles des pièces ordinaires d'estampage, parce que tous les interstices sont complétement fermés ; on obtient en outre en arrière des dents une forme qui se rapproche davantage de la conformation naturelle des dents et de la gencive. Ce n'est pas tout, on évite par là les deux principaux inconvénients reprochés à la vulcanite, je veux dire l'épaisseur de la

plaque et son contact avec la gencive et la langue ; on n'a pas
besoin d'adapter la base des dents avec la même précision que
pour les plaques d'or ordinaires, et l'on n'est pas exposé aux risques que fait courir l'opération de la soudure. Dans les cas
de réparation, il vaut mieux enlever la totalité du caoutchouc
ancien ; toutefois ceux qui se contentent d'en ajouter de nouveau peuvent, avec ce système, le faire avec plus d'impunité,
puisque la force de la pièce dépend surtout de la plaque, et que
dès lors la fragilité produite par la seconde cuisson n'a que
peu d'importance. Ajoutons que pour les dentistes qui aiment
à manier l'or, il n'est pas sans avantage de pouvoir se servir des
dents montées sur vulcanite et dont la forme est si belle, sans
se ravaler au niveau de ces amateurs du caoutchouc qui, en
accommodant le genre de leur travail au bon marché de la matière, ont jeté un si grand discrédit sur la prothèse dentaire.

Conseils à donner au patient. — Après avoir terminé et
posé une pièce de vulcanite, il faut recommander au sujet de
la nettoyer parfaitement au moins une fois chaque jour, et de
la tenir dans l'eau quand il ne la porte pas dans la bouche.
Ces soins de propreté sont encore plus indispensables pour la
vulcalnite que pour tous les autres genres de pièces de prothèse, en raison de la ténacité avec laquelle les sécrétions
muqueuses adhèrent à cette substance lorsque la négligence
les a laissées s'accumuler à sa surface. L'accumulation se fait
surtout dans les points où les frottements de la langue et des
aliments sont incapables d'enlever les mucosités ; il faut donc
donner à la pièce artificielle les mêmes soins qu'exigent les
dents naturelles pour se conserver en bon état ; toutefois il
faut ajouter que les sécrétions buccales ne sauraient altérer la
plaque, comme elles altèrent les organes naturels.

Relativement à la durée des plaques de vulcanite, il est un
point qui n'a peut-être pas encore été déterminé par une expérience suffisante. On sait que l'argent et l'or à 18 carats
subissent dans la bouche une modification qui les rend plus
ou moins cassants ; cette modification est due en partie aux

vibrations qui résultent des efforts de la mastication, en partie à une action galvanique entre les molécules des métaux alliés. Une altération semblable, mais beaucoup plus rapide, se produit dans la gutta-percha utilisée comme substance d'empreinte, de même que dans la gutta-percha vulcanisée et dans toutes les préparations de vulcanite auxquelles on incorpore une forte proportion de matières étrangères, pour en modifier la couleur brune ou rouge. Le caoutchouc brun, en raison de sa plus grande pureté, est probablement susceptible de conserver plus longtemps sa souplesse et son élasticité. Mais c'est une question, nous le répétons, qui n'est pas encore complétement résolue.]

SECTION XI

En 1871, la *Compagnie Albany Dental Plate* a pris des brevets et a expédié des échantillons d'une nouvelle base pour les dents artificielles. Cette composition consiste, dit-on, en collodion solidifié, préparé d'une manière particulière. C'est en réalité une combinaison de coton-poudre et de camphre, et les indications données dans le brevet nous apprennent que, « pour fabriquer le collodion destiné à ces plaques dentaires, les inventeurs préfèrent employer au moins 50 parties en poids de camphre pour 100 parties de coton soluble (on peut mettre une plus forte proportion de la première substance); on obtient ainsi un produit plus plastique qu'avec une moindre quantité de camphre. Le collodion préparé de la sorte se fait en plaques, d'épaisseur appropriée, auxquelles il est préférable de donner une forme approchant de celle des plaques dentaires achevées en les soumettant à une certaine pression dans des moules chauffés. Arrivées à cet état, les plaques doivent être parfaitement desséchées dans un séchoir dont la température ne saurait dépasser 82° cent., le degré de chaleur le plus convenable pour expulser le camphre employé à titre de dissolvant oscillant entre 65° et 82°. Une température excédant de beaucoup 93° dilaterait la matière et la rendrait poreuse et friable. Les plaques une fois bien desséchées, tout en étant à l'abri du retrait, conservent encore la propriété de devenir plastiques sous l'influence d'un degré déterminé de température et peuvent se mouler facilement suivant la forme que l'on désire, sans subir ensuite de contraction dans une étendue nuisible le moins du monde. »

Cette substance se présente sous deux variétés — la variété colorée, qui est d'un rose analogue à celui des gencives, et la variété incolore, qui est demi-transparente et d'un jaune d'ambre.

Parlons d'abord des propriétés qui leur sont communes pour arriver ensuite à leur application aux usages dentaires.

Elles sont l'une et l'autre, en sortant de chez le fabricant, à la fois plus fortes et plus légères qu'aucun des caoutchoucs dentaires. Toutefois, la celluloïde incolore jouit de ces propriétés à un degré supérieur à la variété rose, mais la base couleur d'ambre est plus sujette à se déjeter que l'autre.

Contrairement aux prétentions de la circulaire imprimée par la Compagnie, nous devons dire que, d'après notre expérience, les deux espèces sont influencées par les acides de la bouche ; la variété incolore, au lieu de rester semi-transparente, prend une apparence opaque, devient beaucoup plus dure et est tachée par le sang ; quant à la rose, au bout de quelques semaines d'usage, sa surface se couvre de granulations blanches. Ajoutons toutefois que ces modifications n'affectent point la durée de la pièce.

Elles ont une forte odeur et un goût léger de camphre qui persistent pendant cinq ou six jours, mais qui cependant ne les font pas repousser par les malades, beaucoup même ne les trouvent pas désagréables.

On parvient à faire disparaître l'odeur du camphre, lorsqu'elle répugne aux malades, en mettant la pièce pendant quatre ou cinq heures dans une solution composée d'acide sulfurique 1 partie, et d'eau 2 parties ; une plus forte proportion d'acide altérerait la pièce. C'est un moyen qui est conseillé par les inventeurs, à qui je l'emprunte.

La *chlorœthérine* convertit cette substance en une masse molle gélatineuse, sans la dissoudre ; elle reprend sa dureté à mesure que la chloræthérine s'évapore. A l'aide de l'*éther sulfurique* on arrive à ramollir les surfaces de deux plaques qui se fusionnent ensemble à la suite d'un contact de trois à quatre heures. Les pièces ne peuvent se ramollir de manière à s'unir entre elles sous l'influence de la chaleur sèche.

Plus les plaques sont anciennes quand on les reçoit des dépôts, plus elles paraissent fortes et moins sujettes à se contracter; cela tient, selon moi, à l'évaporation d'une partie du camphre qu'elles contiennent. Toutes les parties amenées en contact avec un métal, de quelque nature qu'il soit, deviennent blanches et opaques plus rapidement que le reste de la pièce.

Les pièces peuvent se ramollir et reprendre leur dureté un nombre raisonnable de fois sans se détériorer d'une façon appréciable dans leur texture. La température de la bouche ne leur est pas nuisible, mais elles se ramollissent à la chaleur de l'eau bouillante. Soumises pendant dix heures à l'ébullition dans l'eau, elles perdent une grande proportion de leur camphre et restent sous forme d'une masse blanche friable.

Quant au mode d'emploi, loin de croire qu'on soit arrivé à quelque chose de parfait, je ne pense pas que l'on connaisse encore la manière la plus simple d'appliquer cette substance.

Le procédé que j'adopte actuellement consiste, après la mise en moufle de la pièce montée sur cire, comme s'il s'agissait de la vulcanite, à choisir la base de dimensions approximatives, à en retrancher toutes les portions qui peuvent paraître excéder la mesure voulue, puis à ramollir la celluloïde dans le liquide bouillant à un degré suffisant pour qu'elle se laisse mouler dans le moufle sous la pression des doigts; les deux parties du moufle peuvent dès le début se ramener en contact plus intime, et l'on court moins le risque d'altérer les moules de plâtre (qu'avec le caoutchouc). Une fois le moufle presque fermé, je l'ouvre et je creuse les gouttières destinées à recevoir l'excès de la substance qui peut se trouver dans l'appareil.

Avec ce procédé on est sûr de bien presser la quantité voulue de la base autour des dents et dans toutes les dépressions que peut offrir la pièce.

Une fois les gouttières largement creusées, on peut fermer complétement le moufle lorsqu'on a augmenté la chaleur dans la mesure convenable; alors on retire le tout du réservoir muni de la presse pour le mettre dans l'eau froide, où on le laissera durant vingt minutes; on peut encore le laisser dans le réservoir pendant dix minutes pour lui donner une préparation plus complète.

Le moufle, la presse et le réservoir les meilleurs pour cette opération sont ceux que l'on trouve dans les dépôts et qui sont recommandés comme sortant des ateliers de White, de Philadelphie (fig. 113); le trait caractéristique et le principal

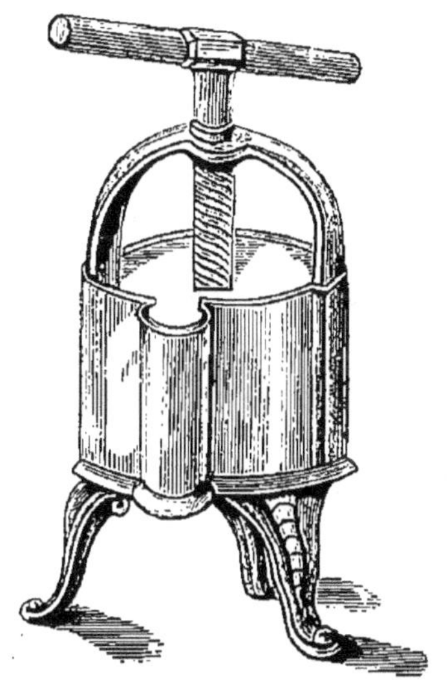

Fig. 113.

avantage de l'appareil représenté dans cette figure, c'est de permettre de fermer le moufle graduellement pendant qu'il baigne dans le liquide bouillant, ce que l'on ne saurait faire avec les moyens ordinaires.

Quant au liquide dans lequel la pièce doit se ramollir, l'huile est, selon moi, le meilleur ; elle n'est pas aussi nuisible pour la celluloïde que l'eau, à mon avis, et elle donne de la souplesse aux plaques. Je crois encore que la chaleur sèche ne produit pas de bons résultats. Le plâtre destiné aux moufles, lorsqu'il est gâché assez ferme, est bien assez fort sans l'addition de substance telle que la gomme arabique ; en fait, avec l'eau seule, le plâtre prend une dureté suffisante pour être difficile à retirer du moufle. Pour empêcher l'adhérence de la base, on peut badigeonner les moules d'une couche d'huile ou les saupoudrer avec de la craie. La pièce peut se finir à la manière ordinaire, avec le grattoir, la lime et le papier de verre, ou, de préférence à ce dernier, au tour avec une brosse dure, humide, abondance d'eau et ponce en poudre grossière, puis avec du blanc et de l'huile, pour terminer avec du blanc sec sur un cône de feutre sec, ou, suivant la circulaire de White, à l'aide du cône sec seul. Les pièces de cette substance se laissent réparer de la même manière que celles de vulcanite, par un assemblage en queues d'aronde ; toutefois, je ne crois pas qu'en thèse générale, la soudure s'effectue d'une manière parfaite ; la fusion complète ne saurait se produire, à mon avis, qu'à l'aide d'un dissolvant. L'immersion dans un liquide bouillant peut modifier la forme de toutes les parties de la pièce, comme il arrive pour la vulcanite, il faut ensuite la mettre dans l'eau froide pour lui redonner toute sa dureté.

Maintenant, je dois dire que je n'ai pas grande confiance qu'elle puisse servir à réparer la vulcanite ; il ne se produit entre les deux substances qu'une union mécanique ; or, comme elles diffèrent considérablement au point de vue de la densité, elles ne sauraient adhérer bien solidement entre elles, même avec un parfait assemblage en queues d'aronde.

Voici les résultats que j'ai obtenus à la suite d'une série d'expériences faites avec soin sur la base celluloïde :

Commençons par les huiles essentielles : — 2 grains de la

base réduits à l'aide de la lime à un état fin de division furent placés dans un tube à expériences contenant de l'*essence de cassia*, il en résulta une masse transparente gélatineuse, insoluble avec la chaleur. L'*essence de girofles* produisit un effet semblable; avec l'*essence de romarin*, la substance prit un état légèrement gélatineux, mais n'était pas soluble; l'*essence d'origan* ne l'attaqua nullement.

Dans le *benzole*, l'*alcool de vin rectifié*, l'*éther pur* et l'*huile de naphte*, elle demeura complétement insoluble. Très-légèrement soluble dans le chloroforme, elle résista énergiquement à l'action du *thymol* sous toutes les formes.

Chauffée dans la *créosote*, elle montre une masse suspendue dans le liquide sous une forme gélatineuse ; dans l'*acide phénique*, mêmes résultats, seulement plus prononcés.

La place-t-on dans un vase contenant quelqu'une des huiles grasses, portées à leur point d'ébullition, elle se décompose complétement en ne laissant qu'un résidu de charbon ; le même effet se produit quand on la chauffe seule dans un tube à expériences, le camphre se dégage et laisse le carbone. En fait, l'application d'une chaleur considérable (surtout d'une chaleur sèche) fait évaporer le camphre et amène la désintégration rapide du composé.

Si j'ai rapporté les résultats de ces expériences, c'est qu'à mon avis, on arrivera à préparer la base celluloïde de façon à en faire une substance très-précieuse comme matière d'obturation provisoire; il est donc important que l'on sache quelque chose de l'action des préparations avec lesquelles elle pourrait se trouver en contact dans les dents, telles, par exemple, que l'*acide phénique*, le *thymol* et autres.

La facilité relative avec laquelle la celluloïde peut se préparer, et le peu de difficulté qu'elle offre pour prendre telle ou telle coloration, nous donnent tout lieu d'espérer qu'on parviendra à obtenir quelques plombages temporaires de grande valeur pour bon nombre de cas. Toutefois, c'est là une question réservée à l'avenir.

Pour moi, la base est une nouveauté utile, sans avoir, quant à présent, des applications bien avantageuses ; malgré tout, elle est si précieuse que je la crois susceptible et digne d'amélioration.

Pour les dentiers artificiels, elle est agréable et légère à porter, sa couleur rose est naturelle d'aspect et s'harmonise bien avec la coloration de la bouche ; quant à sa durée, le temps seul permettra d'en juger ; actuellement elle est très-utile pour les pièces destinées seulement à un usage temporaire.

SECTION XII

TRAITEMENT DES DIFFORMITÉS DE LA BOUCHE.

Le chirurgien dentiste est parfois appelé à traiter certaines difformités de la bouche, complétement distinctes des malformations qui peuvent résulter de l'irrégularité des dents. Je les ai soumises à une discussion complète dans l'ouvrage qui a été publié sur ce sujet par MM. Churchill. Je me propose donc dans la présente section de condenser les matières contenues dans le volume auquel je viens de faire allusion. Les difformités de la bouche résultent de trois causes distinctes : — les arrêts de développement congénitaux, comme les divisions de la voûte palatine; les perforations ou les lésions de la voûte ou du voile du palais ou parfois des deux parties ensemble, par suite d'ulcération phagédénique ou syphilitique; et enfin les mêmes pertes de substance provenant de lésions mécaniques, telles que les plaies par armes à feu, ou celles dues à tout autre genre de violence.

Vices de conformation congénitaux. — [Ce sont des divisions qui occupent ordinairement la ligne médiane, rarement se trouvent-elles un peu sur les côtés; on ne les a jamais vues doubles. Elles se présentent sous plusieurs formes différentes : ainsi, tantôt la luette seule se trouve divisée (*uvula bifida*); tantôt la division occupe la moitié ou le tiers du voile du palais; dans quelques cas enfin, elle comprend le septum dans toute sa hauteur.

Jusqu'ici l'affection se trouve, pour ainsi dire, à l'*état simple*, et l'on peut encore voir dans les mouvements de déglutition les deux portions séparées venir jusqu'au contact par une action musculaire assez difficile à expliquer. Mais il est d'autres cas où la division du voile du palais se trouve compliquée, soit d'une perte de substance, soit d'une division complète de la voûte palatine; la difformité s'étend même quelquefois jusqu'à la lèvre supérieure (bec-de-lièvre). Ces dernières complications impriment à ce vice de conformation un caractère beaucoup plus fâcheux, et exigent, dans le procédé opératoire, des modifications assez marquées pour qu'il en résulte des méthodes réellement différentes (staphyloplastie, uranoplastie) qui se combinent au besoin l'une avec l'autre.

Les **divisions accidentelles**, résultant d'une cause traumatique et plus souvent d'une affection syphilitique, peuvent, par conséquent, se rencontrer sur tous les points de la voûte et du voile du palais.

Au reste, qu'elles soient congénitales ou acquises, simples ou compliquées, ces lésions altèrent considérablement les fonctions de l'organe affecté : ainsi la succion, l'aspiration des liquides se font d'une manière défectueuse, et sont quelquefois rendues impossibles. Dans ces cas, s'il s'agit d'un enfant encore à la mamelle, il faut le faire teter dans une position verticale, et aider l'action de sa bouche par une légère pression sur le sein ; et si, malgré ces précautions, l'allaitement était tout à fait impossible, il faudrait nourrir l'enfant au biberon ou à l'aide d'une petite cuiller. La déglutition chez les grandes personnes est encore possible, mais gênée, notamment la déglutition des liquides; enfin, l'exercice de la parole est rendu plus ou moins difficile, la voix présente un timbre nasonné, et la prononciation se fait quelquefois avec une gêne extrême.

En présence de dérangements aussi graves, on est étonné de voir que les chirurgiens aient été si longtemps sans chercher à remédier d'une manière définitive à ce vice de conformation.

La première indication de la staphyloraphie se trouve dans un recueil publié par Robert, docteur régent de la Faculté de médecine. Dans cet ouvrage, intitulé : *Traité des principaux objets de médecine*, on lit à la page 8 du tome 1ᵉʳ : « Un enfant « avait le palais fendu depuis le voile jusqu'aux dents inci- « sives ; M. Lemonnier, très-habile dentiste, essaya (en 1764) « avec succès de réunir les deux bords de la fente ; il fit d'a- « bord plusieurs points de suture pour les tenir rapprochés, « ensuite il les rafraîchit avec un instrument tranchant. Il y « survint une inflammation qui se termina par suppuration ; « celle-ci fut suivie de la réunion des deux lèvres de la plaie « artificielle. L'enfant fut parfaitement guéri. » (Nélaton, 2ᵉ vol.)

La première idée et la première exécution de cette opéra- tion reviennent donc à un dentiste français ; c'est ensuite le professeur Roux qui, par ses succès, lui a fait prendre rang dans la science. Elle a été modifiée heureusement par A. Bé- rard, Smith, Hamilton, Dieffenbach, Fergusson, Langenbeck et autres. Mais nous ne saurions nous y arrêter plus long- temps, car elle n'est pas du domaine du dentiste proprement dit ; quant à ceux qui sont assez autorisés pour la pratiquer, ils sauront bien en trouver les détails dans les ouvages de chirurgie.

A l'art dentaire appartient la construction des obturateurs et palais artificiels, applications qui ne sont pas toujours pal- liatives et propres à employer en dernier ressort, car il est possible que dans bien des cas la combinaison du traitement chirurgical et d'une pièce mécanique donne des résultats plus parfaits. Ainsi dans les cas de divisions palatines, l'opé- ration ordinaire de la staphyloraphie exige que l'on coupe certains muscles des plus importants à l'exercice de la parole ; or, en se contentant de réunir, selon la manière ordinaire, les deux moitiés de la luette et celles de la partie postérieure du voile du palais, pour obturer à l'aide d'un voile artificiel la partie antérieure de la division, voile artificiel qui n'en devra pas moins s'étendre sur la portion réunie, on réussit, par la conservation des muscles, à améliorer singulièrement l'articulation. Cette combinaison a été suggérée à l'auteur de la dixième édition de Harris par le succès qui avait couronné ses efforts dans des cas où la staphyloraphie avait échoué en partie.

Quoi qu'il en soit, nous allons décrire la manière de construire les *obturateurs* ou appareils destinés à fermer toutes les ouvertures limitées par un pourtour complet, qu'elles siégent à la voûte ou au voile du palais et 2° les *voiles ou palais artificiels*, entendant sous ce nom les pièces de prothèse dont le but est de remplacer les pertes de substance de la partie postérieure du voile (1).]

Commençons par les *divisions congénitales du palais*.

Manière de prendre l'empreinte. — Les substances généralement usitées pour prendre les empreintes de la bouche sont bien loin d'être satisfaisantes quand il s'agit de prendre celles de parties qui se déplacent aussi facilement que le voile du palais, car aucune de ces matières ne saurait s'employer, dans les circonstances les plus favorables, sans l'application d'une pression suffisante pour nuire à l'exactitude de l'empreinte et du modèle.

Aussi, en raison de la nécessité d'introduire dans la bouche une préparation à un état tel qu'elle ne déplace pas la plicature la plus délicate de la membrane muqueuse, tout en pouvant prendre en peu de temps assez de dureté pour se laisser retirer sans la moindre déformation, je recommande le plâtre de Paris.

Dans la plupart des cas, le voile du palais présentera trop de sensibilité au début pour permettre de prendre immédiatement une empreinte complète, ou même de tenir le porte-

---

(1) [Les médecins grecs, d'après Guillemeau, employaient les obturateurs; mais c'est à Ambroise Paré que nous devons la première description d'une pièce de ce genre ; Fauchard, Bourdet et Delabarre améliorèrent successivement l'appareil primitif de cet illustre chirurgien. Ils employaient tous des plaques d'or ou d'argent; aujourd'hui la vulcanite a fait délaisser les métaux, à cause de sa plus grande légèreté et de sa facilité d'adaptation.]

empreinte un temps suffisant pour laisser prendre le modèle.
Deux voies s'offrent à l'opérateur pour tourner cette difficulté :
la première consiste à commencer par ne prendre que l'empreinte de la partie antérieure de la bouche et de la division
palatine, puis à l'étendre graduellement en arrière par des
reprises successives, jusqu'à ce qu'enfin l'on soit à même
d'obtenir une bonne empreinte de la totalité des parties,
allant en dehors jusqu'à la crête alvéolaire, en haut jusqu'aux
débris du vomer et en arrière jusqu'à la paroi postérieure du
pharynx et aux piliers du voile du palais. L'autre méthode
consiste à badigeonner les parties avec une solution de bro-
mure d'ammonium ou du glycérolé de tannin (2 grammes
pour 60) que l'on applique avec un pinceau de poils de chameau ayant la forme représentée figure 114 ; l'effet du pin-

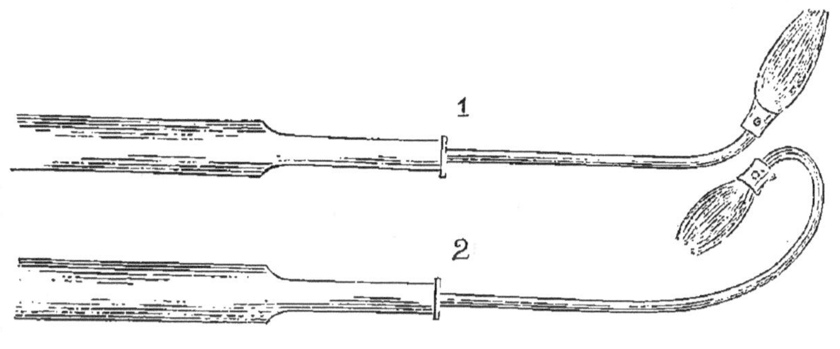

Fig. 114.

ceau est presque aussi avantageux que celui de la préparation
elle-même.

Il importe de recourir à l'un ou l'autre de ces procédés
avant de pouvoir obtenir une bonne empreinte. Une fois que
les parties sont devenues suffisamment insensibles à la présence d'un corps étranger, on doit préparer un porte-empreinte avec assez de soins pour qu'il s'adapte en avant exactement aux dents et de manière à laisser en arrière un espace
d'environ 0^m,003 entre la surface de l'appareil et la surface
correspondante du voile du palais. Grâce à cette disposition

on évite la nécessité d'un excès de plâtre et le danger, qui en serait la conséquence, d'en faire tomber des fragments dans la gorge ou sur la base de la langue, d'où il pourrait résulter une irritation telle que le patient, en dépit de tout l'empire qu'il pourrait avoir sur lui-même, parviendrait à peine à la surmonter.

J'ai obtenu de bons résultats d'un porte-empreinte ayant la forme d'une cuiller ordinaire et que MM. Ash et fils ont construit sur mes indications. Cet appareil, fabriqué en étain, se laisse plier suivant la forme voulue; on le recouvre ensuite de gutta-percha en feuilles que l'on chauffe sur le porte-empreinte avant de l'introduire dans la bouche. Avec cette précaution on arrive à prendre le contour des dents et l'on a ainsi un guide pour porter l'appareil chargé de plâtre.

Pour une empreinte ordinaire de la division palatine, lorsqu'on a tout l'espace nécessaire pour introduire le plâtre dans la bouche et l'en retirer, une fois la plaque prête à servir, on doit procéder au gâchage du plâtre; ici il importe de tenir compte de plusieurs considérations : — 1° de l'état de sécheresse du plâtre; 2° de sa force; 3° du temps qu'exige sa solidification, ce qui dépendra en partie de sa fraîcheur, en partie de la température de l'atmosphère, aussi bien que de la chaleur de l'eau qui sert à le détremper.

On se mettra dans les meilleures conditions en prenant de l'eau juste au dégourdi, à laquelle on ajoute du sel dans la proportion de ce qu'il en tient sur une pièce de 1 franc, pour $0^{\text{lit}},30$ de liquide. Si l'on désire que le plâtre prenne encore plus vite, on y ajoutera, avant de le gâcher, une petite quantité de rouge. Grâce à cette addition, il prendra avec assez de rapidité et avec assez de force pour nécessiter un redoublement de soin et de vigilance à l'égard du temps où il sera nécessaire de le retirer de la bouche. Tout étant ainsi disposé, le plâtre se mélange à la façon ordinaire en consistance de crème épaisse, avec la précaution, bien entendu, de briser toutes les masses qu'il pourrait offrir pendant qu'on le gâche; on en

place alors une quantité suffisante dans le porte-empreinte et le
tout s'introduit avec assurance dans la bouche où on le tient
solidement en place, en ayant la précaution, au moment où
l'on met la plaque en position, d'incliner la tête du malade
en avant, de manière non-seulement à obtenir un bon recouvrement au-dessus de la marge antérieure de la division palatine, mais encore à atténuer la disposition qu'aurait une partie du plâtre à glisser en arrière et à provoquer des efforts de
vomissements.

Lorsque le plâtre qui reste en excès dans le vase où on l'a
détrempé se brisera en laissant une fracture nette et vive, il
sera temps de retirer l'empreinte de la bouche. Éprouve-t-on
tout d'abord une certaine difficulté à la dégager, immédiatement et sans hésiter on devra employer la force suffisante
pour la détacher, en se rappelant bien qu'à ce moment toute
seconde de retard ne ferait qu'accroître la difficulté.

Dans les circonstances ordinaires elle se rompra suivant la
ligne de la division palatine. Qu'on ne se préoccupe nullement
de ce détail, il suffit de recommander au patient de rester
parfaitement assis et de tenir la bouche bien ouverte ; l'opérateur devra alors, sans trouble et sans se presser, pousser la
partie qui est restée au-dessus du pourtour de la division palatine soigneusement en arrière jusqu'au point où l'ouverture
a le plus de largeur et la saisir solidement pour la retirer avec
les pinces longues (que représente la figure 115.)

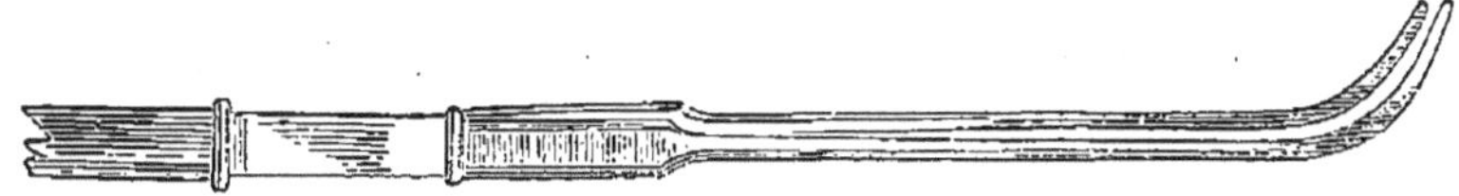

Fig. 115.

Les parties fracturées, une fois réunies avec soin, offriront
exactement la même utilité que si elles n'avaient subi aucune
rupture, surtout si, au lieu de les souder avec le mélange de
résine et de cire, on emploie le silex liquide, comme je l'ai

recommandé dans le « British journal of dental Science » du mois de juin 1868 (« Liquid Silex » by O. Coles), préparation qui n'augmente nullement le volume des parties.

L'empreinte, amenée ainsi à une forme parfaite, doit être soigneusement badigeonnée avec une solution savonneuse (le savon brun de Windsor est celui qui convient le mieux dans ce but) et l'on fabrique à son aide le modèle en trois portions, comme le montre la figure 116. Nous revenons maintenant

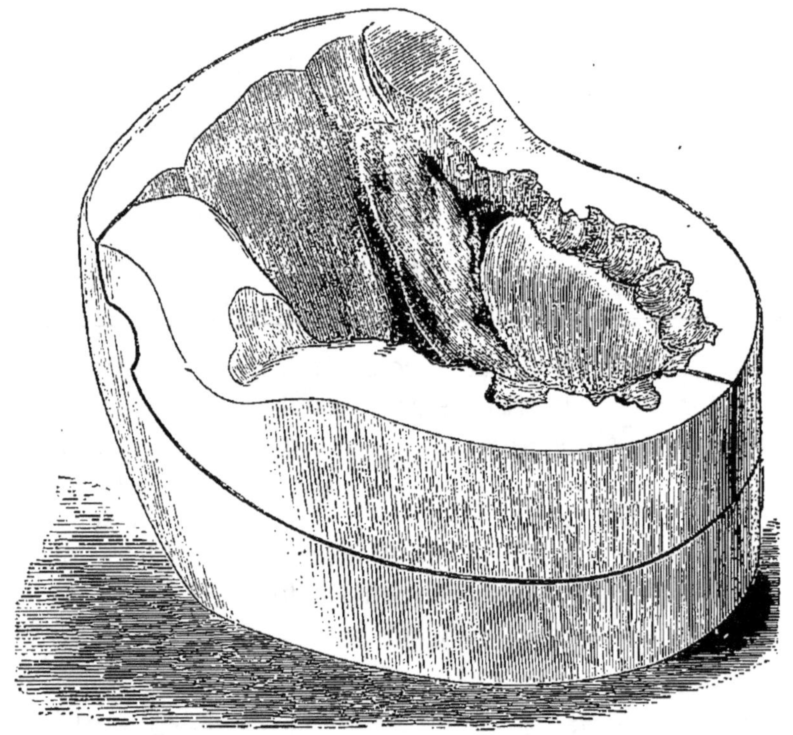

Fig. 116.

aux opérations les plus banales de l'atelier, et il serait non moins fastidieux qu'inutile de répéter des détails minutieux que nous avons déjà décrits. Voir la section consacrée au moulage (fabrication des modèles).

Une fois le modèle prêt à servir, on y adaptera le voile arti-

ficiel fait en gutta-percha et avec la forme précise qu'il possé-
dera à l'état définitif. Ici les instructions sont inutiles, parce
que la conformation de la pièce dépendra entièrement des
particularités de chaque cas et de l'ingéniosité de l'opérateur.
Il importe d'employer de la gutta-percha de la meilleure espèce et il faut saupoudrer le modèle avec de la craie pour
prévenir toute adhérence à sa surface. Une fois ce modèle
préparé d'une manière satisfaisante, on peut procéder au
moulage des moules de plâtre. La meilleure forme pour un
cas ordinaire est celle que représente la figure 117. Toutefois
ces moules comportent de très-nombreuses modifications suivant la forme du voile en préparation. Les moules de plâtre
achevés, on en prendra des duplicata en métal type, en ayant
soin de ne se servir que du meilleur métal que l'on pourra se
procurer et du sable à mouler le plus fin. La construction des
moules métalliques réclame beaucoup d'attention, car leurs
imperfections se reproduiraient à la surface du caoutchouc
pendant la vulcanisation, et l'on ne pourrait y remédier que
par des rognures et des ébarbures qui donnent à la pièce terminée un aspect très-désagréable. Une fois les moules achevés
et leur surface bien polie avec de la poudre de pierre ponce
et de l'eau au moyen d'un bâton de cornouiller, il faut qu'ils
s'adaptent ensemble d'une manière exacte, autrement on n'a
d'autre alternative que de recommencer à nouveau jusqu'à ce
que l'on arrive à un résultat satisfaisant.

La figure 117 montre les moules séparés, avec la broche
métallique fixée dans la base pour produire dans le voile le
trou qui servira à le réunir à la pièce antérieure de caoutchouc
durci. Toute erreur dans la position de cette broche amènerait un bouleversement de tout l'appareil. Il faut donc apporter le plus grand soin pour la fixer, en se conformant à la forme
de la division palatine et de la bouche. Après avoir bien savonné les moules pour prévenir les adhérences, et les avoir
chauffés, sans excès, on y tassera du caoutchouc élastique.
C'est une opération des plus faciles ; les deux pièces latérales

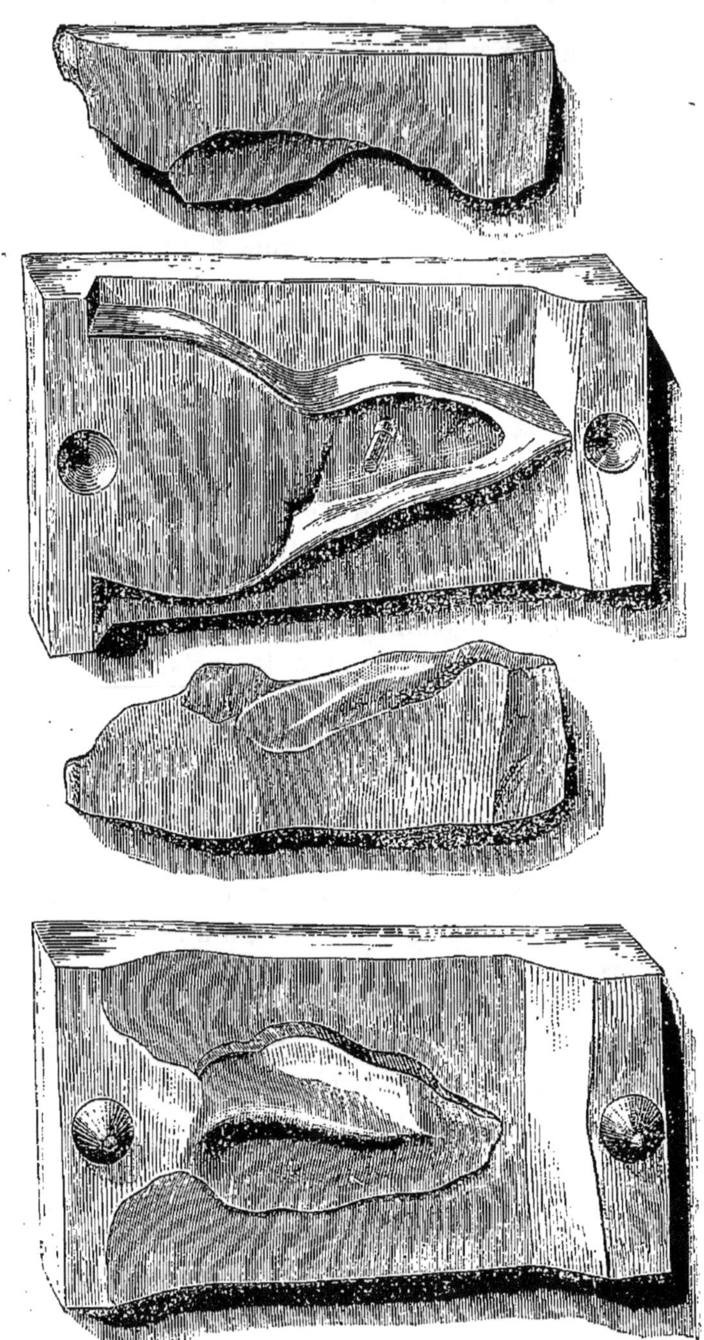

Fig. 117.

étant ajustées sur la base sont maintenues solidement à l'aide
d'un clamp de fer, il reste alors à tasser le caoutchouc par en
haut. Quand on juge que la quantité de caoutchouc est suffisante, on place la partie supérieure et l'on visse le tout étroi-
tement, après l'avoir placé pendant quelques minutes sur une
plaque chaude pour ramollir le caoutchouc. Puis l'on sépare
les moules, on enlève toute la matière en excès ou l'on en ajoute
s'il le faut. Le tout est ensuite revissé de nouveau et adapté
dans l'appareil de fer, représenté (fig. 118), avec des coins pour
le maintenir, pour être porté dans le vulcanisateur. A l'égard

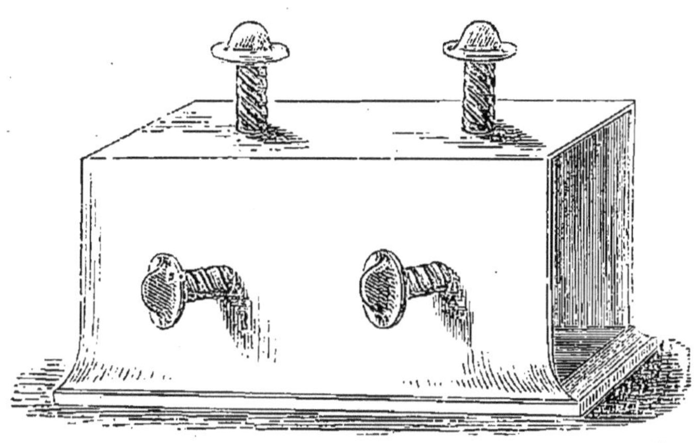

Fig. 118.

du caoutchouc à employer, celui que préparent MM. Ash et
fils est incontestablement le meilleur au double point de vue
de la qualité des matériaux et de l'usage.

Le temps exigé pour la vulcanisation de cette sorte de
caoutchouc est de six heures, savoir :

2 heures à 115°,5, centigrades.
2 heures à 121°   —
2 heures à 127° .   —

On obtiendra ainsi un voile artificiel doué de la plus grande
élasticité et du maximum de résistance aux acides de la bou-

15

che. On s'est préoccupé quelquefois du genre de vulcanisateur employé par moi, je dirai ici que je préfère l'appareil à vis unique de Rutterford.

L'ajustement de la pièce antérieure destinée à maintenir le voile sur la division dépendra de l'état des dents. Sont-elles toutes parfaites, une simple plaque à succion est tout ce qu'il faut. En manque-t-il quelques-unes, on montera les dents artificielles qui devront les remplacer sur la pièce antérieure comme s'il s'agissait d'une série de dents ordinaire ; enfin, dans les cas où il existe une difformité de la voûte palatine, comme il arrive le plus souvent quand il y a complication de bec-de-lièvre, on restaurera cette partie, en lui donnant le plus de symétrie possible, à l'aide d'additions de caoutchouc durci. Cependant si la partie antérieure de la bouche était parfaite, on ferait le palais aussi mince qu'on le pourrait, sans l'étendre postérieurement au delà des secondes bicuspides.

La broche destinée à relier cette pièce au voile élastique doit se composer de fil de platine mou et être plus grosse à l'extrémité supérieure pour qu'elle ne puisse pas s'échapper aisément du trou percé dans le palais artificiel ; la portion qui pénètre dans la pièce antérieure de caoutchouc durci peut, ou bien être échancrée et chargée de rugosités faites à la lime, ou bien se fixer à une petite plaque d'or qu'on y soude à angle droit, de manière à la maintenir solidement en place.

A l'appui de ce que nous venons de dire, nous donnerons les observations suivantes pour montrer par des exemples les diverses formes d'appareils à l'aide desquels on peut remédier aux divisions de la voûte et du voile du palais suivant leur conformation particulière.

Notre but a été dans chaque cas de fermer au moyen d'un palais artificiel la défectuosité buccale, et en même temps d'offrir aux efforts naturels toutes les chances possibles d'atténuer les dimensions de l'ouverture, sans jamais contribuer à agrandir la division.

John T..., âgé de 4 ans ; — ce malade m'est présenté en juillet 1868, porteur d'une fissure du voile du palais, s'étendant sur une portion de la voûte palatine. Après quelques difficultés je réussis à prendre l'empreinte et j'adaptai un palais artificiel comme le montre la figure 119.

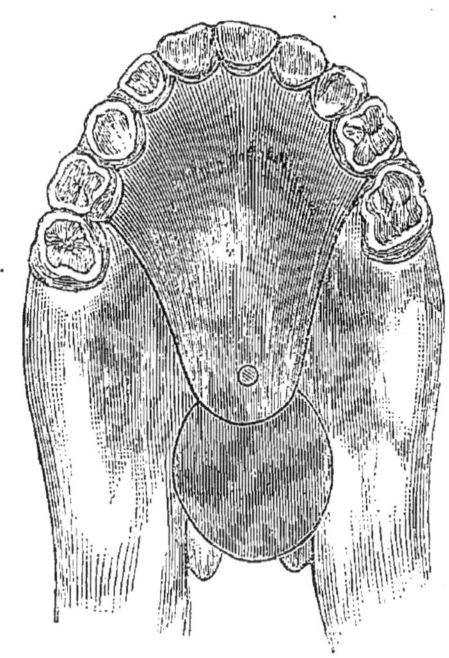

Fig. 119.

Le but et le résultat de l'application d'un palais artificiel à un âge aussi peu avancé, c'est de réduire le diamètre de la division et d'arriver ainsi à rendre la voix moins indistincte qu'elle ne le serait si les choses étaient abandonnées à elles-mêmes.

Laisse-t-on la division ouverte, la répétition de l'acte de la déglutition, en pressant chaque fois les bords de la fissure palatine, tend à les séparer davantage ; tandis que, si une plaque élastique recouvre l'ouverture, la pression tend à étaler de chaque côté les faisceaux de fibres musculaires et à les pousser les uns vers les autres. L'appareil du cas précédent, après avoir été porté pendant près de deux ans, a amené les résultats les plus satisfaisants. Objectera-t-on que le traitement chirurgical constituera plus tard une meilleure opération, nous répondrons que cette préparation ne peut que donner au chirurgien de plus grandes chances de succès, et cette raison seule suffirait pour en montrer la sagesse et la justifier.

E. A..., âgé de 9 ans, m'est amené en octobre 1868, avec une division du voile et d'une portion de la voûte du palais ; la parole est très-défectueuse et le regard de l'enfant est fixe, sans expression et sans intelligence ; en même temps, il existe une légère surdité des deux oreilles.

Les bords de la division sont épais et largement séparés, dans aucune circonstance ils n'arrivent à toucher la paroi postérieure du pharynx. Je vois là une occasion des plus favorables pour employer toutes les ressources de l'art pour rapprocher les bords libres de la division, aussi bien que pour étaler les fibres musculaires vers la partie postérieure du pharynx. La partie antérieure de la voûte palatine est très-profonde, les dents sont bonnes et complètes.

Le 28 octobre j'adaptai une plaque palatine de caoutchouc durci, arrivant juste à la pointe de la fissure. Chose étrange et qui m'étonna singulièrement, la voix en fut immédiatement améliorée. Cet appareil fut porté pendant six à sept mois; je prolongeai alors le bord postérieur de la plaque sur le quart environ de la fissure, mais sans mettre le moindre recouvrement. L'enfant avait obtenu une puissance de succion assez considérable dans la portion antérieure de la pièce pour qu'elle se maintînt facilement en place; tous les deux ou trois mois, je prolongeais légèrement cette plaque, si bien qu'aujourd'hui la division se trouve complétement fermée par le palais artificiel. La pièce antérieure s'adapte le plus facilement du monde ; quant à la plaque originelle, elle date de près de deux ans et je me suis contenté d'y ajouter de temps en temps le caoutchouc durci. Il n'y a de recouvrement en aucun point de la fissure ; la plaque se maintient

uniquement par la succion, sans même s'adapter d'une manière intime aux collets des dents. Quand le voile est enlevé,
il est très-intéressant d'observer les mouvements des côtés
de la division, dont les fibres musculaires sont aplaties et éta-
lées par la pression qu'exerce en dessous le caoutchouc élastique. Elles peuvent se rapprocher au point de se mettre en
contact positif et les sommets de la luette bifide vont appuyer
contre la paroi postérieure du pharynx comme dans une bouche dépourvue de toute difformité.

La figure 120 montre les dimensions de la fissure dans l'état
de repos des parties.

La figure 121 représente la position relative des parties
quand elles s'étendent en avant.

La figure 122 montre la saillie qu'elles forment en se rapprochant l'une de l'autre.

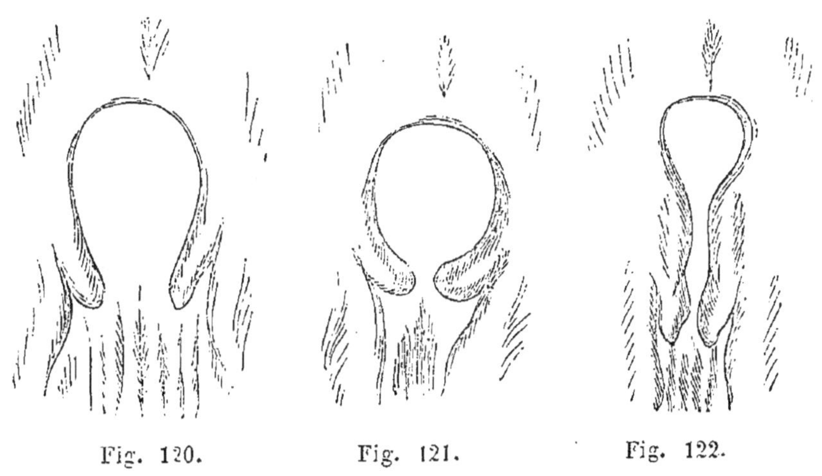

Fig. 120.   Fig. 121.   Fig. 122.

Il est à peine besoin d'ajouter que la parole s'est considérablement améliorée pendant les vingt-un derniers mois, de telle
sorte que l'enfant peut aller à l'école et a les rapports les plus
faciles avec ses camarades.

W. S..., 17 ans, m'est amené en mars 1867, avec une division portant à la fois sur la voûte et le voile du palais et

compliquée d'une fissure de l'arcade alvéolaire du côté gauche.

L'aspect de la bouche, pourvue d'un voile artificiel, est indiqué dans la figure 123, en même temps que l'état de malformation des dents incisives centrale et latérale.

L'artiste a indiqué par erreur, dans la figure sur bois, la fissure alvéolaire du côté droit; elle siégeait en réalité à gau-

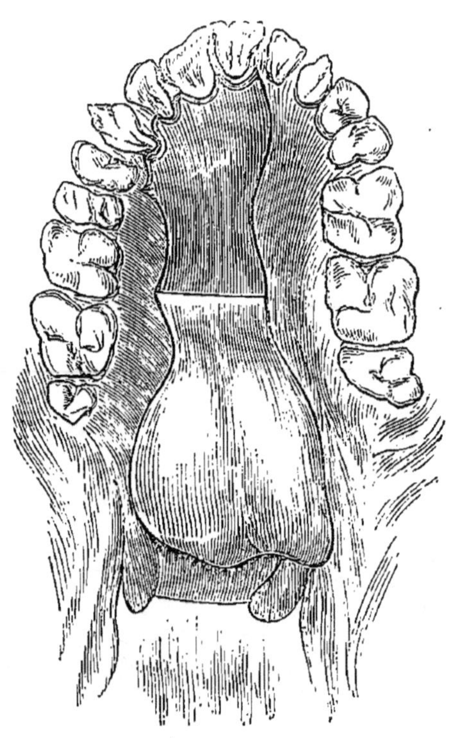

Fig. 123.

che, comme cela se voit le plus souvent dans ce genre d'anomalie.

On remarquera que j'ai modifié ici le procédé d'union des deux portions de caoutchouc dure et molle, en faisant affleurer les deux surfaces, au lieu de laisser le caoutchouc durci faire saillie au centre de la plaque. Ce cas a jusqu'ici marché d'une manière satisfaisante.

Miss F..., 17 ans, vue par moi en juin 1868; blonde et de tempérament nerveux; cette jeune fille ne s'affectait guère de sa difformité et elle n'avait malheureusement point d'oreille pour les sons musicaux, bien qu'elle jouât de plusieurs instruments avec une justesse et un talent ordinaires. On constatait même une légère surdité, due probablement à l'inflammation de la membrane muqueuse aux environs de la trompe d'Eustache, inflammation provenant de l'ouverture palatine qui exposait largement les parties aux influences du moindre changement de température. La bouche, au moment du traitement, avait l'aspect indiqué par la figure 124.

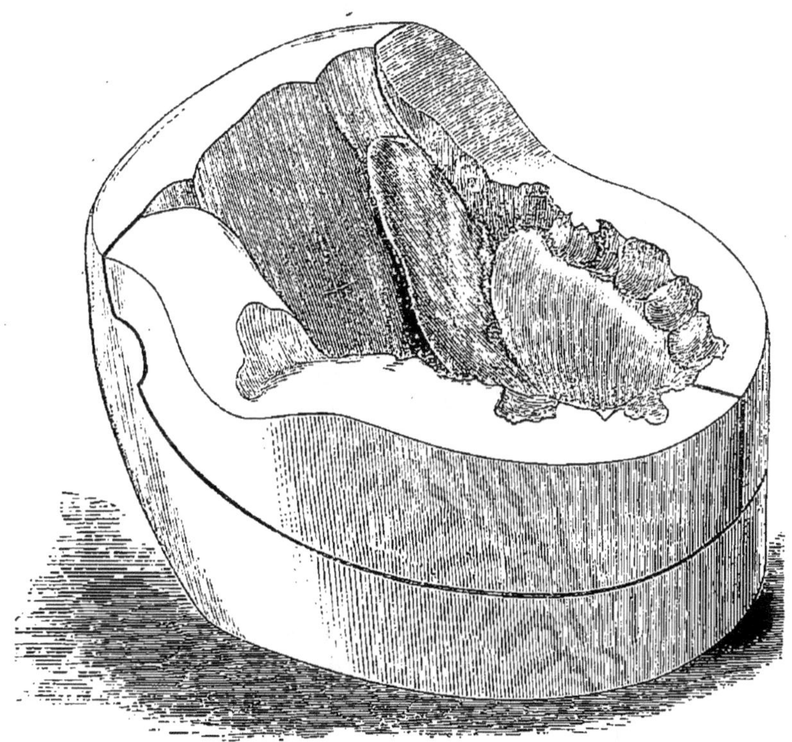

Fig. 124.

Je construisis un voile qui dans sa partie inférieure restaurait la luette et dans sa partie supérieure reproduisait la cloi-

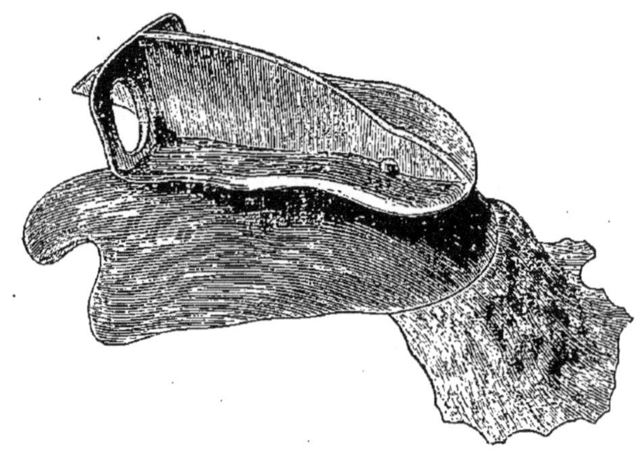

Fig. 125.

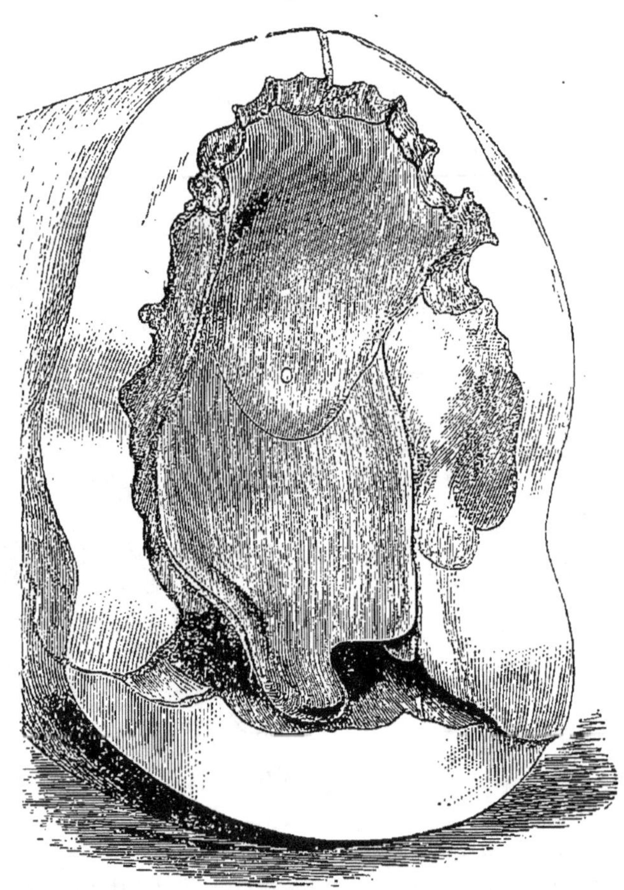

Fig. 126.

son des fosses nasales qui faisait défaut, ainsi que les méats et les deux ouvertures postérieures (fig. 125).

Grâce à cette combinaison, la bouche, le nez et la partie supérieure du pharynx furent ramenés à leur état naturel et nous constatâmes avec une grande satisfaction l'amélioration qui se produisit au bout de peu de temps non-seulement dans la facilité avec laquelle la patiente parvint à se faire comprendre, mais encore dans le timbre de la voix, qui était incontestablement le résultat des modifications apportées à la forme de la partie supérieure du pharynx (fig. 126).

D. W..., 38 ans, me consulta, en juin 1869, pour une division buccale qui s'étendait à travers le voile et la voûte du palais jusqu'à la crête alvéolaire; il n'y avait de recouvrement que d'un seul côté de la fissure, le bord opposé s'articulant avec le vomer.

Je construisis l'appareil dont la forme est indiquée par les

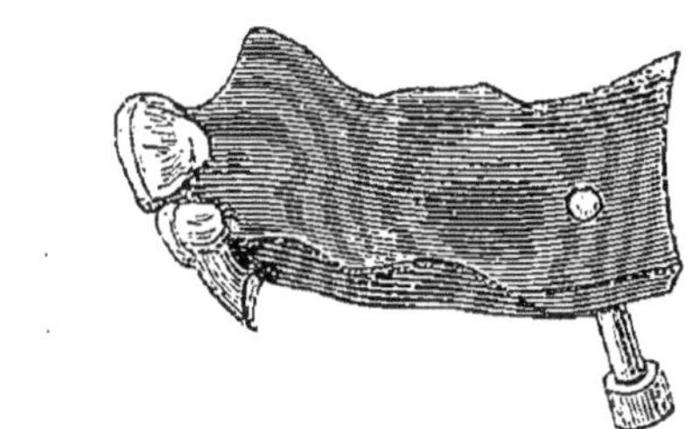

Fig. 127.

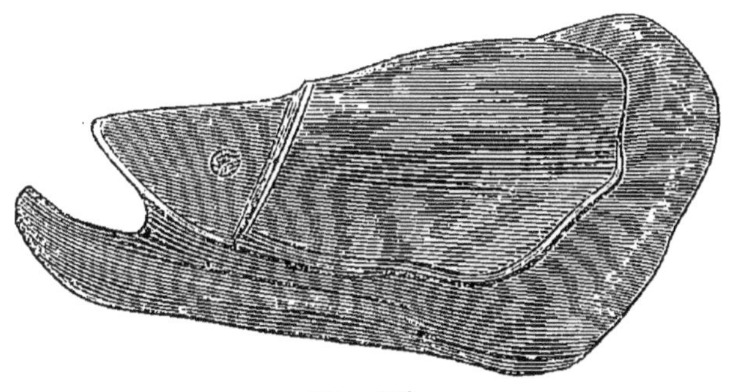

Fig. 128.

figures 127 et 128. Ces dessins montrent le mode d'union des deux parties, combiné de façon à produire une surface lisse sur le palais, — détail important pour les cas où, dans les circonstances les plus favorables, il existe une grande difficulté pour articuler d'une manière nette. On remarquera qu'ici, comme dans les cas précédents, le voile artificiel se soutient à l'aide du recouvrement et non au moyen de crochets passés autour des dents..

W. H..., 68 ans. — Division du voile et de la voûte du palais, le bec-de-lièvre ayant été opéré aux premières années de la

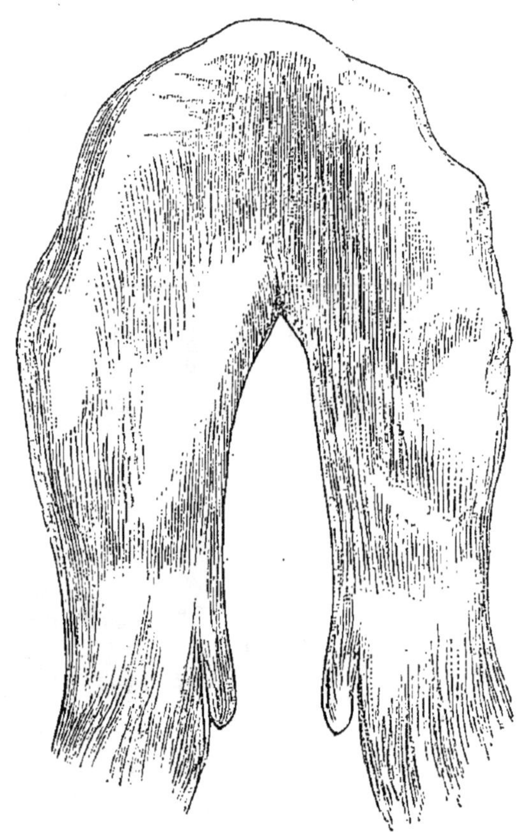

Fig. 129.

vie; les mâchoires supérieure et inférieure étaient l'une et l'autre dépourvues de dents. L'aspect de la mâchoire supérieure, avec la division, est représenté dans la figure 129. Le malade portait alors un dentier inférieur artificiel ; il me pria de fermer la fissure sans déterminer aucune irritation dans la cavité nasale. Je lui fis donc un dentier ordinaire complet pour la mâchoire supérieure, se prolongeant en arrière par un voile artificiel de caoutchouc élastique, qui s'appliquait simplement sur la division sans le moindre recouvrement. La forme de l'appareil était tellement simple que je crois pouvoir me dispenser d'en donner le dessin. La pièce supérieure se reliait à l'inférieure aux moyens de ressorts spiraux ; cette combinaison remplit l'objet spécial pour lequel elle avait été imaginée de la manière la plus satisfaisante, puisqu'elle rendit aux malades l'usage de parties qui ont toujours bien fonctionné depuis lors.

Miss W..., 19 ans, me fut amenée en mars 1869, souffrant d'un embarras de la parole et de l'impuissance à émettre d'une manière claire les lettres M, N, B, P, etc. Cette jeune lady avait eu une hypertrophie des amygdales dont l'excision avait été suivie d'une amélioration de la prononciation et de la santé générale, bien que son entourage eût encore beaucoup de difficulté à la comprendre quand elle lisait ; et il lui suffisait de prendre un rhume pour qu'elle éprouvât de la peine à se faire comprendre même dans la conversation ordinaire. La voûte palatine était très-élevée et il y avait une forte contraction de l'arcade dentaire. Je jugeai à propos de ne rien faire pour remédier au resserrement du cercle des dents, mais je construisis un palais artificiel destiné à ramener la voûte palatine à sa hauteur normale.

La figure 130 montre par une coupe la forme caractéristique du palais naturel (A, A) aussi bien que le moyen imaginé pour le restaurer à l'aide d'une plaque de caoutchouc durci (B). Au bout de trois semaines, la parole était devenue beaucoup plus claire et la voix avait pris un timbre plus agréable ; actuellement, lorsque la malade porte ce palais artificiel, la voix et la prononciation sont presque parfaites.

La construction des appareils de ce genre est tellement
simple qu'il me suffira de dire qu'après avoir pris l'empreinte
avec du plâtre de Paris, je me servis de cire pour ramener le
palais à la forme voulue, puis je plaçai le modèle dans le
moule pour y empaqueter le caoutchouc à la manière ordinaire. La vulcanisation effectuée, la pièce fut finie avec le

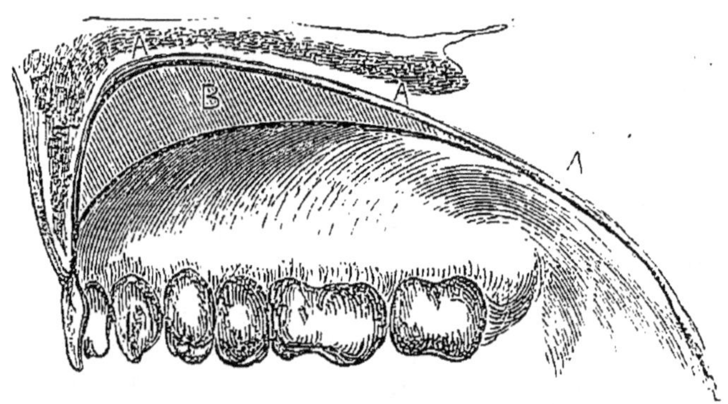

Fig. 130.

plus grand soin, de façon à terminer les bords en mourant et
à éviter tout obstacle à l'action de la langue. La partie qui
entre en contact avec le palais doit demeurer non polie, il ne
faut en réalité y toucher que pour la débarrasser du plâtre,
afin d'obtenir une succion plus énergique quand la pièce est
adaptée dans la bouche.

Miss M. R..., 12 ans, m'est présentée, en juin 1869, avec
un palais allongé et des dents incisives en saillie. L'historique du
cas établit de la façon la plus positive que la difformité résul-
tait de l'habitude qu'avait l'enfant de sucer son pouce depuis
ses plus jeunes années ; cette manière de voir se trouva d'ailleurs confirmée par le témoignage de la mère, femme de
grande intelligence. Elle nous dit qu'elle-même, lorsqu'elle
était en proie à de vives souffrances, avait le défaut de sucer
son pouce pour faire diversion à la douleur et que ses trois
filles avaient pris la même habitude sans autre influence que

celle de l'imitation. La malformation n'était pas héréditaire, car le père et la mère avaient l'un et l'autre les arcades dentaires normales et la voûte palatine plutôt plate que profonde. J'enlevai la première bicuspide de chaque côté de la mâchoire supérieure et je coiffai les dents postérieures d'une plaque de vulcanite, munie d'un large bandeau de caoutchouc élastique, vulcanisé avec elle, qui passait en avant des dents incisives et canines; avant d'appliquer cet appareil, j'avais commencé par réduire la saillie de ces organes pour arriver à faire porter sur eux une pression suffisante. Au bout de deux mois, les dents avaient pris une position convenable relativement à la gravité du cas. La projection de la lèvre avait complétement disparu, mais les dents paraissaient avoir trop de longueur, résultat qui est assez ordinaire dans les cas de ce genre. Toutefois il est probable que ce défaut s'atténuera avec les progrès de l'âge, sous l'influence de l'expansion totale de la face.

Les **perforations syphilitiques du palais** se font généralement sur la ligne médiane (il y a pourtant des exceptions) et elles ont plus souvent une forme allongée que circulaire, le grand diamètre se dirigeant d'avant en arrière. La perte de substance n'est pas simplement nettement délimitée, mais l'orifice est taillé en biseau aux dépens de la face palatine, ce qui donne à l'ouverture un aspect infundibuliforme. Cette condition se rencontre d'ordinaire dans les perforations du tiers antérieur de la voûte palatine. Je n'ai jamais rien vu de semblable dans les points plus reculés du palais, ni dans le voile. Dans les cas où la perforation se limite à ce dernier, il existe généralement une induration et un épaississement considérables des parties; la constance de ces altérations me permet de les donner comme la règle. Quand l'ulcération s'est avancée au point de produire la division du voile du palais, souvent on rencontre encore en cet endroit de fortes cicatrices qui attirent les bords de la fissure largement en dehors, tantôt dans une position symétrique, tantôt d'un seul côté du pharynx. J'ai vu dans certains cas la luette adhérer à la paroi postérieure du pharynx

ou attirée en bas d'un côté et se mettant presque en contact
avec les piliers du voile ; d'autres fois elle était tendue en avant
et en bas et s'attachait par de fortes bandes de nouvelle formation aux côtés de la base de la langue. Dans des cas rares,
j'ai constaté une division du palais ne s'accompagnant que
d'une perte de substance assez faible pour que les deux moitiés de la fissure, tombant dans le pharynx, produisissent parfois une grande irritation en venant en contact avec l'épiglotte ;
enfin j'ai vu le voile du palais complétement détruit. Dans la
condition du palais que nous décrivons en ce moment, l'examen à l'aide du rhinoscope fera voir généralement une destruction considérable sinon totale de l'ouverture des narines
postérieures, ou pour parler plus correctement, de la cloison
des cavités naso-pharyngiennes. On constatera une grande
réduction dans la hauteur de cette cloison, la portion supérieure de l'espace présentant dans son ensemble de nombreux
points de ressemblance avec la division congénitale du palais.

Au-dessus du pourtour de la fissure et naissant des parties
latérales du pharynx, on trouve fréquemment des masses char-
nues et nodulées ; parfois elles ont l'apparence de polypes avec
lesquels on serait assez volontiers tenté de les confondre. Ce
ne sont toutefois que de simples productions syphilitiques
qu'il suffit d'avoir une fois soigneusement examinées pour
être à même de les reconnaître facilement à leur dureté au
toucher et à leur consistance générale.

Si j'en juge d'après les cas que j'ai traités, la perforation
du voile du palais est plus fréquente que celle de la voûte palatine, tandis que la division congénitale de ces deux parties à la fois s'observe plus souvent que les deux premières.

Il importe d'ajouter que, quelquefois, après avoir ramené
le palais à un état qui permet au patient de parler d'une manière distincte au point de vue de l'articulation, la voix n'en
conserve pas moins un timbre extrêmement désagréable. Si
l'on examine la gorge avec le laryngoscope, on constatera

probablement que ce défaut provient de quelque affection syphilitique du larynx telle que l'ulcération de l'épiglotte, ou de l'une ou des deux cordes vocales; de l'adhérence des deux cordes vocales l'une à l'autre dans une portion de leurs bords libres, ce qui gêne l'émission des sons ; enfin il peut encore y avoir, comme l'a montré le docteur Morell Mackenzie, une paralysie de quelques-uns des muscles du larynx, déterminée par la pression de cicatrices ou la lésion d'un filament nerveux. Si je cite cette dernière cause, c'est pour expliquer comment, dans certains cas, on ne réussit pas à obtenir un succès complet. Une autre condition qui affecte la voix, c'est la surdité qui complique souvent ces cas et qui provient d'ulcération ou d'obstruction par des excroissances de l'orifice des trompes d'Eustache. On verra par certains exemples qu'il est absolument impossible de reproduire les conditions nécessaires à la perfection de la voix et de l'articulation, les difficultés étant même plus grandes que dans les divisions congénitales du palais.

Manière de prendre l'empreinte. — Il arrive parfois que l'ouverture de la bouche est contractée à un degré extrême, soit par l'action d'anciennes cicatrices, soit à la suite de plaies par armes à feu. Cette contraction peut entraîner l'impossibilité de faire sortir de la bouche en une seule fois l'empreinte complète du palais.

Pour triompher de cette difficulté, j'ai fait construire un

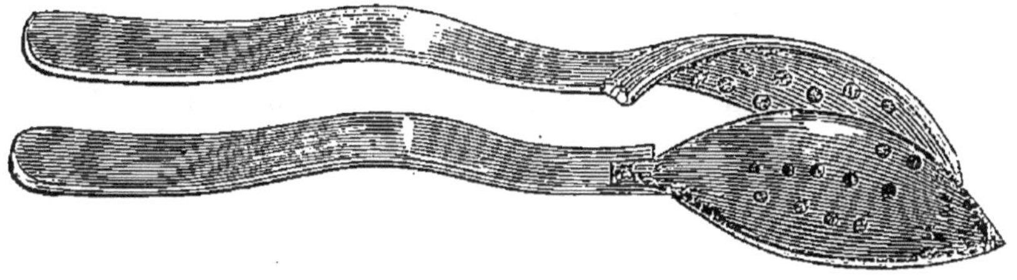

Fig. 131.

porte-empreinte ayant la forme indiquée dans la figure 131, c'est-à-dire encore celle d'une cuiller, mais composée de deux pièces dont les manches se recouvrent réciproquement ; grâce à cette disposition, on est parfaitement sûr qu'une fois les manches amenés bien en contact, les deux moitiés du réceptacle placées à l'intérieur de la bouche occupent elles-mêmes la position relative qu'elles doivent avoir entre elles.

L'emploi de ce genre de porte-empreinte exige un peu de patience et d'adresse pour le bien manœuvrer, mais les difficultés n'excèdent pas la mesure que le premier venu est capable de surmonter avec une habileté ordinaire.

On peut s'en servir recouvert ou non de gutta-percha à la surface. Recourt-on à cette substance, il faut avoir soin de la rendre rugueuse pour donner prise au plâtre de Paris. La négligence de cette précaution exposerait au danger de laisser le plâtre dans la bouche et de ne retirer que le réceptacle seul.

On recouvre donc ainsi l'une des moitiés du porte-empreinte d'une quantité suffisante de plâtre, suivant le cas que l'on a à traiter, puis on la place avec soin sur un côté de la bouche, dans la position voulue pour obtenir la moitié exacte de l'empreinte ; la partie droite de la cuiller s'emploie, cela va sans dire, pour le côté droit de la bouche. Une fois le plâtre bien pris, on le retire de la bouche avec précaution et l'on a soin de bien égaliser le côté destiné à former avec celui de l'autre moitié de l'empreinte la ligne médiane de contact de façon à lui faire affleurer le bord de la cuiller. L'on place ensuite la seconde moitié du porte-empreinte dans la position qu'elle doit avoir pour s'adapter exactement à la première, afin de s'assurer qu'aucune portion du plâtre ne soit en surplomb avant de les introduire dans la bouche.

Cela fait, on savonne parfaitement toute la surface de la moitié de l'empreinte déjà obtenue avec du savon brun de Windsor, à l'aide d'un pinceau de poils de chameau imbibé d'eau ou d'huile douce. Alors on gâche de nouveau plâtre selon la manière décrite ci-après et l'on replace de nouveau dans la bouche l'empreinte déjà obtenue suivant la position

exacte qu'elle occupait tout d'abord, et on la fait tenir solidement en place par un aide ou par le patient s'il a assez d'intelligence et d'énergie pour qu'on puisse s'y fier. Puis l'on
recouvre la seconde moitié dela cuiller d'une suffisante quantité de plâtre et on l'introduit dans la bouche pour obtenir
l'empreinte des parties laissées à découvert après le placement
de la première empreinte. Pour se guider sur la situation du
plâtre humide dans la bouche, l'opérateur a les manches de la
cuiller qui, pour être en parfaite apposition, doivent s'affleurer dans tous les points de leur contour.

Au moment de placer la seconde empreinte dans la bouche,
il faut faire incliner la tête du malade en avant et d'un côté,
à droite par exemple si l'on a commencé par prendre l'empreinte du côté droit. Grâce à cette précaution, on fait affluer
une quantité abondante de plâtre vers la portion centrale
du palais, ce qui permet de se procurer une empreinte plus
exacte que si la tête avait été maintenue parfaitement droite.

Quand le plâtre resté en excédant dans le bassin indique que
l'empreinte a pris assez de dureté pour pouvoir être retirée, la
première moitié — non la dernière — doit être détachée de sa
voisine dans la bouche. On y parvient à l'aide d'une pression
ferme, vive, exercée de haut en bas ; on trouvera alors qu'il
reste dans la bouche un espace suffisant pour permettre de la
retirer sans l'altérer dans sa forme en la frottant contre les
dents.

Pendant le temps qu'on aura ainsi employé pour enlever
convenablement la première moitié, l'autre se sera suffisamment solidifiée pour pouvoir être retirée sans courir le risque
de l'endommager. Les deux moitiés de l'empreinte sont maintenant hors de la bouche ; si l'on a bien suivi les instructions
que nous venons de donner, on n'éprouvera aucune difficulté
pour les articuler l'une avec l'autre. La meilleure manière de
les maintenir en contact consiste à embrasser les manches de .
quelques tours de fil métallique, après avoir enduit de silex
liquide les deux surfaces d'articulation.

L'empreinte parfaite peut alors se mouler à la manière ordinaire, ou avec telle modification que peut exiger la nature du cas.

Traitement. — Il est une règle à laquelle il importe, à mon avis, de se soumettre rigoureusement dans tous les cas de perforation de la voûte et du voile du palais et dans la plupart de ceux de division de ces parties quand elle résulte d'ulcération, c'est de ne jamais introduire quoi que ce soit dans la cavité de la perforation ou de la fissure destiné à demeurer en permanence. La tendance des parties est de se rapprocher et ainsi d'oblitérer graduellement l'orifice.

Tout ce qui s'élèverait au-dessus de la marge inférieure aurait pour effet d'entraver cet effort naturel et finalement d'augmenter plutôt que de réduire l'étendue de la perte de substance. Dans tous ces cas il est fort essentiel de ne rien faire qui puisse amener de l'irritation et exciter une nouvelle ulcération.

La surface du caoutchouc destinée à venir en contact avec la partie du palais qui est le siége d'une perforation doit être parfaitement polie pour éviter toute irritation. Elle doit être plane plutôt que convexe afin de faciliter le rapprochement des parties.

Plus tôt ces cas sont soumis au traitement, plus on a de chance de les voir réussir, aussi bien sous le rapport de la santé générale, qu'à l'égard de l'objet que nous avons spécialement en vue, c'est-à-dire du remède à porter à la défectuosité palatine. La plaque préserve les parties de l'irritation des corps étrangers et, grâce à elle, les membranes se trouvent dans une condition qui leur permet de s'étendre plus rapidement qu'elles ne le feraient dans des circonstances ordinaires.

Le plus sûr, et partant le meilleur, selon moi, est d'employer pour les plaques du caoutchouc noir, afin de se mettre à l'abri des effets nuisibles qui pourraient résulter de la matière colorante usitée dans la fabrication du caoutchouc rouge ordinaire. Pour la fissure et les perforations du voile, il est généralement nécessaire de se servir de caoutchouc élastique, mais partout où il est possible de faire usage de caoutchouc durci, ce dernier a plus d'efficacité lorsqu'on désire réduire les dimensions d'une ouverture.

C'est pourquoi je me sers quelquefois de caoutchouc dur pour la partie antérieure du palais ; je forme ensuite une charnière de caoutchouc élastique et je recours de nouveau au caoutchouc durci pour la partie située au delà. Cette combinaison entraîne un peu de peine, mais on est largement récompensé de ce surcroît de travail par les bons résultats qu'il procure.

Toutes les pièces se maintiennent en position par la parfaite adaptation des plaques à la bouche et aux dents. Je ne me sers ni de bandes ni de colliers métalliques autour des dents, et jamais je ne compte, pour supporter l'appareil, sur le moindre recouvrement qu'il faudrait faire reposer sur les bords supérieurs du palais ; avec la syphilis, il me semble qu'il y aurait là trop de risques à courir. Quand la perforation siége à la voûte palatine, la plaque peut se faire suivant une forme qui lui permette d'obturer l'ouverture sans empiéter inutilement sur la paroi supérieure de la bouche ; lorsque la perte de substance porte sur le voile du palais, le caoutchouc doit s'étendre d'environ $0^m,003$ à $0^m,006$ au delà des côtés et du bord postérieur de la cavité. La figure 132 représente un cas de ce genre.

A-t-on affaire à une fissure compliquée de l'adhérence des débris du voile aux parois du pharynx avec lesquelles ils se continuent à droite et à gauche, il n'est ni possible ni désirable de fermer la division. L'objet qu'on doit alors avoir en vue c'est de stimuler les bords rigides et les cicatrices de manière à ce que, sous l'influence de l'action musculaire, les cavités naso-pharyngiennes arrivent à se séparer à volonté. Le caoutchouc durci — car c'est généralement celui qui convient le mieux au début, bien que plus tard on puisse recourir au caoutchouc élastique — doit s'adapter à moins de $0^m,0015$

autour des côtés et de 0^m,003 à 0^m,006 sur la portion qui vient
en avant de la paroi postérieure du pharynx. Le but de cette
différence dans les dimensions de ces espaces, c'est d'utiliser
et d'augmenter le pouvoir contractile latéral, et de laisser les
muscles du fond du pharynx dans leur état normal, en leur
permettant de toucher simplement le bord de l'obturateur
sans le heurter.

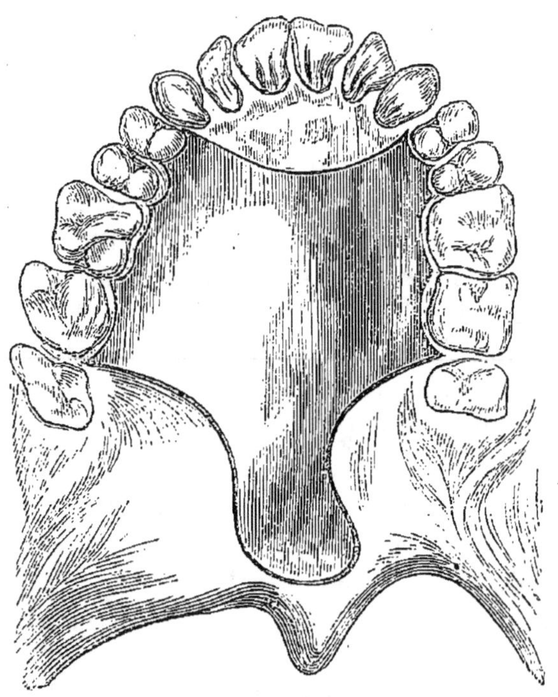

Fig. 132.

Il importe de se rappeler qu'il est des plus essentiels pour la
santé du patient de ne pas permettre aux mucosités nasales de
s'accumuler en quantité exagérée par suite de l'occlusion
complète de l'espace qui sépare l'ouverture postérieure des
narines de la cavité buccale ; ajoutons qu'il est nécessaire
d'éviter le danger de voir le palais artificiel se déranger comme
conséquence du contact avec le pharynx du bord postérieur
qui pourrait ainsi être repoussé en haut.

J'eus à traiter deux cas où il n'existait pas de dents à la mâchoire supérieure ; ici je maintins l'obturateur en position à l'aide de ressorts spiraux fixés à une pièce inférieure.

Les modèles doivent se prendre avec le plâtre de Paris ; mais, comme on a parfois affaire à des perforations trop étendues pour pouvoir être recouvertes de baudruche (qui sert à empêcher le plâtre de pénétrer), on court le risque de voir quelque portion considérable du plâtre demeurer dans l'ouverture quand on retire l'empreinte. C'est pourquoi j'ai fait construire un instrument analogue aux appareils lithotriteurs, qui s'introduit dans la perforation et à l'aide duquel l'opérateur peut écraser le plâtre pour en enlever ensuite les fragments avec des pinces et en balayer enfin tous les débris au moyen d'un courant d'eau tiède lancé par une seringue.

Cet instrument est représenté figure 133.

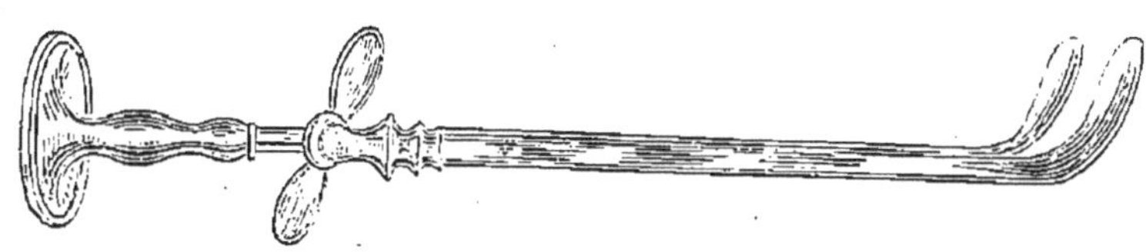

Fig. 133.

Construction des plaques palatines ou obturateurs. — Pour tous les usages pratiques on peut vulcaniser ensemble le caoutchouc dur et le caoutchouc élastique, à la condition d'élever la température à un degré suffisant pour que le premier soit parfaitement préparé.

Le caoutchouc élastique ne souffre pas de cette augmentation de température au point de vue de l'élasticité, mais il en est affaibli dans son pouvoir de résistance aux acides de la bouche. Néanmoins il est quelquefois à propos de passer sur cet inconvénient, à cause des autres avantages que présente cette manière de faire. Quand on y a recours, il est nécessaire de vulcaniser sur des moules métalliques, soit adaptés dans un moufle, soit assujettis ensemble par un clamp.

Après avoir coulé le modèle en plâtre, on le moule en sable et on le coule avec soin en métal type. Toute la portion qui répond au point du palais qui a été récemment le siége de l'ulcération est polie de manière à lui faire prendre l'éclat métallique.

Alors, au lieu de monter la forme de la plaque en cire, comme s'il s'agissait d'un modèle de plâtre, on se servira d'argile à modeler pas trop molle, c'est-à-dire assez sèche pour se laisser travailler convenablement. Quand le moule a été bien exécuté et qu'il a pris la forme que devra avoir le palais artificiel de caoutchouc, soit dur soit mou, on le place devant le feu pour le faire sécher peu à peu et le chauffer sur le modèle en métal type ; on le met ensuite dans l'anneau à mouler, on l'entoure de sable — suivant le procédé que nous avons décrit pour la construction du contre-moule de plomb dans le travail des plaques d'or — et l'on y verse du métal type. Cette manière de faire permet de gagner du temps et évite la peine de fabriquer d'abord un modèle de plâtre, tout en assurant une adaptation plus exacte des deux moules.

On a soin de polir parfaitement toute la surface du dernier moule, de façon à donner au caoutchouc une surface lisse. On y tasse ensuite le caoutchouc suivant la position que l'on désire faire occuper aux portions dure et élastique de cette substance. Cela fait, il ne reste plus qu'à fixer le tout dans un clamp et à procéder à la vulcanisation.

Observations. — Sophie S..., 32 ans. Cette malade est adressée à *l'hôpital spécial pour les maladies de la gorge* pour être traitée d'une ulcération grave et d'une destruction considérable des parties situées à la partie postérieure de la bouche. Le voile du palais avait presque disparu en totalité, les piliers antérieurs et postérieurs étaient également détruits, si bien que la voûte palatine paraissait se continuer en arrière jusqu'à la paroi postérieure du pharynx, comme le montre la figure 134.

Au point qu'aurait dû occuper la luette et la portion centrale du palais, quand il s'élève pour séparer la bouche du nez,

il existait un orifice considérable de forme ovalaire, d'environ
0^m,03 d'étendue dans le sens antéro-postérieur et de 0^m,018
dans son diamètre transversal. L'acte de la déglutition s'exécu-
tait sans le moindre mouvement des parties gutturales, sauf la
langue qui était le seul organe qui contribuât à faire passer le

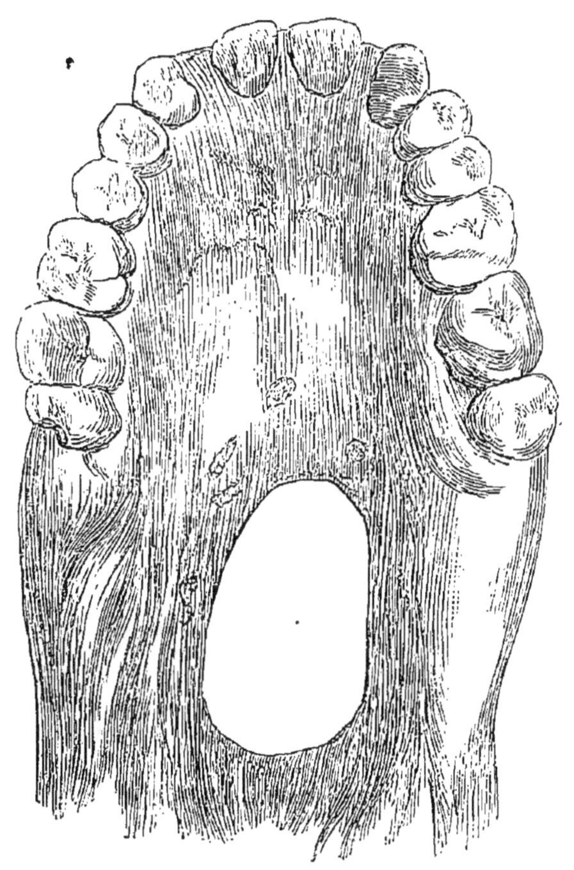

Fig. 134.

bol alimentaire de la bouche à l'orifice œsophagien. Il en résul-
tait pour l'arrière-bouche un état d'irritation considérable en-
tretenu par le séjour permanent de parcelles alimentaires dans
la fissure. En raison de cet état du palais, la parole était à peine

intelligible et la vie de la pauvre femme n'était, à tous les points de vue, qu'une suite de malaises et de désagréments insupportables. La grande induration des parties situées de chaque côté de l'arrière-bouche et répondant à la position des piliers antérieurs du voile du palais, m'amena à conclure que je ne rendrais aucun service ni bien-être à la malade en lui fabriquant un voile élastique ; puis, considérant que la maladie n'avait pas achevé son évolution, je crus mieux faire de protéger les parties contre l'irritation produite par le séjour des aliments, etc., que d'accroître le mal en appliquant une pièce de prothèse qui ne saurait manquer d'enflammer la membrane muqueuse douée d'une sensibilité aussi exquise. Je fis donc un simple obturateur de caoutchouc durci, destiné à

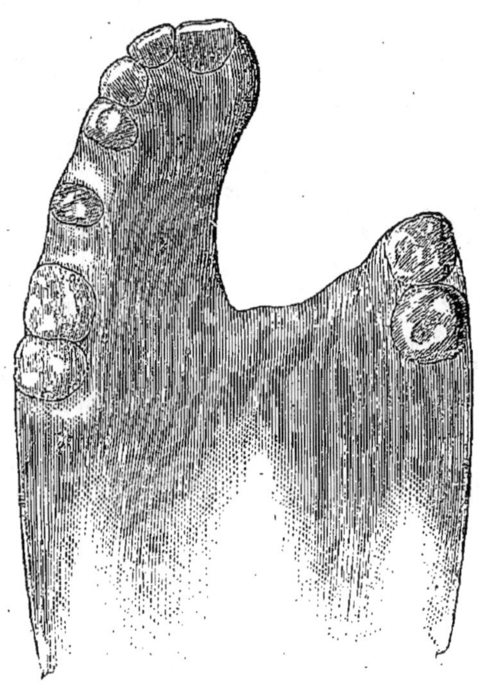

Fig. 135.

fermer en partie l'orifice et parfaitement poli à sa face interne. Les résultats de cet appareil furent des plus satisfaisants.

William T..., ingénieur, 37 ans. Dans ce cas l'os maxillaire supérieur du côté gauche était détruit à partir de l'incisive centrale jusqu'à la deuxième molaire (fig. 135), suivant la ligne de la suture intermaxillaire et l'articulation de l'os palatin avec le maxillaire supérieur. La cloison du nez était complétement intacte et s'articulait avec l'os maxillaire du côté opposé. Les cornets du nez du côté gauche avec les parois de l'antre d'Highmore étaient entièrement détruits jusqu'au plancher de l'orbite, laissant une brèche considérable à restaurer par des moyens artificiels. La voix était fort imparfaite, la mastication très-difficile ainsi que l'acte de la déglutition.

L'appareil construit pour remédier à cette perte de substance se voit achevé et prêt à porter dans la figure 136.

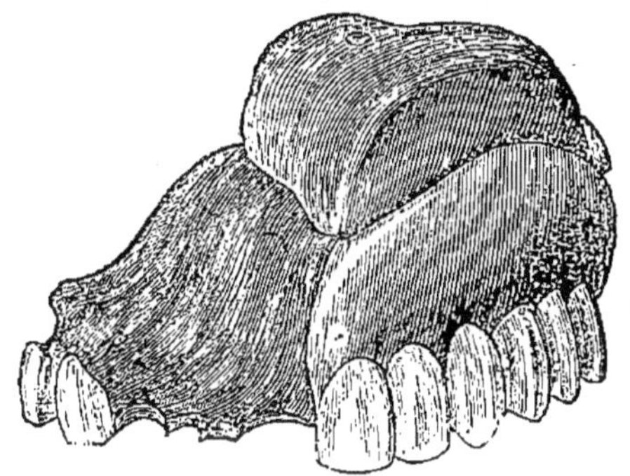

Fig. 136.

Nous arrivâmes ainsi à des résultats non-seulement satisfaisants, mais immédiats; la voix reprit aussitôt son timbre normal et sa netteté naturelle. Le gargarisme de la gorge et de la bouche, auparavant impossible à exécuter, s'accomplit dès lors avec facilité, en même temps que, grâce à la restauration des dents à leur état naturel, la physionomie du patient était singulièrement améliorée. L'apparence de la bouche après le traitement est représentée figure 137.

Les *difformités* résultant d'*ulcération phagédénique* doivent se traiter exactement d'après le même principe que celles pro-

voquées par la syphilis ; il est donc inutile de leur consacrer un
article distinct.

Les difformités buccales produites par des *lésions mécaniques* revêtent les apparences les plus variées, et consistent
soit en défectuosités amenées par une perte de substance, soit
en malformations dépendantes de l'influence des cicatrices de

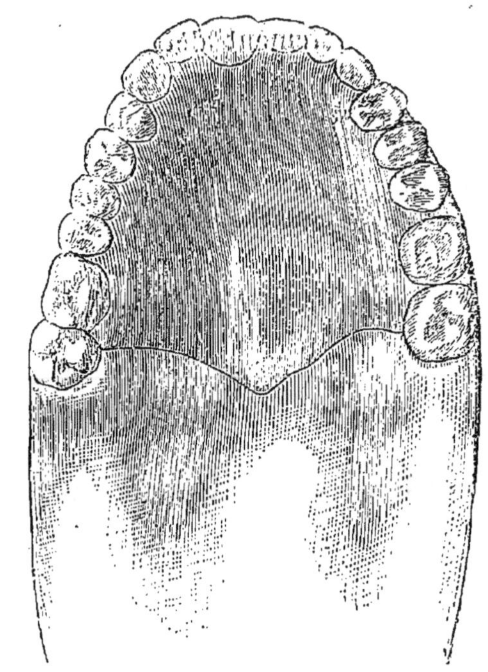

Fig. 137.

plaies portant sur les tissus mous. Dans le premier cas, il s'a-
git simplement de reproduire les parties perdues en se rapprochant autant que possible de l'état naturel ; dans le dernier
au contraire il peut être nécessaire de construire un appareil
ou une pièce capable de contre-balancer et à la fin de surmonter le défaut résultant de la rétractilité constante du tissu
cicatriciel.

Chaque cas demande à être traité suivant ses traits caractéristiques et ses particularités. Aucune instruction précise ne

saurait avoir la moindre utilité. Toutefois il peut être bon d'indiquer certaines règles générales. Chaque fois qu'il se présentera une difformité de ce genre à traiter, on commencera par se procurer un modèle parfaitement exact, et toujours à l'aide du plâtre de Paris; il importe de considérer ce point comme le temps le plus important de l'opération. Si l'on ne réussit pas à prendre l'empreinte avec les réceptacles ordinaires, on fera des porte-empreintes spéciaux ; manque-t-on d'espace pour mettre en position le porte-empreinte chargé de plâtre, on devra s'ingénier à faire une ouverture dans une position accessible du réceptacle, et, une fois qu'il occupera dans la bouche la position voulue, on remplira l'espace intermédiaire entre la plaque et la partie à mouler avec du plâtre de Paris gâché très-clair que l'on injectera à l'aide d'une seringue à large orifice. On réussit de cette façon à se procurer des empreintes parfaitement exactes des parties en apparence les plus embarrassantes et les plus inaccessibles de la bouche.

Pour reproduire les parties défectueuses, il faudra recourir au caoutchouc mou ou élastique pour remplacer les parties molles, et de caoutchouc durci pour combler la brèche ou la perte de substance des tissus durs; c'est une règle qui manque rarement d'être applicable. Lorsqu'on n'est gêné par aucune condition morbide, il importe d'arriver toujours au but voulu et, lorsqu'on le peut, à un résultat parfait par le procédé le plus simple possible. L'habileté doit s'appliquer à simplifier les appareils, plutôt qu'à en fabriquer de singuliers et de construction compliquée. Que l'opérateur tienne pour certain que son malade sera plus satisfait d'un appareil qui répond le plus parfaitement au but et lui donne le moins d'embarras que d'une pièce qui atteste de la part du mécanicien des efforts d'habileté, mais qui, en raison de sa structure compliquée, est de nature à avoir souvent besoin de réparation et est une source perpétuelle d'anxiété pour sa conservation.

SECTION VIII

Le mode le plus simple de fixer dans la bouche une dent
isolée consiste à attacher à la dent artificielle un pivot qué
l'on fait pénétrer dans la racine de l'organe naturel préalablement élargie pour le recevoir.

Les cas les plus favorables à cette opération sont ceux où
les incisives centrales ou les canines de la mâchoire supérieurc
ont été fracturées accidentellement, sans subir d'altérations
graduelles capables de laisser dans la gencive une racine molle
et désagrégée. Lorsque cette dernière condition prévaut, il
faut extirper les débris radiculaires qui ne sauraient supporter une couronne artificielle. La raison et la prudence com-
mandent encore de ne pas tenter ce moyen prothétique chez
les patients dont les tissus s'enflamment facilemeut, car il est
rare de le voir réussir chez les personnes ainsi prédisposées,
et, dans plusieurs circonstances, on a signalé l'apparition de
conséquences fâcheuses à la suite de cette opération en apparence insignifiante.

Quand la couronne de la dent naturelle a disparu par suite
de fracture, il importe de laisser à l'inflammation périostique
le temps de se dissiper avant d'essayer l'application d'une nouvelle couronne.

Faut-il ajouter que, dans le cas où l'on verrait des indices
d'abcès alvéolaire au voisinage de la racine, l'opération serait
également contre-indiquée ? En fait, pour parler de la manière
la plus concise et en même temps la plus claire, nous dirons
que le débris dentaire doit être sain à tous égards. Lorsque la

ligne de fracture ne répond pas au niveau de la gencive, ou que la carie n'a pas entièrement détruit les tissus dentaires jusqu'au collet de l'organe, il est nécessaire de retrancher tout ce qui dépasse le bord gingival à l'aide de la scie ou de la pince incisive. Ce dernier instrument suffit lorsqu'il ne reste qu'une très-petite portion de la couronne, d'autant mieux que pour beaucoup de personnes la sensation de la scie est presque intolérable. Toutefois, lorsqu'on croit devoir recourir à ce dernier instrument, il faut commencer par donner un trait de scie au collet de la dent, soit sur la face interne, soit sur la face externe, en le dirigeant du côté de la cavité de la pulpe. On suivra autant que possible le contour curviligne de la gencive, et, avant d'avoir atteint de ce côté la cavité en question, on retirera la scie pour l'appliquer de la même manière du côté opposé ; la couronne entamée se trouve alors supportée dans sa partie centrale par un pont de substance dentaire dirigé d'avant en arrière. Cet état de choses permet de compléter facilement l'excision avec la pince coupante. Un point impor-

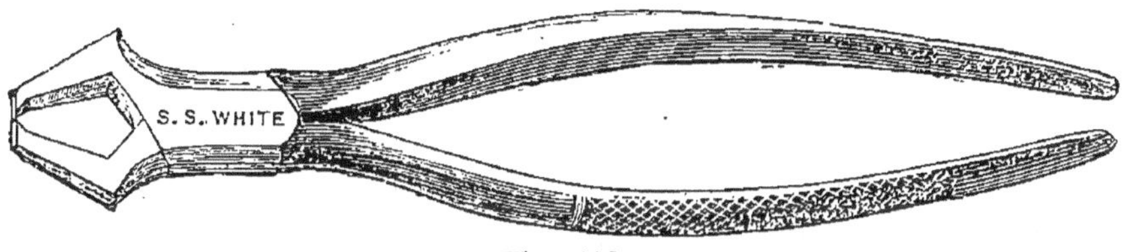

Fig. 138.

tant, c'est de ne pas faire agir la scie sur la pulpe même, pour

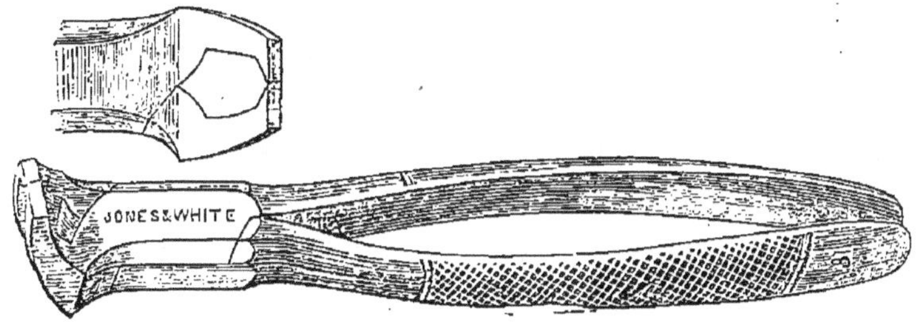

Fig. 139.

éviter la douleur qui en serait la conséquence ; mais il est bon d'arriver jusque dans la cavité qui la contient, l'excision étant ainsi singulièrement facilitée.

Les figures 138, 139 et 140 représentent les pinces incisives droite et courbe et la scie dont on se sert pour cette partie de l'opération.

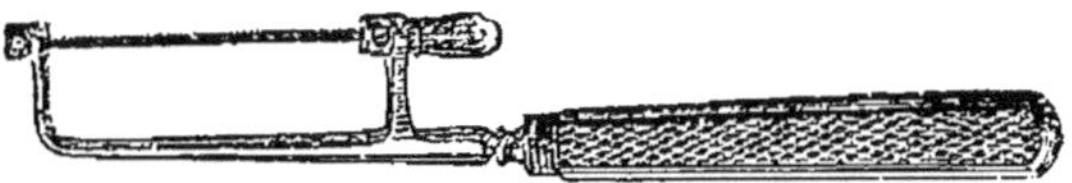

Fig. 140.

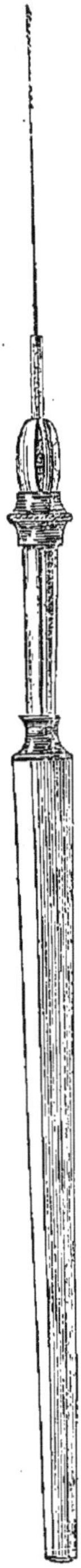

Dans les circonstances ordinaires, le nerf sera alors exposé à la vue ; s'il est possible, on introduira dans la cavité un extracteur des nerfs (fig. 141), pour extirper la pulpe ; on peut aussi se servir d'une broche détrempée ordinaire à laquelle on imprime, une fois introduite, un vif mouvement de rotation pour détruire les attaches du filament nerveux. Celui-ci ne vient-il pas avec la broche, il est alors facile de le retirer avec l'extracteur barbelé. Il n'est jamais sage et il est rarement sûr de recourir à l'arsenic pour la destruction de la pulpe quand on veut appliquer une dent à pivot. Un procédé de beaucoup préférable, lorsqu'on redoute de grands embarras comme conséquence du nervosisme du patient, pour détruire le nerf, avant d'exciser les débris de l'organe, consiste à faire des applications répétées d'un mélange de pepsine et d'acide chlorhydrique dilué, comme je l'ai recommandé dans mes notes sur la « Pathologie dentaire ».

La cavité pulpaire une fois débarrassée de son contenu, il s'agit de l'agrandir pour la réception du pivot. On emploie dans ce but diverses formes de fraises ou de forets.

Il importe d'augmenter graduellement le volume des instruments, jusqu'à ce qu'on soit arrivé au diamètre voulu. Chez les jeunes sujets, il faut prendre des

Fig. 141.

précautions pour que le foret n'aille pas trop loin et ne pénètre pas dans la membrane de revêtement de la racine. Le
canal ainsi formé ne doit jamais excéder $0^m,0015$ à $0^m,002$ de
diamètre et $0^m,006$ à $0^m,01$ de profondeur.

Cela fait, il est bon de limer la surface rugueuse de la racine, de manière à avoir un plan parfaitement lisse pour y
adapter la couronne de la dent artificielle. Le procédé le plus
commode pour ajuster la couronne à la racine, c'est de faire
un pivot provisoire de bois ou de fil métallique pouvant s'introduire aisément dans la racine et s'en retirer de même, et
faisant une saillie de $0^m,012$ dans la bouche. On prend alors
avec de la cire l'empreinte de la racine et des dents adjacentes. La substance plastique retirée de la bouche emportera
avec elle le pivot de bois. Sur le moule coulé à l'aide de cette
empreinte, le pivot temporaire occupera la même position relative que lorsqu'il était dans la bouche, et, une fois enlevé,
la cavité de la racine, se trouvant également reproduite dans
le plâtre, servira de guide pour la direction à donner au pivot définitif.

Le *choix de la dent* est une matière de très-grande importance, plus particulièrement pour ce genre d'opération que
pour toute autre; en effet les dents à pivot étant généralement
isolées, si elles n'étaient pas assorties parfaitement au triple
point de vue de la forme, du volume et de la nuance, le con-

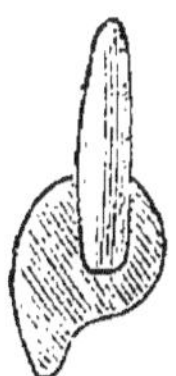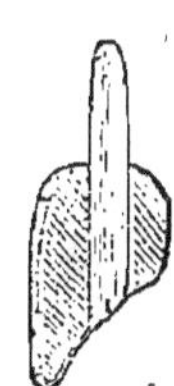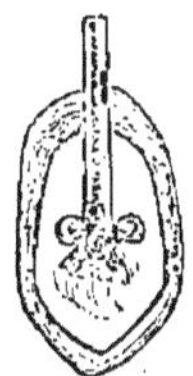

Fig. 142.   Fig. 143.   Fig. 144.

traste avec les dents naturelles voisines serait fort désagréable.
On a à choisir entre trois sortes de dents : les dents à pivot
proprement dites (fig. 142); les dents à tubes (fig. 143) et les

dents plates à dos d'or auquel est soudé un pivot d'or ou de platine (fig. 144).

L'avantage des premières est leur parfaite ressemblance avec la couronne naturelle ; en outre, comme le canal ne les traverse pas de part en part, l'opérateur a la facilité de se servir de bois comprimé (rien ne vaut pour cela le bois d'hickory) pour faire le pivot.

L'avantage des dents à tubes est la force supérieure que leur donne le pivot métallique avec lequel on les emploie et qui s'insinue dans un tube de platine central, tube que n'a pas le premier genre de dents ; mais un grand inconvénient, c'est qu'il est rare que ce tube soit exactement dans la position voulue ; généralement il est trop près de la face antérieure de la dent.

C'est lorsque les deux arcades dentaires, s'emboîtant d'une manière étroite, il n'y a que peu de place pour l'emploi d'une dent à pivot ou à tube, que l'on reconnaît surtout l'avantage des dents plates ; ou bien encore lorsque, par suite de la position anormale de la cavité de la pulpe, on ne saurait se servir d'une dent ordinaire. Dans ces cas, le pivot peut se disposer à peu près dans toutes les positions que l'on veut, puisque en raison du peu d'épaisseur de la dent on a grandement l'espace nécessaire à l'ajustement. La seule objection à l'emploi de ce genre de dents est la surface rugueuse qu'elles offrent à la bouche et leur fragilité relative.

Il est bon de tremper ou de vernir le modèle, ou de le badigeonner avec un peu du mélange de cire et de résine avant d'ajuster la dent, pour donner plus de résistance à la surface de la racine exposée ainsi à s'user.

La dent doit s'ajuster au tour avec une roue de corindon (fig. 145) ; pour arriver à une adaptation exacte, on colore la surface de la racine sur le modèle avec un mélange d'huile et de vermillon, et l'on observe les points de contact qu'offre la surface correspondante de la dent quand on l'essaye sur cette racine ; ces points seront indiqués par l'adhérence de la cou-

leur à leur niveau ; il reste à les user jusqu'à ce que toute la
surface de la dent réponde à celle de la racine. Il faut avoir la
précaution d'ajuster la dent et le pivot fixés ensemble dans ces
divers essais, afin de ne pas courir le risque de les voir pren-

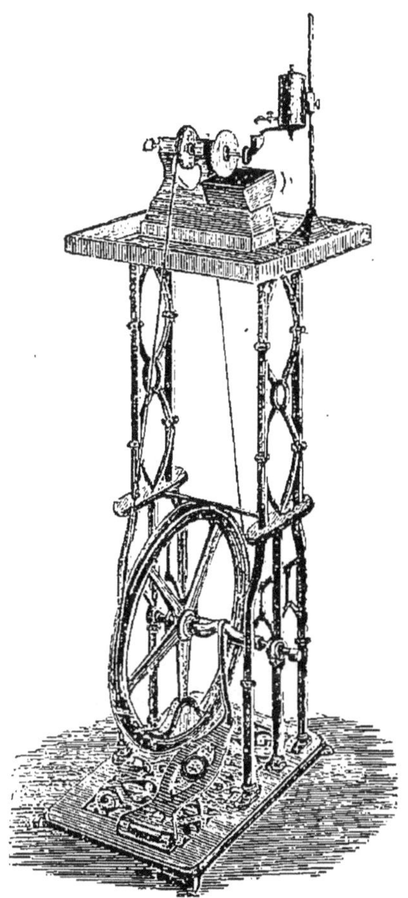

Fig. 145.

dre une position vicieuse dans la bouche. — Certains praticiens préfèrent essayer la dent dans la bouche même du malade, en colorant directement la racine pour obtenir l'adaptation exacte. Mais c'est un procédé ennuyeux pour le patient

aussi bien que pour l'opérateur et qui ne laisse pas d'être désagréable au premier.

La dent ajustée, il s'agit d'introduire le pivot (si l'on a fait
choix du bois), d'une manière ferme sans être serrée, dans le
canal radiculaire, et d'une manière assez serrée dans le tube
de la dent à pivot ; on se gardera cependant d'enfoncer ces
deux parties avec trop de force pour ne pas faire éclater la
dent, ou pour ne pas provoquer de douleur dans la racine
lorsque, sous l'influence de l'humidité buccale, le bois commencera à gonfler. Avant de fixer définitivement le pivot, on
seringuera la cavité de la pulpe avec une faible solution
d'acide phénique et d'eau, puis l'on obturera l'extrémité du
canal radiculaire avec de l'or ou de l'ouate imbibée de créosote ; on peut encore se servir d'un composé ostéo-plastique
que l'on applique avec assez de soin pour fermer la pointe de
la racine.

Le pivot de bois peut encore s'envelopper d'une ou deux
couches de feuilles d'or, destinées à protéger à la fois le pivot
et les parois de la racine contre l'action des sécrétions buccales.

Pour ajuster ce genre de pivot, il ne faut pas appliquer de
force supérieure à celle que l'on peut déployer avec le pouce
et l'index, parce que, en se gonflant sous l'influence de l'humidité, le bois adhérera d'une manière parfaite.

On arrive, lorsqu'on le désire, à augmenter la force des
pivots de bois en les forant avec précaution à leur partie centrale, après l'ajustement, et en introduisant dans ce canal un
fil d'or ou de platine.

Lorsqu'on recourt à un pivot métallique, on le fait adhérer
dans la couronne à l'aide de soufre en poudre dont on remplit
l'intérieur du tube et que l'on fait fondre avec précaution
au-dessus de la lampe à alcool. Grâce aux rugosités que l'on
aura faites préalablement sur cette partie de la tige métallique, ce procédé permettra de l'assujettir d'une manière parfaitement sûre. Quant à l'extrémité qui doit s'introduire

dans le canal radiculaire, on l'adaptera en l'entourant de soie floche après l'avoir chargée de rugosités ou de légères barbelures et en recouvrant le tout de mastic ; on peut encore remplir la cavité du composé ostéo-plastique et y enfoncer le pivot pendant que le plombage est encore à l'état mou. — Nous avons décrit dans le corps du livre la manière de souder le pivot à une dent plate.

Il est impossible d'énumérer dans un ouvrage tel que celui-ci toutes les combinaisons ingénieuses que l'on a proposées pour l'application des dents à pivot. Chaque procédé a quelque mérite particulier, mais ceux que j'ai décrits sont les plus employés, et l'on ne saurait leur adresser que bien peu d'objections au point de vue pratique.

[Voici, pour terminer, les conclusions d'une discussion du professeur Austen, sur les avantages des dents à pivot et sur les mérites des divers procédés employés dans cette opération : L'ancien pivot ordinaire d'hickory (ou d'autre bois dur) est le plus solide et, quand il est applicable, le meilleur ; et c'est le genre d'opération qu'il faut préférer pour remplacer l'une ou les deux incisives centrales ; mais lorsqu'il existe trois racines ou davantage dans la même bouche (et à la même mâchoire, cela va sans dire, puisque l'on n'applique jamais de pivot aux dents du bas), mieux vaut appliquer sur elles des dents artificielles qui s'y ajustent, mais que l'on monte sur une plaque. — En ce qui concerne les pivots métalliques, et les autres moyens d'union si ingénieux, ils exigent beaucoup de soin, d'adresse et de temps ; aussi l'opération est-elle nécessairement fort coûteuse. L'auteur ne saurait donc en conseiller l'emploi dans une bouche contenant déjà une pièce de prothèse pour d'autres dents ; en dehors de cette circonstance, les conditions peuvent être telles qu'elles justifient tout sacrifice de temps et de dépense. Toutefois il importe de se rappeler qu'un mécanisme très-délicat est exposé à se détériorer sous les efforts énergiques de la mastication ; qu'une tige métallique ne saurait se maintenir aussi fermement dans son canal qu'un pivot de bois qui se resserre sous l'influence du gonflement; et que l'enlèvement habituel de la dent use et relâche nécessairement la tige de support.

Comparer l'article « dents à pivot » de notre traduction de la *Chirurgie dentaire* » de *Tomes*.]

APPENDICE

Formules pour la fabrication de l'or en plaques des qualités les plus employées pour monter les dents artificielles (1).

PLAQUE D'OR DE 18 CARATS DE FIN.

Formule n° 1.

Or pur......................	28 gr.
Cuivre fin...................	6,20
Argent fin...................	3,10

Formule n° 2.

Monnaie d'or (2).............	31 gr.
Cuivre fin...................	3,10
Argent fin...................	3,10

PLAQUE D'OR DE 19 CARATS DE FIN.

Formule n° 3.

Or pur.......................	29,50
Cuivre	4,60
Argent	3,10

(1) Richardson et Harris, *op. cit.*

(2) Ces formules s'appliquent à la monnaie d'or française, qui est au même titre que les pièces américaines.

Formule n° 4.

Monnaie d'or...................... 31 gr.
Cuivre 1,90
Argent............................ 2,60

PLAQUE D'OR DE 20 CARATS DE FIN.

Formule n° 5.

Or pur .... 31 gr.
Cuivre 3,10
Argent............................ 3,10

Formule n° 6.

Monnaie d'or...................... 31 gr.
Cuivre 1,15
Argent............................ 1,30

PLAQUE D'OR A 21 CARATS DE FIN.

Formule n° 7.

Or pur............................ 32,65
Cuivre 3,10
Argent............................ 1,55

Formule n° 8.

Monnaie d'or...................... 31 gr.
Argent............................ 0,84

Formule n° 9.

Monnaie d'or...................... 31 gr.
Cuivre 0,39
Platine 0,50

PLAQUE D'OR A 22 CARATS DE FIN.

Formule n° 10.

Or pur............................ 34,20
Cuivre fin........................ 1,55
Argent............................ 1,15
Platine........................... 0,39

SOUDURES POUR LES PIÈCES DE PROTHÈSE D'OR.

La formule suivante peut s'employer pour souder les plaques d'or de 18 ou de 20 carats, elle représente 16 carats de fin.

Or pur......................	9,30
Cuivre rosette	3,10
Argent fin...................	1,55

Des deux formules suivantes la première donne une soudure excédant 15 carats de fin ; la seconde une de 18 carats de fin.

Formule n° 1.

Monnaie d'or.................	9,33
Argent......................	1,94
Cuivre......................	1,30
Laiton	0,65

Formule n° 2.

Monnaie d'or	30 parties.
Argent......................	4 —
Cuivre......................	1 —
Laiton	1 —

SOUDURE D'ARGENT.

Formule n° 1.

Argent......................	66 parties.
Cuivre	30 —
Zinc	10 —

Formule n° 2.

Argent	6 parties.
Cuivre	2 —
Laiton	1 —

SOUDURE DE LAITON.

La *soudure de laiton* se compose de 2 parties de laiton et de 1 de zinc, auxquelles on ajoute parfois un peu d'étain.

SOUDURE MOLLE.

La *soudure molle* est un alliage composé de plomb et d'étain, dans la proportion de 2 parties du premier pour 1 du dernier métal.

MÉTAL FUSIBLE DE ROSE.

L'alliage connu sous le nom de *métal fusible* de Rose se compose de 2 parties de bismuth, de 1 de plomb et de 1 d'étain ; il fond à environ 93° cent. Un alliage encore plus fusible comprend 3 parties de plomb, 2 d'étain et 5 de bismuth, il fond à 91° 65.

ARGENT ALLEMAND.

L'*argent allemand* véritable se compose de cuivre 40,4 ; de nickel 31,6 ; de zinc 25,4 ; de fer 2,6 ; mais les proportions des métaux de cet alliage diffèrent suivant les divers usages auxquels s'applique ce composé.

MÉTAL TYPE.

Le plomb, allié à l'antimoine dans la proportion de 1/4 à 1/8 du dernier, avec addition parfois de très-faibles quantités de cuivre, d'étain et de bismuth, constitue différentes variétés du *métal type*, qui est plus dur que le plomb et très-cassant ; il s'emploie quelquefois pour les moules en creux et quelquefois, quoique très-rarement, pour les contre-moules. Quand on s'en sert comme contre-moule pour une matrice de zinc, on le rend plus propre à cet usage en lui ajoutant une égale quantité de plomb ; on peut encore l'utiliser sous la forme de moule en creux en connexion avec un contre-moule de plomb après un estampage grossier avec le zinc.

MÉTHODES POUR RAMENER L'OR A UN DEGRÉ PLUS OU MOINS ÉLEVÉ DE FINESSE ET POUR DÉTERMINER LE CARAT DE TOUT ALLIAGE DONNÉ.

Nous empruntons les remarques pratiques qui suivent à un article sur « l'alliage de l'or » par le professeur G. Watt.

[Commençons par quelques remarques sur les termes dont on se sert pour exprimer le degré de finesse des alliages.

L'or pur étant pris comme point de départ peut s'exprimer par l'unité, 1, ou par 24 ou par 1000. Dans le premier cas, le degré de finesse est donné en *fractions*. Dans le second, la pureté s'évalue par parties appelées *carats*, que par commodité on peut considérer comme équivalentes à 1 grain (0,0648), représentant ainsi l'or pur par 24 grains ou un penny weight (1^{gr},55). Dans le troisième cas, la valeur s'exprime en *décimales*, c'est le système le plus commode, bien que le second soit le plus en usage parmi les bijoutiers et les dentistes.

Voici un tableau dressé par le professeur Austen pour montrer la valeur relative de ces trois systèmes dans quelques-unes des formes les plus usitées des alliages d'or.

TABLEAU :

	FRACTIONS.	CARATS.	DÉCIMALES.
Or pur..........................	1	24	1000
Monnaie d'or anglaise.............	$\frac{11}{12}$	22	916,6
— américaine et française..	$\frac{9}{10}$	21,6	900
Or des dentistes, de meill. qualité...	$\frac{5}{6}$	20	833,3
— , de bonne qualité........	$\frac{4}{5}$	19,2	800
Or des bijoutiers (1), au haut titre...	$\frac{3}{4}$	18	750
— or bon................	$\frac{5}{8}$	15	625
— or commun............	$\frac{1}{2}$	12	500
Soudure la plus ordinaire..........	$\frac{1}{3}$	8	333,3

Ce tableau donne la quantité d'or pur, laquelle, soustraite du nombre en tête de chaque colonne donnera la proportion de l'alliage. Ainsi, par exemple : l'or au haut titre des bijoutiers contient 18 carats d'or fin et 6 carats d'alliage; ou 3/4 d'or pur et 1/4 d'alliage; ou enfin 750 parties d'or pur et 250 d'alliage.]

« 1. *Procédé propre à déterminer le carat (degré de pureté) de tout alliage donné.* — La proportion peut s'exprimer de la manière suivante :

« Le poids de la masse alliée est au poids de l'or qu'elle con-

(1) Les titres légaux en France sont au nombre de trois .... $\begin{cases} \text{Le } 1^{\text{er}} = 920 \text{ ou } 22 \text{ carats } 1/32\,\frac{1}{2};\\ \text{Le } 2^{\text{e}} \;\; = 840 \text{ ou } 20 \text{ carats } 5/32\,\frac{1}{2};\\ \text{Le } 3^{\text{e}} \;\; = 750 \text{ ou } 18 \text{ carats.} \end{cases}$

tient comme 24 est au titre cherché. Prenons pour exemple la soudure d'or n° 3 de Harris.

$$
\begin{array}{lr}
\text{Or pur}\dots\dots\dots\dots\dots\dots\dots\dots & \text{6 parties.} \\
\text{Argent}\dots\dots\dots\dots\dots\dots\dots\dots & 2 \quad — \\
\text{Cuivre}\dots\dots\dots\dots\dots\dots\dots\dots & 1 \quad — \\
\hline
\text{Total}\dots\dots & 9
\end{array}
$$

« La proportion s'exprimerait ainsi :

$$9 : 6 :: 24 : 16 \text{ ou } \frac{9}{6} = \frac{24}{16}.$$

« Chacun peut donc en déduire la règle suivante :

« *Règle.* — Multipliez 24 par le poids de l'or contenu dans la masse d'alliage et divisez le produit par le poids de la masse en question, le quotient représente le titre cherché.

« Dans l'exemple ci-dessus, 24 multiplié par 6, la quantité de l'or, donne 144 qui, divisé par 9, poids de la masse totale, donne 16. Donc, un alliage préparé selon la formule qui précède est de 16 carats de fin.

« Comme autre exemple d'application de la même règle, prenons la soudure n° 1 de Harris.

$$
\begin{array}{lr}
\text{Or à 22 carats}\dots\dots\dots\dots\dots\dots & \text{48 parties.} \\
\text{Argent}\dots\dots\dots\dots\dots\dots\dots\dots & 16 \quad — \\
\text{Cuivre}\dots\dots\dots\dots\dots\dots\dots\dots & 12 \quad — \\
\hline
\text{Total}\dots\dots & 76
\end{array}
$$

« Ici, comme l'or employé n'est qu'à 22 carats de fin, il renferme 1/12 d'alliage. Le 1/12 de 48 est 4, qui, retranché de 48, laisse 44 d'or pur. Nous dirons donc :

$$76 : 44 :: 24 : 13,9.$$

« Cette soudure est donc d'une fraction inférieure à 14 carats.

« 2. *Opération pour réduire l'or à un titre déterminé.* — La proportion peut s'exprimer ainsi qu'il suit :

« Le titre en question est à 24 comme le poids de l'or employé est au poids de la masse alliée une fois réduite. Le poids de l'or retranché du résultat représente la quantité d'alliage à ajouter.

« Il s'agit, par exemple, de réduire 6 onces d'or pur à 16 carats. Nous aurons donc :

$$16 : 24 :: 6 : 9 \text{ ou } \frac{16}{24} = \frac{6}{9}.$$

« 6 retranché de 9, il reste 3, chiffre qui représente la quantité d'alliage qu'il faut ajouter. De ce qui précède, nous déduisons la règle suivante :

« *Règle.* — Multipliez 24 par le poids d'or pur employé et divisez le produit par le carat qu'il s'agit d'obtenir. Le quotient indique le poids de la masse une fois réduite ; de celle-ci retranchez le poids de l'or employé, ce qui reste est le poids de l'alliage à ajouter.

« Comme second exemple d'application de la même règle réduisez 24 grains (1^{gr},55) d'or à 22 carats, à 18 carats.

« Comme l'or dont on veut réduire le titre n'est lui-même qu'à 22 carats, il renferme déjà 1/12 d'alliage. Le 1^{gr},55 ne contient donc que 22 grains (1^{gr},42) d'or pur. Nous aurons donc :

$$18 : 24 :: 22 : 29\ 1/3.$$

« 24 retranché de 29 1/3, il reste 5 1/3. Donc chaque 1^{gr},55 d'or à 22 carats demande 5 grains 1/3 (0^{gr},3450) d'alliage pour se réduire à 18 carats.

« 3. *Opération pour élever le titre d'un alliage d'or.* — On peut arriver au résultat soit en ajoutant de l'or pur, soit un alliage d'or plus fin que celui qu'il s'agit d'obtenir. Le principe de la règle peut s'énoncer par l'expression générale suivante :

« L'alliage du titre demandé est à l'alliage du titre donné comme le poids de l'alliage d'or employé est au poids de l'alliage que l'on veut obtenir une fois réduit. Voici la règle pratique qui permet d'appliquer ce principe.

« *Règle*. — Multipliez le poids de l'alliage d'or employé par le nombre qui représente la proportion de l'alliage contenue dans le carat donné, et divisez le produit par le chiffre représentant la proportion de l'alliage qui contient le titre demandé ; le quotient exprime le poids de la masse une fois réduite au carat demandé par l'addition d'or fin.

« Comme application de cette règle, prenons l'exemple suivant :

« Ramenez $1^{gr},55$ d'or à 16 carats, à 18 carats.

« Les nombres représentant les proportions d'alliage contenues dans ces deux titres s'obtiennent en retranchant respectivement 18 et 16 de 24. Nous aurons donc :

$$6 : 8 :: 1 : 1\ 1/3 \text{ ou } \frac{6}{8} = \frac{1}{1\ 1/3}.$$

« D'où il suit que, pour ramener $1^{gr},55$ d'or à 16 carats, à 18 carats, il faut y ajouter $0^{gr},52$ d'or pur.

« Mais admettons qu'au lieu d'effectuer le changement avec de l'or pur, nous voulions le réaliser en ajoutant de l'or à 22 carats. Dans ce cas, les nombres qui représentent respectivement les proportions de l'alliage s'obtiendraient en retranchant, dans l'exemple ci-dessus, 16 et 18 de 22, nous aurions donc :

$$4 : 6 :: 1 : 1\ 1/2.$$

« Il s'ensuit qu'à chaque $1^{gr},55$ d'or à 16 carats, il faut ajouter $0^{gr},78$ d'or à 22 carats pour l'élever à 22 carats. »

A l'aide des règles qui précèdent, nous pensons que l'étudiant sera à même de calculer, dans tous les cas, le degré de finesse ou la qualité de son or et de réaliser toutes les réductions, soit ascendantes, soit descendantes, qu'il pourra désirer.

[Voici une table de *diviseurs* que nous empruntons au professeur Austen et qui permet d'éviter beaucoup de calculs :

CARATS.	22	21	20	19	18	16	14	12
24	11	7	5	3,8	3	2	1,4	1
22		21	10	6,3	4,5	2,6	1,7	1,2
21,6		35	12,5	7,3	5	2,8	1,8	1,3
20				19	9	4	2,3	1,5
18						8	3,5	2

La première colonne verticale représente le *degré de pureté avant* l'alliage ; la première colonne horizontale indique le titre *après* l'alliage. *Exemple :* réduisez un double aigle d'Amérique (pesant 516 grains à 21, 6 carats de fin) à de l'or en plaque de 20, 18 et 12 carats ; on divisera le poids par 12,5, 5 et 1 1/3 ; on aura ainsi les proportions d'alliage à ajouter, c'est-à-dire 41 grains 3 dans le premier cas, 103 grains 2 dans le second, et 387 grains dans le troisième.]

PROCÉDÉ DU DOCTEUR HUNTER POUR MAINTENIR DANS LA BOUCHE LES DENTIERS PARTIELS A L'AIDE DE CYLINDRES DE BOIS FIXÉS A DES PLAQUES A TUBES.

« Les avantages de ce procédé, remarque le docteur Hunter, doivent être évidents dans bon nombre de cas pour le dentiste qui réfléchit, toutefois il n'est peut-être pas mal d'en énumérer quelques-uns.

« La pièce est assujettie plus solidement qu'au moyen de crochets.

« Dans certains cas où je me suis servi de crochets, j'emploie concurremment le tube, comme moyen de stabilité dans l'acte de la mastication.

« Les dents naturelles doivent de la sorte avoir beaucoup moins à souffrir en raison de la moindre étendue des surfaces en contact.

« S'il devait survenir de la carie, on n'aurait besoin, pour restaurer la dent, que d'une obturation ordinaire.

« Avec notre procédé on évite au patient la sensation particulièrement désagréable qu'il éprouve, surtout dans la saison des fruits, lorsqu'il enlève ou replace son dentier.

« Après l'avoir éprouvé pendant plus d'une année, je suis convaincu qu'il atténue considérablement les dangers de la carie dans les cas où il peut s'appliquer, et, dans quelques pièces anciennes, j'ai enlevé les crochets à la grande satisfaction des malades. »

TABLEAU INDIQUANT LE NOM, LA COULEUR, LE TEMPS ET LE DEGRÉ DE TEMPÉRATURE EXIGÉS POUR LA VULCANISATION DES CAOUTCHOUCS LES PLUS EMPLOYÉS AUJOURD'HUI.

Caoutchoucs de C. Ash et fils.

NOMS.	COULEURS.	TEMPS.	DEGRÉS Fahrenh.	DEGRÉS centigrad.	DEGRÉS Réaumur.
		h. m.			
Ix	Rose foncé.........				
Ix, mou.........	—	1,15	310	154	124
N° 1	Rose pâle.......				
N° 2	Rose clair.......				
G.	Rouge brillant...	2	315	157	126
Ord. 12/-	Rouge foncé.....	2	315	157	126
Ord. 10/-........	Brun	2	315	157	126
Noir.............	....	2	315	157	126
S. P.............	Rose fort........	1,45	315	157	126
Blanc.	....	1,15	315	157	126
Rouge...........	....	1,15	315	157	126
Orange..........	....	1,15	315	157	126
Brun............	....	1,15	315	157	126
Mou	Rouge	1,15	310	154	124
W..............	Brun foncé......	1,15	310	154	124
Whalebone	Brun clair.......	0,50	3.0	160	127
		2	240	115	92
Vela............	Brun	2	260	126	101
		2	270	142	106
A/E.............	Rouge foncé.....	1,15	310	154	124
Caoutchouc....... Whaleb·me.... Américain.....	Rouge foncé.....	0,55	320	160	127

Dans le cours de quelques expériences que j'exécutais il y a quatre ans avec divers caoutchoucs, j'ai constaté que la plupart d'entre eux pouvaient être rendus élastiques, comme le caoutchouc *vela* (propre à faire les voiles artificiels) par l'élévation graduelle de la chaleur jusqu'au point de vulcanisation, suivie d'un refroidissement brusque. Je cite ce fait dans l'intérêt des praticiens qui pourraient par hasard éprouver quelque difficulté à se procurer la vulcanite élastique exigée pour la préparation d'un voile artificiel.

PROCÉDÉ PROPRE A ASSURER LA SUCCION.

Souvent, après avoir pris un modèle parfait et après avoir adapté exactement une pièce artificielle, l'opérateur éprouve de grandes perplexités en constatant que la plaque refuse de se maintenir en place. Dans bien des cas, ce défaut dépend d'un état nerveux de la part du patient, état qui met obstacle à la sécrétion du mucus et modifie assez la condition de la surface buccale pour empêcher la succion de s'établir. Le meilleur remède consiste alors à badigeonner le palais et les gencives adjacentes avec une solution d'acide phénique et de glycérine (1 partie pour 12); ce composé, stimulant l'action des follicules muqueux, amènera en peu de temps une parfaite adhérence de la plaque à la voûte palatine.

RÉPARATION DES PLAQUES DE VULCANITE.

On réussit quelquefois à réparer des pièces de vulcanite et à y ajouter des dents à l'aide de soudure molle qu'on applique avec un fer à souder de petites dimensions. Les queues d'aronde se découpent à la manière ordinaire, puis l'on y coule la soudure molle, pendant que la pièce repose sur un moule de plâtre porté à une température suffisante sans endommager le caoutchouc.

MANIÈRE DE RENDRE AUX PIÈCES DE CAOUTCHOUC LEUR FORME PREMIÈRE.

Il arrive parfois qu'en chauffant les plaques de caoutchouc au moyen d'huile chaude ou au-dessus de la lampe à alcool, on les voit se déformer. Dans certains cas on obtient ainsi les résultats les moins satisfaisants, et il devient nécessaire de ramener la pièce à sa forme primitive. On y parvient en plongeant la plaque pendant quelques minutes dans l'eau bouillante.

RESSORTS SPIRAUX.

C'est à dessein que, dans le corps de cet ouvrage, nous avons passé sous silence l'application des ressorts spiraux, comme mode de rétention des dentiers, parce que nous sommes d'avis que ces appareils ont perdu singulièrement de leur importance dans la prothèse dentaire moderne et qu'il suffit à l'opérateur d'apporter le soin voulu dans l'ajustement des dentiers supérieurs complets pour pouvoir se passer complétement des ressorts.

Il est cependant des cas où les préjugés d'un patient obligeront le praticien à fixer des ressorts spiraux, sous peine de voir son travail mis de côté comme inutile. Tant que l'instruction des malades ne sera pas faite à cet égard, il faudra bien de temps en temps recourir à ces appareils. Ils s'attachent aux dentiers de chaque mâchoire à l'aide de tourniquets.

Le tourniquet se compose d'une broche de platine ou d'or passant à travers l'œillet; à ce dernier s'unit la tige qui se fixe au ressort lui-même; le tourniquet, dans son ensemble, peut se relier à une base de vulcanite en faisant traverser le caoutchouc par la broche que l'on rive à la face linguale, ou lorsqu'il s'agit d'une pièce d'or, on peut le monter sur une petite plaque qui se fixe par soudure au côté du dentier.

Supposons que les mâchoires soient normalement développées, la meilleure position à donner aux tourniquets répond à l'intervalle qui sépare la deuxième bicuspide de la première molaire ; les tourniquets du dentier inférieur se trouveront ainsi quelque peu antérieurs par rapport à ceux de la pièce supérieure dans l'état d'occlusion des dents ; mais, quand la mâchoire du bas s'abaissera, ils se trouveront réciproquement sur la même ligne perpendiculaire. Si, lorsque la bouche est fermée, les tourniquets étaient en face l'un de l'autre, c'est-à-dire tombaient dans la même verticale, une fois la bouche ouverte, ceux du haut se trouveraient sur un plan antérieur à l'égard des tourniquets de la mâchoire opposée, et les ressorts, ayant ainsi perdu leur équilibre normal, détermineraient parfois la projection des dents hors de la bouche, souvent d'une manière partielle, et dans certains cas complétement.

Nous avons déjà parlé de la fabrication des ressorts spiraux dans le chapitre consacré aux appareils d'or. Les figures suivantes représentent les diverses formes de tourniquets et leur ajustement avec les ressorts pour les dentiers complets.

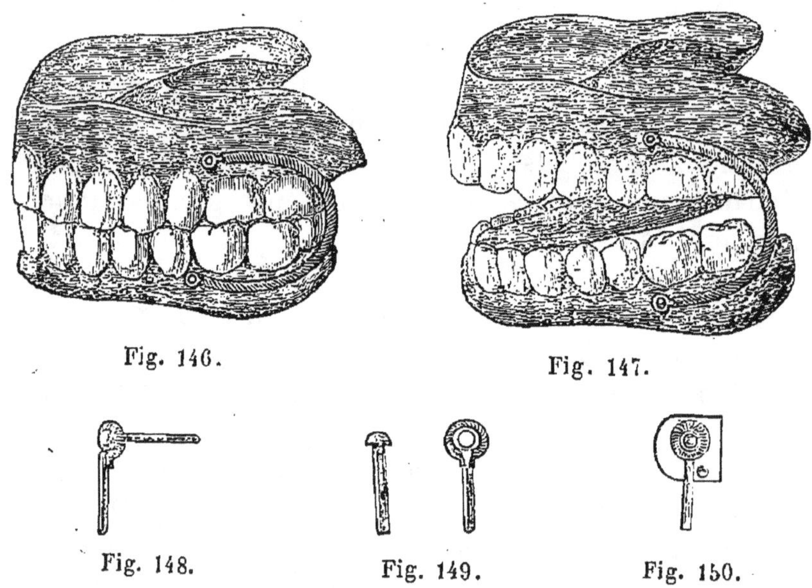

Fig. 146.   Fig. 147.

Fig. 148.   Fig. 149.   Fig. 150.

ARTIFICES PROPRES A ÉVITER L'ABRASION DES JOUES DÉTERMINÉE PAR LES RESSORTS SPIRAUX.

Lorsqu'il est nécessaire de recourir pour la première fois à l'usage des ressorts spiraux, souvent le patient est fort tourmenté par l'irritation que provoquent ces appareils. On arrive à prévenir ou à soulager le mal, en grande partie, à l'aide de l'un ou de l'autre des procédés suivants : — Après avoir fait dissoudre dans le chloroforme du caoutchouc rose, on en badigeonne la surface des ressorts avant de les fixer aux dentiers ; un autre artifice consiste à se procurer de ces tubes de caoutchouc élastique minces que l'on fabrique aujourd'hui avec tant de finesse et, après avoir soutenu le ressort à l'aide d'une broche qui le traverse dans sa partie centrale, on tire sur lui un bout des tubes en question, de manière à en recouvrir la totalité, à l'exception des parties qui jouent contre les dents. On parvient ainsi à rendre tolérables pour les bouches sensibles ces désordres inévitables, en protégeant la membrane muqueuse contre l'irritation qu'entraîne le contact métallique.

INDEX ALPHABÉTIQUE

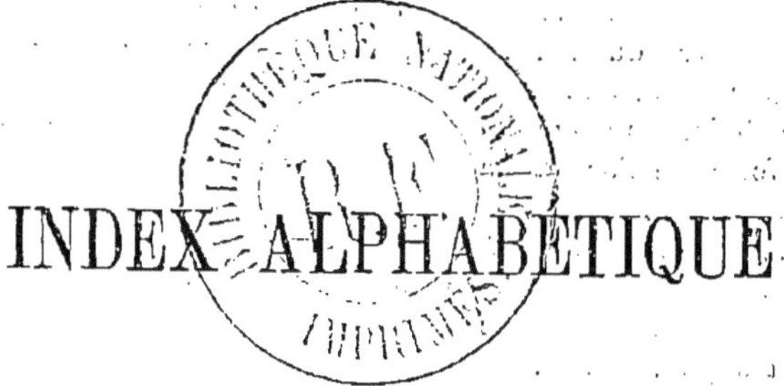

FIN DE L'INDEX ALPHABÉTIQUE.

TABLE ALPHABÉTIQUE

DES NOMS D'AUTEURS.

FIN DE LA TABLE ALPHABÉTIQUE DES NOMS D'AUTEURS.

ERRATA

—

Les figures 33 et 35 sont représentées pages 50 et 51 dans une position renversée.

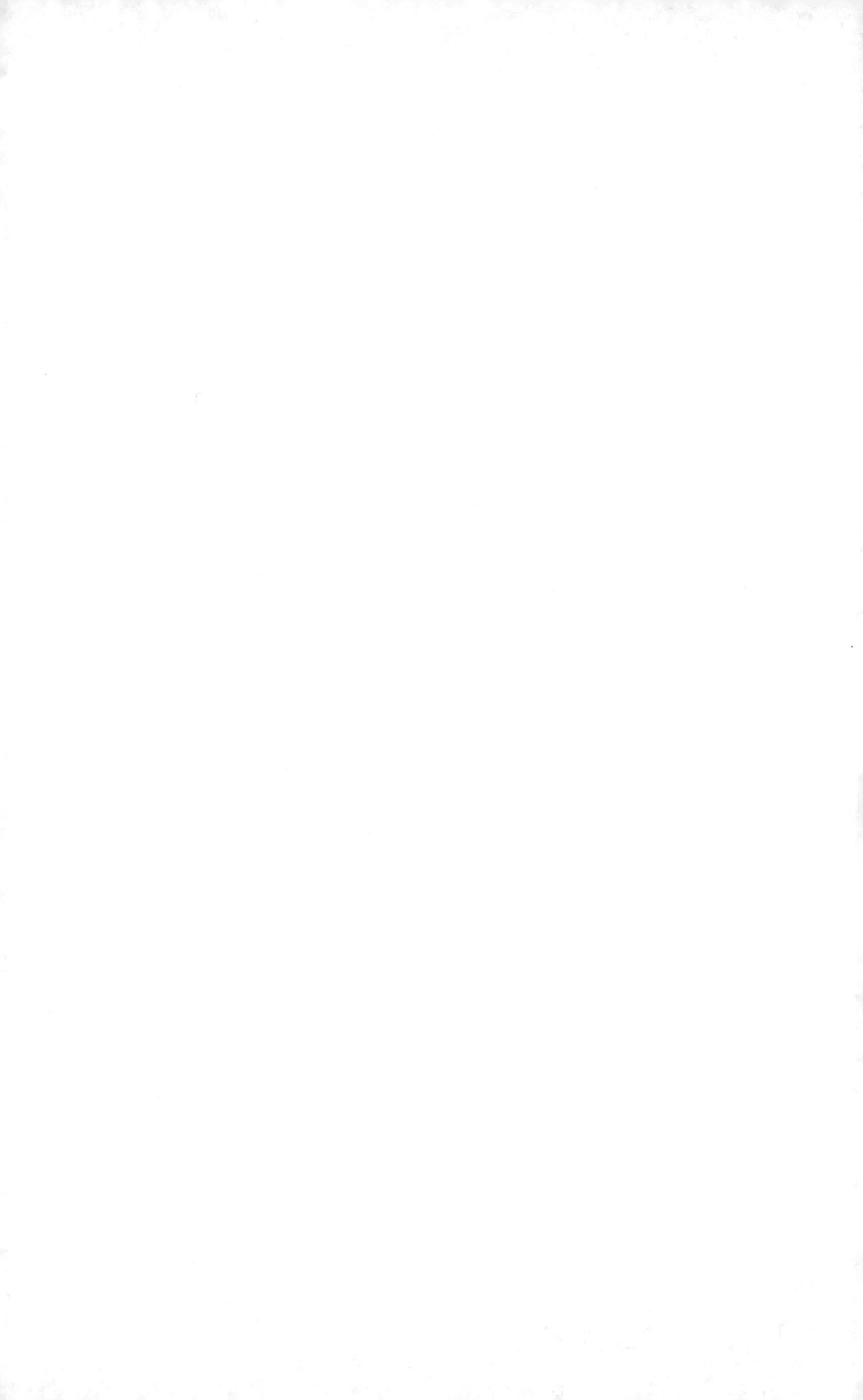